Amanda Oswald

ENDLICH FREI VON SCHMERZEN

Für Kahn

Bibliografische Information der Deutschen Nationalbibliothek:
Die Deutsche Nationalbibliothek verzeichnet diese Publikation in der Deutschen Nationalbibliografie. Detaillierte bibliografische Daten sind im Internet über http://dnb.d-nb.de abrufbar.

Für Fragen und Anregungen
info@rivaverlag.de

Wichtiger Hinweis
Dieses Buch ist für Lernzwecke gedacht. Es stellt keinen Ersatz für eine individuelle medizinische Beratung dar und sollte auch nicht als solcher benutzt werden. Wenn Sie medizinischen Rat einholen wollen, konsultieren Sie bitte einen qualifizierten Arzt. Der Verlag und der Autor haften für keine nachteiligen Auswirkungen, die in einem direkten oder indirekten Zusammenhang mit den Informationen stehen, die in diesem Buch enthalten sind.

1. Auflage 2019

Nymphenburger Straße 86
D-80636 München
Tel.: 089 651285-0 / Fax: 089 652096

Die englische Originalausgabe erschien 2018 bei Lotus Publishing und North Atlantic Books unter dem Titel *Living Pain Free*.

Übersetzung: Carmen Achter
Redaktion: Kirsten Reimers
Umschlaggestaltung: Laura Osswald
Umschlagabbildung: shutterstock/Natinka
Innenabbildungen: Ian Taylor, außer S. 60 Dr. J. C. Guimberteau, S. 73r Julian Baker, S. 256 Amanda Oswald
Illustrationen: Matt Lambert, außer: S. 66, 194 Elsevier Churchill Livingstone, S. 81 Illustration nach Massage Fusion, Handspring Publishing
Satz: Daniel Förster, Belgern
Druck: Florjancic Tisk d.o.o., Slowenien
Printed in the EU

ISBN Print 978-3-7423-0809-2
ISBN E-Book (PDF) 978-3-7453-0436-7
ISBN E-Book (EPUB, Mobi) 978-3-7453-0437-4

Amanda Oswald

ENDLICH FREI VON SCHMERZEN

Einfache Übungen und Faszienmassagen, um chronische Beschwerden selbst zu behandeln

riva

Inhalt

Vorwort 6
Einführung 9
Über dieses Buch 11

1 WAS CHRONISCHE SCHMERZEN FÜR BETROFFENE BEDEUTEN 16

Daten und Fakten über chronische Schmerzen 18
Was alle Menschen mit chronischen Schmerzen gemeinsam haben 21
Zusammenfassung 31

2 DER BRÜCKENSCHLAG ZWISCHEN SCHULMEDIZIN UND GANZHEITLICHEM ANSATZ 32

Die Wurzeln des medizinischen Weltbildes 34
Die Medizin der kleinen Teile 35
Die Grenzen der Schulmedizin 36
Alternativen zur konventionellen Medizin 39
Widerstand gegen einen ganzheitlichen Ansatz . 40
Was das mit chronischen Schmerzen zu tun hat .. 41

3 DIE GANZHEITLICHE PERSPEKTIVE IM AUFWIND 42

Der holistische Ansatz 44
Forschung am Scheideweg 45
Ganzheitliche Behandlung von chronischen Schmerzen 54

4 WAS SIND FASZIEN? 58

Grundlagen 60
Abwendung von der traditionellen Anatomie 61
Gewebe und Körpersysteme in der traditionellen Anatomie 62
Faszienanatomie 65
Das Fasziennetzwerk 67
Woraus Faszien bestehen 70
Das Verhalten der Faszien 71
Faszien als Kommunikationssystem 74
Faszien und die extrazelluläre Matrix (EZM) 75
Faszien und Energie 76
Das Fasziengedächtnis 77

5 GESCHÄDIGTE FASZIEN 78

Einführung 80
Die Auswirkungen körperlicher Beeinträchtigungen auf Faszien 80
Wie Schäden an den Faszien entstehen 83
Die Bedeutung von Triggerpunkten 94
Der Zusammenhang zwischen Faszien und chronischen Schmerzen 95

6 WIE CHRONISCHE SCHMERZEN ENTSTEHEN 96

Einführung 98
Was sind Schmerzen? 98
Die »normale« Schmerzreaktion (Kurzversion) ... 98
Wenn Schmerzen chronisch werden (Kurzversion) 101
Die »normale« Schmerzreaktion (ausführliche Version) 103
Wie normale Schmerzen chronisch werden 108
Was das mit den Faszien zu tun hat 112

7 WAS IST MYOFASCIAL RELEASE? .. 114

Einführung 116
Myo + fascial + Release 116
Wie Myofascial Release wirkt 117
Myofascial Unwinding 119
Was bedeutet das für Selbsthilfe bei chronischen Schmerzen? 121

8 MIT SELBSTHILFE CHRONISCHE SCHMERZEN ÜBERWINDEN 122

Sie haben die Wahl ... 124
Faszienwissen anwenden ... 125
Der langfristige Lösungsansatz ... 127
Faszienfreundliche Atmung ... 129
Faszienfreundliche Ernährung ... 132
Die Grundlagen der Fasziengesundheit ... 134

9 TYPISCHE CHRONISCHE SCHMERZERKRANKUNGEN 136

Chronische Schmerzkrankheiten – eine Einführung 138
Kopf und Nacken: Kopfschmerzen, Migräne und chronischer Spannungskopfschmerz ... 138
Kopf und Nacken: Nackenschmerzen, Schiefhals (Torticollis), Schleudertrauma ... 140
Kopf und Nacken: Tinnitus ... 141
Kopf und Nacken: Temporomandibuläre Dysfunktion (TMD) und Kiefergelenksschmerzen ... 143
Nacken, Brust und Arme: RSI – Thoracic-Outlet-Syndrom ... 144
Nacken, Brust und Arme: RSI – Golferarm und Tennisellbogen ... 147
Nacken, Brust und Arme: RSI – Karpaltunnelsyndrom und Tendinitis ... 148
Nacken, Brust und Arme: RSI – Morbus Dupuytren und schnellender Finger ... 150
Schultern: Verletzungen der Rotatorenmanschette und Frozen Shoulder (adhäsive Kapsulitis) ... 151
Rücken und Beckenregion: Schmerzen im oberen, mittleren oder unteren Rücken, Bandscheibenvorwölbungen oder -vorfälle .. 153
Rücken und Beckenregion: Ischialgie und Piriformis-Syndrom ... 155
Rücken und Beckenregion: Chronisches Beckenschmerzsyndrom (CPPS), abakterielle Prostatitis ... 157
Rücken und Beckenregion: Chronische Bauchschmerzen ... 159
Beine, Hüften und Füße: Knieschmerzen und Läuferknie ... 160
Beine, Hüften und Füße: Schienbeinkantensyndrom 162
Beine, Hüften und Füße: Chronisches Kompartmentsyndrom und Wadenschmerzen 163
Beine, Hüften und Füße: Plantarfasziitis und Fersensporn ... 164
Schmerzsyndrome: Fibromyalgie und chronisches Erschöpfungssyndrom (CFS) ... 166

10 EFFEKTIVE SELBSTHILFEMASSNAHMEN 168

Einführung in die myofasziale Selbstbehandlung . 170
Die Wirkung auf Ihre Faszien ... 172
Allgemeine Faszienübungen ... 173
Fasziale Dehnübungen ... 189
Wozu dehnen? ... 190
Selbstbehandlung mit dem Faszienball ... 212

11 DER FASZIENFREUNDLICHE ALLTAG 232

Der faszienfreundliche Arbeitsplatz ... 234
Faszienfreundliche Bewegung und Übungen am Arbeitsplatz ... 236
Faszienfreundliches Herz-Kreislauf-Training ... 250
Andere faszienfreundliche Aktivitäten und Bewegungstherapien ... 251

Schlusswort: Den Faszien gehört die Zukunft 254

Übungsverzeichnis ... 255
Über die Autorin ... 256
Danksagung ... 256

Vorwort

Faszien waren lange ein vergessenes Körpergewebe, etwas, das Medizinstudenten im Anatomiekurs als unnützes »weißes Zeug« zur Seite schoben, um an die interessanteren darunterliegenden Strukturen wie Muskeln und Knochen zu gelangen. Diese Geringschätzung der Faszien entspringt einem mangelnden Verständnis für die Eigenarten dieses Gewebes, das oft weit weniger homogen und strukturiert in Erscheinung tritt als einfacher zu identifizierende Strukturen wie Muskeln oder Organe.

Hinzu kommt, dass uns erst seit Kurzem die Mittel zur Verfügung stehen, um Faszien wissenschaftlich zu erfassen und zu messen. Selbst mit Diagnoseinstrumenten wie Röntgenbildern oder MRT-Aufnahmen war es nicht möglich, dieses Gewebe adäquat darzustellen. Erst die jüngsten Fortschritte in der Ultraschalltechnologie ermöglichen es, die vielen Differenzierungen von Faszien im Detail zu bestimmen, von den vergleichsweise festen Sehnen und Bändern bis zu anderen, wesentlich weicheren Bestandteilen des Bindegewebes.

Damit haben Wissenschaftler endlich die Voraussetzung, das zu erforschen, was Manualtherapeuten seit Jahrhunderten im wahrsten Sinne des Wortes »begriffen« haben. Im Zuge dessen wächst das Interesse an der Faszienforschung in den unterschiedlichsten Disziplinen rasant – die Bandbreite reicht von der Narbenbehandlung über die Chirurgie und rehabilitative Medizin bis zur Bewegungstherapie und Sportwissenschaft.

Im Jahr 2007 wurde auf dem ersten Kongress der Faszienforschung eine neue Terminologie vorgeschlagen und folgende Definition entwickelt: Als Faszien bezeichnet man die Gesamtheit der größtenteils aus Kollagenfasern bestehenden Bindegewebe, die ein den ganzen Körper durchziehendes Spannungsnetzwerk zur Kraftübertragung bilden.

Welche Form und Struktur eine Faszie ausbildet, hängt ab von den Zugkräften, die auf sie wirken; das bedeutet, eine Faszie kann fest und stark sein wie ein Band oder nahezu fließend wie das lockere Gefüge einer Membran. Ungeachtet der Bezeichnungen, die die unterschiedlichen Körperstrukturen in der traditionellen Anatomie tragen, ist es in der Welt der Faszien nicht möglich, Faszien, die vom Muskel in die Muskelhülle, in die Sehne und in den Knochen übergehen, klar voneinander abzugrenzen.

Auch die Kraftübertragung im Körper wird vor diesem Hintergrund nicht länger als eine Angelegenheit betrachtet, die sich zwischen den Muskeln abspielt, wenn diese sich zusammenziehen oder entspannen, um Knochen und Gelenke zu bewegen. Die Einbeziehung der Faszien führt zu einer neuen Sichtweise: Ein wesentlicher Teil der Muskelkraft wird über die Faszie, die diese Strukturen umhüllt, übertragen. Diese veränderte Perspektive ermöglicht es, wesentlich längere Übertragungswege durch den Körper in den Blick zu nehmen, statt Bewegung nur als einen lokal begrenzten Vorgang zu betrachten.

Besonders wichtig für das Verständnis der Faszien ist das sogenannte Tensegrity-Modell, ein Konzept, das die Faszienforschung ganz entscheidend inspiriert hat. Das Tensegrity-Modell – »Tensegrity« ist eine Wortschöpfung aus den englischen Begriffen »tension« (Spannung, Zug) und »integrity« (Ganzheit, Zusammenhalt) – stammt aus der Architektur. Dort beschreibt es Strukturen, in denen stabile Elemente, die sich nicht berühren, im Gleichgewicht gehalten werden von unter Spannung stehenden elastischen Elementen, die zu einem umfassenden spannungsübertragenden Netzwerk verbunden sind.

Übertragen auf den Körper bedeutet das, dass die Knochen von den Faszien im Gleichgewicht gehalten werden – eine Anschauung, die sich elementar von der traditionellen Betrachtungsweise unterscheidet, nach der das Skelett die Struktur ist, die unser Körpergewicht trägt.

Besonderes Forschungsinteresse gilt in dieser Auffassung der Tragwirkung der Faszien. Das Fasziennetzwerk passt sich den Anforderungen an die Tragwirkung, denen es unterliegt, an, darunter auch der Schwerkraft, die sich auf unseren Körper auswirkt, seit wir Menschen uns auf zwei Beine aufgerichtet haben. Heute haben wir speziell angepasste Faszien auf der Außenseite unserer Oberschenkel, die es uns ermöglichen, die Hüften beim Gehen, Rennen und Springen zu stabilisieren. Kein anderes Lebewesen, nicht einmal unser nächster Verwandte, der Schimpanse, weist dieses fasziale Merkmal auf. Und auch dieses Merkmal passt sich wiederum der Nutzung an. Zum Beispiel wird ein Läufer oder jemand, der regemäßig zu Fuß geht, stärkere Faszien an den Außenseiten seiner Oberschenkel entwickeln als ein Reiter, dessen Oberschenkelinnenseiten entsprechend den Anforderungen seiner Sportart stärker werden, oder als ein Querschnittsgelähmter im Rollstuhl, bei dem die zwangsläufig ungenutzten Oberschenkelfaszien ihre Stärke gänzlich verlieren.

Diese Erkenntnisse sind für die Sportwissenschaft und die Sportpädagogik von besonderem Interesse, vor allem, wenn man die rasanten Fortschritte in der Erforschung der Fähigkeit der Faszien zur Speicherung und Abgabe kinetischer Energie (also Bewegungsenergie) einbezieht. Einfach ausgedrückt, haben gut trainierte Faszien verbesserte Fähigkeiten in Hinblick auf Elastizität, Federwirkung und Widerstandsfähigkeit, was die sportliche

Leistungsfähigkeit und das Bewegungsvermögen steigert und gleichzeitig das Verletzungsrisiko senkt.

Was bedeutet das alles für den Laien und für das tägliche Leben?

Ebenso wie eine Faszie positiv auf Trainingsanreize reagiert, indem sie sich den sportartspezifischen Anforderungen anpasst, haben der unsachgemäße Gebrauch unseres Körpers im modernen Arbeitsalltag, ein vorwiegend sitzender Lebensstil und hohe Stressbelastung negative Effekte auf die Faszien.

Faszienverdickungen an den falschen Stellen können zu Einschränkungen führen, die unsere Haltung und unsere Körperbalance verändern, Spannungskräfte umleiten und eine Überlastung schmerzempfindlicher Strukturen zur Folge haben. Ebendiese Einschränkungen sind es, die viele der häufigsten chronischen Schmerzzustände nach sich ziehen, die medizinische Fachkräfte vor ein Rätsel stellen, weil sie nicht in der Lage sind, eine strukturelle Ursache zu finden. Das liegt daran, dass verdickte, eingeschränkte Faszien oft nicht durch die üblichen Diagnoseverfahren wie MRT-Aufnahmen festgestellt werden können. Und selbst wenn diese Strukturen identifiziert werden, sind viele medizinische Fachkräfte nicht darin geschult, das, was sie sehen, korrekt zu interpretieren – ihnen fehlt das Verständnis für die Wirkverhältnisse der identifizierten Faszien. Die Gründe reichen zurück in die Studienzeit, als die Faszien beim Sezieren einfach abgezogen wurden, da sie in medizinischer Hinsicht für bedeutungslos gehalten wurden.

Nachdem die Bedeutung der Faszien für die Gesundheit des gesamten Körpers in der Welt der Medizin und des Sports nach und nach erkannt wird, ist es wichtig, diese Informationen auch mit den Menschen zu teilen, denen die Ursachen für ihre chronischen Schmerzen nachvollziehbar erklärt werden müssen.

Endlich frei von Schmerzen erläutert die faszialen Ursachen chronischer Schmerzen klar und verständlich. Es gibt darüber hinaus eine Einführung in unterschiedliche Möglichkeiten der Selbsthilfe bei chronischen Schmerzen auf Basis des neugewonnenen Bewusstseins für die Faszien. Ich bin sicher, dass die folgenden Kapitel jedem Leser – ob Laie oder mit einschlägigem fachlichem Hintergrund aus dem Gesundheitsbereich – von großem Nutzen sein werden und dass es jedem von Ihnen möglich sein wird, die inspirierenden neuen Einsichten in seinem Alltag umzusetzen: für ein gesundes Leben ohne Schmerzen.

Robert Schleip
Leiter des Fascia Research Project an der Universität Ulm

Einführung

Millionen von Menschen leiden unter chronischen Schmerzen. Bei vielen von ihnen sind medizinische Standardansätze wirkungslos. Angesichts des Trends zu immer mehr operativen Eingriffen und Medikamentenverordnungen ist die ganzheitliche Sicht auf Körper und Geist weitgehend verlorengegangen, und die Rolle der Faszien, des primären Bindegewebes im Körper, wurde vernachlässigt.

Die Faszien bilden ein dreidimensionales Netzwerk, das alle Körperstrukturen durchzieht und umhüllt – Muskeln, Nerven, Blutgefäße, Knochen und Organe. Faszien sind die zentrale stützende Struktur des Körpers und spielen eine wichtige Rolle bei der Übermittlung von Schmerzsignalen und der Aufrechterhaltung chronischer Schmerzen.

Meine eigene Reise in die Welt der Faszien begann genau damit: mit chronischen Schmerzen. Ich verbrachte viele Jahre in stressigen Jobs mit langen Tagen, an denen sich lange Bürozeiten mit dynamischen Sporteinheiten – darunter Rugbyspiele und Langstreckenläufe – abwechselten.

Wie viele Menschen ignorierte ich die Warnsignale meines Körpers, die Beschwerden und Schmerzen, die mich von Zeit zu Zeit plagten. Wie fast schon vorherzusehen war, bekam ich zuerst ein RSI-Syndrom – also einen sogenannten Mausarm – und dann einen Bandscheibenvorfall. Meine Schmerzen wurden chronisch und übernahmen die Kontrolle über mein Leben; sie zwangen mich dazu, meine Arbeit aufzugeben und auf die Freizeitaktivitäten, die ich so leidenschaftlich betrieb, zu verzichten. Über Monate war ich ans Bett gefesselt.

Alles, was ich wollte, war, diese Schmerzen loszuwerden, sodass ich, als mir ein operativer Eingriff vorgeschlagen wurde, sofort zustimmte – über mögliche Alternativen wusste ich nichts. Bandscheiben-OPs sind ein Phänomen: Manchmal lassen sie den Schmerz auf der Stelle verschwinden. Was einem allerdings im Regelfall verschwiegen wird, ist, dass das Narbengewebe, das sich nach der Operation bildet, weitere Komplikationen nach sich ziehen kann. Mein Schmerz veränderte sich und wurde weniger heftig, aber er verschwand nicht. Ich konnte mich wieder bewegen, war mir aber meiner körperlichen Einschränkungen bewusst und beobachtete furchtsam, ob der Schmerz zurückkehren würde.

In meinem Bemühen um eine vollständige Selbstheilung machte ich eine neue Ausbildung, zunächst zur qualifizierten Massagetherapeutin und dann zur Sportmassagetherapeutin. Im Laufe meines Studiums stieß ich auf das Thema Myofascial Release – und das veränderte alles. Myofascial Release ist eine sanfte, nichtinvasive Methode der Körperarbeit, bei dem das Bindegewebe behandelt wird – sprich: die Faszien –, um körperliche Einschränkungen zu lindern und Schmerzmuster aufzubrechen. Wenn man einen ganzheitlichen Ansatz verfolgt, muss man sowohl körperliche als auch mentale Aspekte berücksichtigen und sich verdeutlichen, das emotionale Erfahrungen und Traumata einen großen Einfluss darauf haben können, wie wir Schmerzen erfahren.

Nachdem ich Myofascial Release entdeckt hatte, wollte ich alles über Faszien wissen. Ich lernte bei diversen Faszienexperten in den USA, in England und Europa. Ich besuchte Workshops, Kurse und Symposien, wohnte Fasziendissektionen bei und las eine Menge Bücher über Faszien. Auf diesem Weg habe ich sehr von der Weisheit anderer profitiert und bin auf einige existenzielle Zusammenhänge gestoßen, die mein Leben verändert haben.

Die vielleicht aufregendste Erkenntnis war, wie wenig wir im Grunde über Faszien wissen. Die wissenschaftliche Erforschung der Faszien wurde erst in den letzten zehn bis fünfzehn Jahren möglich, im Zuge der Entwicklung ausreichend sensibler medizintechnischer Geräte, um Faszien zu erkennen und zu vermessen. Die Dinge, die wir dadurch über die Struktur und die Merkmale von Faszien erfahren haben, helfen uns, zu erklären, wie der Körper funktioniert, und bieten eine realistische Erklärung für chronische Schmerzen. Während die Wissenschaft aufholt, stehen uns mit der Myofascial Release und anderen Faszientherapien längst effektive Behandlungsmöglichkeiten für Patienten zur Verfügung, bei denen medizinische Standardansätze sich als wirkungslos erwiesen haben.

Während der letzten zehn Jahre hatte ich in meiner Praxis in der Londoner Harley Street das Privileg, mit zahlreichen Menschen zu arbeiten, die an einer sehr großen Bandbreite komplexer chronischer Schmerzerkrankungen litten. Viele haben den Weg zu mir erst nach langen Leidensjahren gefunden, nachdem sie unzählige medizinische Behandlungen durchlaufen hatten und ihnen letztendlich gesagt worden war, dass sie schlicht lernen würden müssen, mit ihren Schmerzen zu leben. Von jedem und jeder Einzelnen von ihnen habe ich etwas über den Zusammenhang zwischen Faszien und chronischen Schmerzen gelernt.

Im Gegenzug habe ich ihre myofaszialen Strukturen behandelt und ihnen erklärt, was in ihrem Körper vorgeht, wenn sie chronische Schmerzen haben, und wie sie die Kontrolle über ihren Genesungsprozess übernehmen können, um sicherzustellen, dass die Schmerzen nicht wiederkehren werden.

Dieses Buch ist das Ergebnis meiner Arbeit mit all diesen Patienten. Ich habe es geschrieben, um mein Wissen zu teilen und so viele Menschen wie möglich dazu anzuregen, über Faszientraining und -behandlung den Weg zur Selbstheilung einzuschlagen.

Über dieses Buch

»Viele Jahrzehnte lang fanden die Faszien als ›Aschenputtel der Orthopädie‹ so gut wie keine Beachtung – bis jetzt.«

Robert Schleip,
weltweit führender Faszienforscher

Meine Arbeit als Myofascial-Release-Therapeutin

Ich bin als Myofascial-Release-Therapeutin komplementärmedizinisch tätig. Zunächst habe ich eine Ausbildung zur Massagetherapeutin absolviert und dann zur Sportmassagetherapeutin, um mich anschließend über viele Jahre hinweg in weiteren Massagetechniken und der Faszienanatomie weiterzubilden.

In den letzten zehn Jahren habe ich mich in meiner Praxis in London ausschließlich mit Myofascial Release befasst und bin durch die ganze Welt gereist, um diese Technik zu studieren und mich eingehend mit der waschsenden Anzahl wissenschaftlicher Forschungsprojekte, die den Erfolg dieser Methode erklären, zu befassen.

Myofascial Release ist eine sanfte manuelle Behandlungsmethode, mit der sich zuverlässig Ergebnisse bei der Behandlung schwer therapierbarer chronischer Schmerzkrankheiten erzielen lassen, bei denen andere Techniken nicht anschlagen.

Chronische Schmerzpatienten

Der Begriff Myofascial Release bekommt immer mehr öffentliche Aufmerksamkeit. Besonders stark macht sich das im Bereich des Sports bemerkbar. Die Leute bekommen mit, dass Elitesportler Myofascial-Release-Techniken im Rahmen ihrer Trainings- und Rehabilitationsprogramme einsetzen.

Auf jeden sportlichen Menschen, der immer noch der Überzeugung anhängt, dass Training weh tun muss, wenn es effektiv sein soll, kommen zehn, wenn nicht gar Hunderte von ganz normalen Leuten, die an verschiedenen chronischen Schmerzkrankheiten leiden und nicht den geringsten Wert darauf legen, sich zusätzliche Schmerzen zuzuziehen. Dabei handelt es sich nicht notwendigerweise um Sportler, sie sind nicht unbedingt superfit, und ihre Schmerzen haben sich nicht entwickelt, weil sie vorsätzlich an ihre körperlichen Grenzen gegangen sind. In der Regel sind ihre chronischen Schmerzen eine Folge einer Kombination folgender Sachverhalte:

- Unfälle und Versetzungen
- Operationen und Narbengewebe
- Bewegungen mit Wiederholungscharakter in Beruf und Freizeit (zum Beispiel bei der Arbeit am Computer oder im Garten)
- Körperhaltung
- Stress

Genau diese Menschen kommen als Patienten in meine Praxis, und ihnen hilft Myofascial Release. Sie alle haben Erfahrungen mit chronischen Schmerzen, sind aber unterschiedlich alt – die Bandbreite reicht von Teenagern, die plötzlich lähmende Kopfschmerzen bekommen bis zu Achtzigjährigen, die nach einem chirurgischen Eingriff nicht mehr richtig gehen können. Unter ihnen sind Büroangestellte, Musiker, Yogalehrer, Ingenieure, Gärtner, Bankmitarbeiter und Vollzeitmütter. Manche treiben regelmäßig Sport oder gehen anderen körperlichen Aktivitäten nach, andere haben so starke Schmerzen, dass sie nichts mehr von dem tun können, was ihnen früher Freude bereitet hat.

Auch im Hinblick auf die medizinische Behandlung haben sie häufig einen langen Leidensweg hinter sich: Sie waren bei ihrem Hausarzt, bei Fachärzten und Spezialisten. Alle Arten von diagnostischen Untersuchungen wurden bei ihnen durchgeführt. Sie haben einen Medikamentencocktail verschrieben bekommen, der die Schmerzen teilweise eindämmt, aber auf der anderen Seite diverse unerwünschte Nebenwirkungen mit sich bringt. Sie haben ein ganzes Bündel an Standardtherapien durchlaufen, von Physiotherapie bis Osteopathie, und haben die Behandlungen häufig als unerträglich schmerzhaft empfunden.

Fast jedem von ihnen wurde an irgendeinem Punkt dieses Ablaufs gesagt, es gebe nichts mehr, das man für ihn tun könne. Manche mussten sich auch anhören, dass ihr Schmerz psychische Ursachen hat und sie sich alles nur einbilden, was nur dazu führt, dass sich zu ihren Schmerzen auch noch Schuldgefühle und Scham gesellen.

Oft erzählen mir Klienten, dass die Verzweiflung sie in meine Praxis treibt, weil sie schon alles andere versucht haben. Diese Aussage überrascht mich weder, noch kränkt sie mich: Darin kommt lediglich ihre bisherige Erfahrung und ihre Frustration zum Ausdruck. Sie haben den Eindruck, dass die Medizin sie aufgegeben hat, sie sind verwirrt und von den Schmerzen erschöpft.

Mein Ansatz

Obwohl viele der Menschen, die ich behandle, mit einer fixen Diagnose zu mir kommen, arbeite ich ganzheitlich und mit engem Bezug zu ihren Symptomen mit ihnen – und nicht auf der Grundlage irgendeines Etiketts, das ihnen angeheftet wurde. Das liegt ganz einfach daran, dass meiner Erfahrung nach eine bestimmte Einzeldiagnose dem, womit der jeweilige Patient konfrontiert ist, meist in keiner Weise gerecht wird.

Zum Beispiel arbeite ich mit vielen Menschen, bei denen Fibromyalgie diagnostiziert wurde. Fibromyalgie ist eine systemische Erkrankung – das bedeutet, dass sie sich auf das gesamte körperlich-seelische System auswirken kann. Die Diagnose folgt einem standardisierten Ansatz, und dennoch habe ich Patienten, die nach einem Fünf-Minuten-Termin bei ihrem Hausarzt mit dem Label Fibromyalgie zu mir kommen, und andere, die diese Diagnose nach einer gründlichen Konsultation durch einen Spezialisten erhalten. Manche von ihnen haben das gesamte Spektrum der Symptome, die mit dieser Krankheit in Verbindung gebracht werden, und sind nicht mehr in der Lage, einer Arbeit nachzugehen oder ein eigenständiges Leben zu führen, während andere an fordernden Jobs festhalten und regelmäßig Langstreckenläufe absolvieren, bei denen sie nur ein gelegentlich auftretender, nagender Schmerz in den Hüften stört.

Selbsthilfe und Selbstermächtigung

Wissen ist Macht – darum spreche ich mit meinen Patienten sehr eingehend über ihre Schmerzen und biete ihnen Erklärungen aus einer Perspektive an, die die Faszien miteinbezieht. Oft melden sie mir zurück, wie viel Sinn diese Erläuterungen für sie ergeben und dass allein schon dieses neue Wissen über ihren Körper und seine Zusammenhänge dazu beiträgt, ihre Ängste und Schmerzen zu lindern.

Wenn sie es wollen (und manchmal auch, wenn sie es nicht wollen), gebe ich meinen Patienten Empfehlungen für ein einfaches tägliches Selbsthilfeprogramm aus Faszientechniken und -übungen, um ihnen zu helfen, die Kontrolle über ihren Körper zurückzugewinnen und ihren Genesungsprozess zu beschleunigen.

Ich persönlich habe großen Nutzen aus den vielen Hunderten Patientengesprächen gezogen, die ich über die Jahre führen durfte. Der Austausch hat mir geholfen, ein Verständnis dafür zu entwickeln, welche Informationen ihnen weiterhelfen und welche Selbsthilfetechniken sie am wirkungsvollsten finden. Vieles davon lege ich in diesem Buch dar, in der Hoffnung, dass auch viele andere Menschen von diesem Wissen profitieren.

An wen sich dieses Buch richtet

Ich habe dieses Buch für alle Menschen geschrieben, die an chronischen Schmerzerkrankungen leiden und denen gesagt wurde, dass es für sie keine Heilung gibt. Außerdem wendet es sich an deren Familien, Partner, Kinder, Eltern, Freunde, Arbeitgeber und jeden, der Interesse an der myofaszialen Sichtweise auf die Ursachen chronischer Schmerzen hat und effektive Möglichkeiten der Selbsthilfe kennenlernen will – sei es aus eigener Betroffenheit, oder um Angehörige zu unterstützen.

Kapitel 1: Was chronische Schmerzen für Betroffene bedeuten
In Kapitel 1 richten wir den Blick auf die Verbreitung von chronischen Schmerzen und ihre Ursachen. Ich skizziere, was alle Betroffenen meiner Erfahrung nach gemeinsam haben, und schildere die Auswirkungen auf ihr Leben.

Kapitel 2: Der Brückenschlag zwischen Schulmedizin und ganzheitlichem Ansatz
In Kapitel 2 erkläre ich die schulmedizinische Auffassung von chronischen Schmerzen, diskutiere kurz die Grenzen dieses Ansatzes und stelle ihm die ganzheitliche Betrachtungsweise gegenüber.

Kapitel 3: Die ganzheitliche Perspektive im Aufwind
In Kapitel 3 erkunde ich die Möglichkeiten eines holistischen (ganzheitlichen) Ansatzes und gehe näher auf die ihm zugrundeliegenden wissenschaftlichen Erkenntnisse ein.

Kapitel 4: Was sind Faszien?
In Kapitel 4 betreten wir die faszinierende Welt der Faszien. Wir befassen uns mit der Anatomie der Faszien und ihrer Funktionsweise im Körper.

Kapitel 5: Geschädigte Faszien
In Kapitel 5 geht es darum, wie Faszienschädigungen entstehen und wie diese sich auf die Faszien und alle Körperfunktionen auswirken.

Kapitel 6: Wie chronische Schmerzen entstehen
In Kapitel 6 wenden wir uns den Körpervorgängen bei Schmerzen zu. Wir befassen uns mit »normalen« Schmerzen und wie diese chronisch werden können unter Einbeziehung des Zusammenhangs zwischen Faszien und chronischen Schmerzen.

Kapitel 7: Was ist Myofascial Release?
In Kapitel 7 stelle ich Ihnen die manuelle Therapietechnik Myofascial Release vor und erläutere Ihnen deren Einsatz im Rahmen der Selbsthilfe.

Kapitel 8: Mit Selbsthilfe chronische Schmerzen überwinden
In Kapitel 8 erkunden wir das Potenzial einer faszienorientierten Betrachtungsweise für die Entwicklung wirkungsvoller Selbsthilfetechniken. Außerdem stelle ich Ihnen das Prinzip der »langsamen (und nachhaltigen) Lösung« vor.

Kapitel 9: Typische chronische Schmerzerkrankungen
In Kapitel 9 befassen wir uns mit einigen häufig diagnostizierten chronischen Schmerzerkrankungen und stellen dem

jeweiligen konventionellen medizinischen Behandlungsansatz den faszientherapeutischen Ansatz gegenüber. Wir betrachten typische Symptome aus einer faszienorientierten Perspektive. Außerdem gebe ich Ihnen einen Überblick über entsprechende Selbstbehandlungsmöglichkeiten.

Kapitel 10: Effektive Selbsthilfemaßnahmen

Kapitel 10 bietet Ihnen eine Auswahl von zur Selbsthilfe geeigneten Übungen und Dehnübungen für die Faszien im Detail, die Ihnen helfen, Ihre Faszien zu lösen und wieder in ein gesundes Gleichgewicht zu bringen. Wir erklären die genaue Ausführung jeder Übung und erläutern Alternativen zur individuellen Anpassung der Übungen an Ihre Beweglichkeit und die Schwere Ihrer Schmerzen.

Kapitel 11: Der faszienfreundliche Alltag

In Kapitel 11 geben wir Ihnen einige Anregungen, wie sich Ihr neuerworbenes Wissen über die Faszien in allen Lebensbereichen anwenden lässt. Neben Tipps für die Einrichtung eines faszienfreundlichen Arbeitsplatzes und für faszienfreundliche Bewegungen im Alltag stellen wir Ihnen auch zusätzliche Übungen vor.

Kapitel 1

»Wir definieren chronische Schmerzen als Schmerzen, die über die normale Dauer des Genesungsprozesses hinaus bestehen oder die im Zusammenhang mit nicht heilbaren Erkrankungen auftreten. […] Das britische Gesundheitsministerium betrachtet chronische Schmerzen als eine eigenständige Krankheit und als Teil anderer langwieriger Krankheiten.«

Chronic Pain Policy Coalition (CPPC)

WAS CHRONISCHE SCHMERZEN FÜR BETROFFENE BEDEUTEN

Was Sie in diesem Kapitel erwartet:

- Eine Einführung in den Themenkomplex chronische Schmerzen
- Einige statistische Daten über die von chronischen Schmerzen Betroffenen
- Ein Überblick über die gemeinsamen Merkmale von chronischen Schmerzerkrankungen

Daten und Fakten über chronische Schmerzen

Als »normale« Dauer für einen Genesungsprozess gibt die Chronic Pain Policy Coalition (CPPC) – ein Zusammenschluss von britischen Medizinexperten, Betroffenenverbänden, Politikern und Unternehmensvertretern, der es sich auf die Fahnen geschrieben hat, die Lebensbedingungen von Schmerzpatienten zu verbessern – einen Zeitraum von bis zu drei Monaten nach der Verletzung oder dem schmerzverursachenden Ereignis an. Hält der Schmerz über diese Spanne hinaus an, spricht man von chronischen Schmerzen. Auch die Deutsche Schmerzgesellschaft folgt dieser Definition.

Nach aktuellen Schätzungen leiden aktuell 28 Millionen Menschen in Großbritannien an chronischen Schmerzen. In den USA sind es laut dem Institute of Medicine of the National Academies 100 Millionen, in Deutschland sind es mit rund 14 Millionen Menschen ungefähr 17 Prozent der Bevölkerung. In anderen Worten: Von chronischen Schmerzen sind mehr Menschen betroffen als von Diabetes, Herzkrankheiten und Krebs zusammengenommen. Insgesamt sind Frauen häufiger betroffen als Männer, und der Anteil von Menschen mit chronischen Schmerzen nimmt mit steigendem Alter zu. Darum wird mit dem demografischen Wandel und dem steigenden Durchschnittsalter der Bevölkerung auch der Anteil derer, die an chronischen Schmerzen leiden, wachsen.

Allein in England geben laut CPPC 3,5 Millionen Menschen an, dass ihre Schmerzen sie in den vergangenen drei Monaten an mindestens 14 Tagen daran gehindert haben, ihren gewohnten Alltagsaktivitäten (im Haushalt, in der Freizeit und bei ihrer Arbeit) nachzugehen. Anders gesagt: 3,5 Millionen Menschen sind aufgrund ihrer Schmerzen nicht in der Lage zu arbeiten oder ihren Alltag zu regeln.

2008 wurden Schmerzen im Jahresbericht des britischen Chief Medical Officer, des Leiters der nationalen Gesundheitsbehörde, als zentrales gesundheitspolitisches Thema hervorgehoben: 25 Prozent der von chronischen Schmerzen Betroffenen verlören ihren Job, und 16 Prozent von ihnen litten so stark darunter, dass sie manchmal nicht mehr leben wollen (CPPC).

Laut einer aktuellen statistischen Erhebung der amerikanischen Gesundheitsbehörde (National Institutes of Health) sind die häufigsten Formen chronischer Schmerzen jene, die in der folgenden Tabelle benannt sind.

Abgesehen von den Schmerzen an sich beeinträchtigen chronische Erkrankungen wie diese in den meisten Fällen das gesamte tägliche Leben. Zum Beispiel liegt die Wahr-

Erscheinungsform	Prozentsatz der Befragten
Rückenschmerzen	27
Starke Kopfschmerzen oder Migräne	15
Nackenschmerzen	15
Gesichtsschmerzen	4

scheinlichkeit, dass sie ihren allgemeinen Gesundheitszustand für schlecht oder mäßig einschätzen, bei US-amerikanischen Erwachsenen mit Schmerzen im unteren Rücken dreimal höher als bei solchen ohne Schmerzen; die Wahrscheinlichkeit für schwerwiegende psychische Probleme ist sogar mehr als viermal so hoch.

Unmittelbare Verletzungen wie durch einen Verkehrsunfall oder einen Sportunfall mögen die offensichtlichsten Auslöser für chronische Schmerzen sein, doch die Ursachen sind komplex. Ein zentraler Faktor ist die vorwiegend sitzende Lebensweise, die sich in der westlichen Welt wie eine Epidemie ausgebreitet hat. Sitzen mag als angenehm oder immerhin doch als eine relativ neutrale Aktivität eingeschätzt werden, aber es hat zahlreiche negative Auswirkungen auf unsere Gesundheit. Selbst Menschen, die nicht in einem Büro arbeiten, sitzen zu viel. In der Regel sitzen wir auf dem Weg zur Arbeit im Auto, im Zug oder im Bus, wir verbringen einen Großteil unserer Arbeitszeit im Sitzen, wir sitzen auf dem Heimweg, und abends setzen wir uns zum Essen hin und danach vor den Fernseher oder den Computer.

Diese »Sitzepidemie« hat sich im Laufe der letzten 60 Jahre kontinuierlich weiter ausgebreitet. Mit der Arbeitserleichterung durch so praktische Geräte wie Geschirrspüler und Waschmaschinen hat alles angefangen; es ging weiter mit dem Wachstum der privaten Kraftfahrzeugbestände und der Erfindung der Fernbedienung, dem zunehmenden Computereinsatz in allen Lebensbereichen und so weiter. Selbst diejenigen unter uns, die ihren Lebensunterhalt nicht durch Schreibtischarbeit bestreiten, verbringen rund zehn Stunden am Tag sitzend. In vielen Fällen besteht die einzige andere tägliche Aktivität darin, sich schlafen zu legen.

Wir haben einen Zustand erreicht, in dem wir kaum mehr aufstehen, ganz zu schweigen davon, uns bewegen müssen. Tatsächlich geben laut einer Erhebung von Public Health England (PHE), einer Organisation der englischen Gesundheitsbehörde, 43 Prozent der Erwachsenen in Großbritannien an, nie Sport zu treiben. Auch jenseits des Sportplatzes brauchen wir uns dank all der elektronischen Helfer in unseren Häusern nicht mehr besonders anzustrengen.

Die Sitzepidemie zieht sich durch die gesamte moderne westliche Welt. In einem Statement einer globalen Expertengruppe, das die PHE 2015 gemeinsam mit der Initiative »Active Working« veröffentlicht hat, heißt es, dass ein Büromitarbeiter zwischen 65 und 75 Prozent seines Arbeitstages im Sitzen zubringt, davon 50 Prozent ohne große Unterbrechungen. In anderen Worten: Büroangestellte sitzen jeden Tag viele Stunden lang, nehmen dabei unnatürlich starre Haltungen ein und bewegen sich kaum.

Laut der Initiative »Active Working« belegt eine wachsende Zahl internationaler wissenschaftlicher Studien, dass langes Sitzen schlecht für die Gesundheit ist, ganz ungeachtet der körperlichen Aktivitäten jenseits der Arbeit. Sitzen steigert das Risiko für ernsthafte Krankheitsbilder wie Herzerkrankungen, Diabetes, psychische Probleme, Krebs, Rückenschmerzen, Thrombose, Adipositas und Muskeldegeneration. Und all diese Faktoren können chronische Schmerzen zur Folge haben.

Vor diesem Hintergrund scheint die Art, wie die Welt in dem Pixar-Film *WALL E* dargestellt wird, nicht besonders weit hergeholt: Dort wird ein Alltag gezeigt, der zu einer so extremen Degeneration des menschlichen Skeletts geführt hat, dass die Menschen die Fähigkeit zum Gehen verloren haben und in Luftkissensesseln herumgefahren werden müssen.

Zur Sitzepidemie gesellt sich noch ein weiterer problematischer Sachverhalt: Im Zuge der Bemühungen der Unternehmen, möglichst kosteneffektiv zu arbeiten, fand eine immer stärkere Spezialisierung der einzelnen Aufgaben statt – an den menschlichen Tribut, den diese Entwicklung fordert, wurde dabei nicht unbedingt gedacht. Henry Ford hat 1913 das Fließband erfunden, um die Fahrzeugproduktion zu rationalisieren. Bis zu diesem Zeitpunkt hatte sich eine Person oder eine Gruppe um ein Fahrzeug herumbewegt und jeden einzelnen nötigen Arbeitsschritt von Anfang bis Ende durchgeführt. Ford hatte festgestellt, dass es zeitsparender war, die Fahrzeuge an Arbeitern vorbeifahren zu lassen, die entlang eines Förderbandes platziert waren und denen je eine spezifische Aufgabe zugeteilt war, die sich im Takt des Bandes beständig wiederholte.

Durch diesen Ansatz konnte Ford natürlich auf sehr ökonomische Weise eine große Zahl von Fahrzeugen bauen – die Arbeiter allerdings zahlten die Rechnung: Sie entwickelten eine spezifische Form des RSI-Syndroms (*repetitive strain injury*), die sogenannte »Weißfingerkrankheit«. Die Ursache war, dass die Arbeiter mit den Händen und Armen unter Krafteinsatz wiederholt die immer gleiche, abgegrenzte Bewegung ausführten.

Ähnlich gravierend hat sich die Büroarbeit seit den Tagen der Schreibstuben verändert. In der modernen Büroumgebung nimmt die Notwendigkeit irgendeiner Art körperlicher Bewegung – abgesehen von den Fingern – drastisch ab.

Ein überwiegend sitzender Lebensstil und monotone Arbeitsabläufe sind aber nur ein Teil der Wahrheit: Sicher sind das Faktoren, die zum Fortbestehen chronischer Schmerzen beitragen können, aber sie sind nicht immer die Ursache. Die wahren Gründe bleiben oft über Jahre unerkannt.

Als Myofaszial-Therapeutin habe ich in den letzten zehn Jahren mit Menschen aller Altersstufen und den verschiedensten Lebensläufen gearbeitet, um ihre chronischen Schmerzen zu behandeln. Jeder von ihnen ist unterschiedlich, und ebenso einzigartig sind die chronischen Schmerzen bei jedem Menschen ausgeprägt. Jeder von ihnen hat seine eigene Geschichte in Hinblick darauf, wie er seinen Körper genutzt hat, welcher Arbeit er nachgegangen ist, welches Training er absolviert hat, welche Verletzungen er sich zugezogen hat, wie sich seine Körperhaltung im Lauf der Zeit seinen Lebensgewohnheiten angepasst hat und wie er mit den Belastungen des Alltags und den zusätzlich durch die Schmerzen verursachten Belastungen umgegangen ist.

Die Entstehungswege und Gründe für chronische Schmerzen variieren von Mensch zu Mensch, und viele leiden weiter an chronischen Schmerzen, obwohl sie bereits bei diversen Spezialisten waren, Medikamente eigenommen haben, operiert wurden und alle möglichen Therapien durchprobiert haben. Chronische Schmerzen sind immer ein Puzzle mit vielen Teilen.

Dennoch haben sich während der zehn Jahre, in denen ich chronische Schmerzpatienten behandelt habe, fünf Erfahrungen herauskristallisiert, die sie alle gemacht haben.

Was alle Menschen mit chronischen Schmerzen gemeinsam haben

Während die Ursachen sehr unterschiedlich sind, konnte ich beobachten, dass alle meine chronischen Schmerzpatienten folgende fünf Erfahrungen gemeinsam haben:

- Die Schmerzen beeinträchtigen ihr Leben.
- Alle haben mindestens eine medizinische Diagnose.
- Sie haben sich vielen unterschiedlichen Behandlungen unterzogen.
- Ihnen wurden viele Medikamente verabreicht.
- Sie sind traumatisiert oder stehen unter Dauerstress.

Beeinträchtigungen im Alltag

Der Schmerz hat bei allen meinen Patienten ein Stadium erreicht, in dem es nicht mehr möglich ist, ihn zu ignorieren. Er hindert die Betroffenen daran, ihrer Arbeit nachzugehen, Sport zu treiben, die Dinge zu tun, die ihnen Spaß machen oder auch sich einfach nur schmerzfrei zu bewegen. In der Folge sind sie nicht mehr in der Lage, bestimmte Dinge wie früher zu genießen, und sie beginnen, bestimmte Aktivitäten zu vermeiden.

Die häufigsten Symptome, mit denen Menschen zu mir kommen, sind:

- Dumpfe Schmerzen
- Stromstoßartige, stechende Schmerzen
- Anhaltende bohrende Schmerzen
- Kribbeln
- Taubheit
- Nadelstichartige kribbelnde Schmerzen
- Entzündungen
- Krafteinbußen
- Bewegungseinbußen
- Steifheit
- Müdigkeit und Erschöpfungsgefühle
- Schlaflosigkeit
- Ängste und Beklemmungszustände

Typischerweise wandeln sich diese Symptome beständig, sie können sich in Abhängigkeit von der Tageszeit, von bestimmten Aktivitäten, vom Stress- und vom Müdigkeitslevel verlagern, eine andere Intensivität annehmen oder ihre Qualität verändern. Manchmal scheint es keine logische Ursache dafür zu geben, auf welchen Bahnen sich der Schmerz durch den Körper bewegt und wie sich andere Symptome verändern.

Manche Menschen leben über Jahre mit diesen und anderen eskalierenden Symptomen und haben die damit einhergehenden Einschränkungen als unvermeidlich akzeptiert. Sie sind überrascht, wenn ich ihnen erkläre, was in ihrem Körper vor sich geht und durch welche Maßnahmen sie wieder zu schmerzfreien Körperbewegungen fähig werden und ihre Lebensfreude zurückerlangen.

Im Diagnosedschungel

Manchmal kommen Leute zu mir, die sich auf Basis ihrer Internetrecherche selbst eine Diagnose gestellt haben, doch in den meisten Fällen liegt mindestens eine professionelle medizinische Diagnose vor. Die häufigsten Diagnosen, mit denen ich zu tun habe, sind:

- Rückenschmerzen
- Bursitis (Schleimbeutelentzündung)
- Chronische Hüftschmerzen
- Fibromyalgie
- Frozen-Shoulder-Syndrom (schmerzhafte Schultersteife)
- Kopfschmerzen und Migräne
- Myofasziale Schmerzsyndrom (MSS)

Gillian, Teil 1

Gillian ist Ende 30, berufstätig und Mutter. Sie ist sowohl in ihrem Job als auch in ihrem Privatleben ständig gefordert. In den vergangenen zehn Jahren hat sie in einem Büro am Computer gesessen. Vor einigen Jahren war sie in einen Verkehrsunfall verwickelt und hat ein Schleudertrauma erlitten. Ihr Hals war danach vorübergehend steif. In letzter Zeit verspürte sie immer wieder Schmerzen in den Händen. Zunächst traten diese nur gelegentlich auf, aber mittlerweile fühlen sich ihre Hände jeden Abend wund und geschwollen an. Nachts wird sie von Taubheits- und Steifheitsgefühlen in den Händen geweckt. Immer wieder lässt sie etwas fallen und verfällt in Hektik. Dazu kommen stechende Schmerzen hinter dem Schulterblatt; sie hat jedoch nicht den Eindruck, dass ein Zusammenhang zu den Schmerzen in ihren Händen besteht. Gillian ist angespannt und beginnt, sich große Sorgen zu machen, dass etwas Ernsthaftes dahinterstecken könnte.

- Plantarfasziitis (Entzündung der Sehnenplatte an der Fußsohle)
- RSI-Syndrom (*repetitive strain injury* – durch sich wiederholende Belastungen entstandene Bewegungsschmerzen in Hand und Arm)
- Läuferknie
- Tendinitis (Sehnenentzündung)
- Kraniomandibuläre Dysfunktion (Kiefergelenksschmerzen)
- Triggerpunktschmerzen

... und diese Liste lässt sich fast unendlich erweitern.

Auf die Gefahr hin, den einen oder anderen damit zu provozieren, möchte ich an dieser Stelle sagen, dass ich Diagnosen im Zusammenhang mit chronischen Schmerzkrankheiten keinen großen Wert beimesse, selbst wenn ein medizinischer Fachmann sie gestellt hat. Es gibt zwei zentrale Punkte, die an diesen Diagnosen problematisch sind:

- Es treten häufig erhebliche Unstimmigkeiten und Widersprüche auf, und zwar bei der Diagnosestellung wie auch dabei, wer welche Diagnose bekommt.
- Obwohl der Betroffene eine Diagnose erhält, bekommt er häufig keine praktische Hilfe oder Unterstützung, um seine Symptome zu lindern oder die diagnostizierte Krankheit zu behandeln. Das führt zu Gefühlen der Hilflosigkeit und Verzweiflung, insbesondere wenn ihm Medikamente oder eine Operation als einzige Option vorgestellt werden.

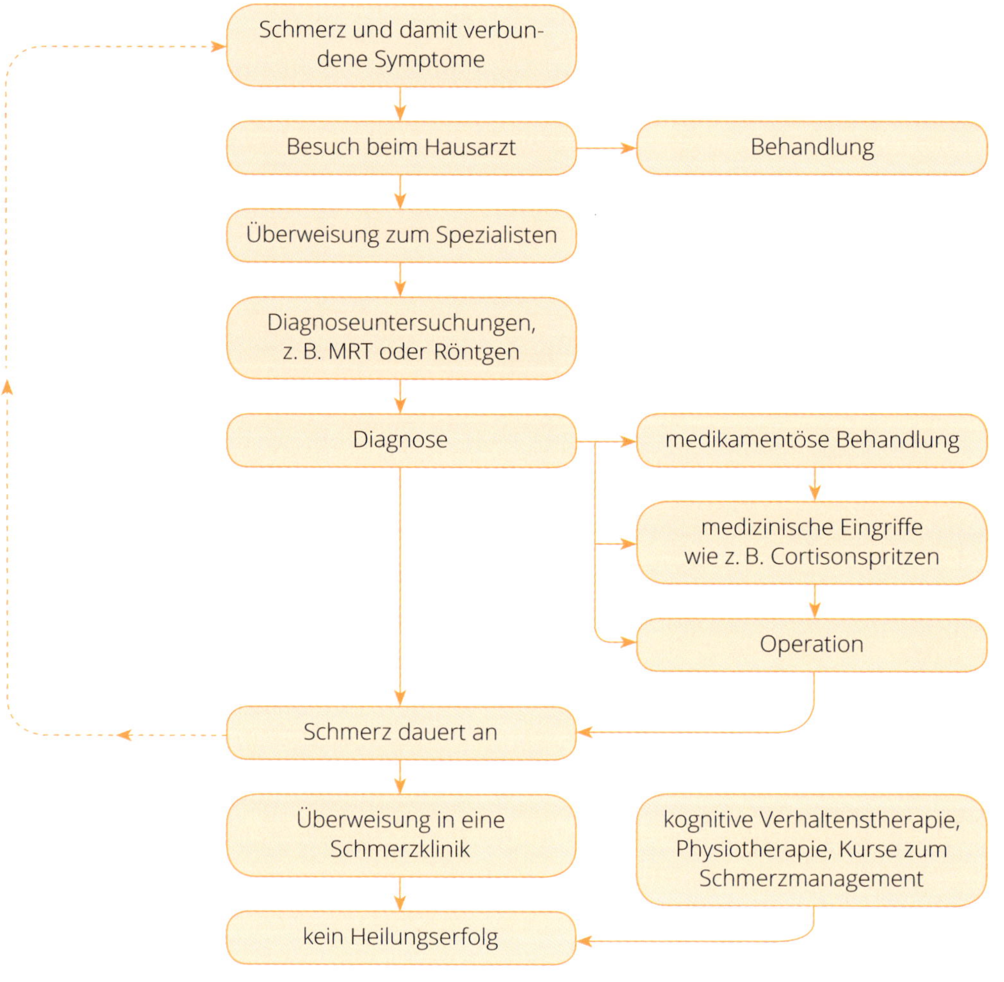

Typischer Ablauf einer medizinischen Diagnose bei chronischen Schmerzen

Die große Bandbreite an möglichen Symptomen und die Tatsache, dass diese sich fortwährend verändern, erschwert es den Betroffenen, eine exakte Diagnose der zugrundeliegenden Erkrankung zu erhalten – und die Art, wie unser medizinisches System funktioniert, macht es nicht leichter. Die meisten Menschen beginnen ihre Odyssee mit einem Termin bei ihrem Hausarzt, der sie an einen Facharzt überweist. Zu welchem Spezialisten jemand überwiesen wird, hängt davon ab, welche Symptome am Tag dieses Arztbesuchs im Vordergrund stehen. Bei einer bestimmten Kombination von Symptomen werden sie auf einem bestimmtem Weg weitergeschickt; treten an genau diesem Tag andere Symptome auf, kann sich dieser Weg ganz anders gestalten. Verändern sich die Symptome bis zum Facharzttermin erneut oder entwickeln sich andere, kann das sowohl die Diagnose als auch den Behandlungsplan beeinflussen.

Manchmal landen Patienten am Ende wieder in der Praxis ihres Hausarztes und durchlaufen diese Schleife wieder von vorn, oder sie erhalten aus der gefühlten Notwendigkeit heraus, *irgendetwas* zu tun, eine unsachgemäße medizinische Behandlung, obwohl die Ursache ihrer Beschwerden nicht vollständig geklärt ist.

Das Wort »Patient« leitet sich ab vom lateinischen Begriff »patiens«, was so viel bedeutet wie »geduldig« oder »ertragend« – womöglich speist sich hieraus die Erwartung vieler Mediziner, wir mögen jegliche Diagnose und Behandlung klaglos hinnehmen.

In vielen Fällen ist eine Diagnose nicht mehr als eine medizinische Spekulation, zwar gelehrt formuliert, aber nichtsdestotrotz eine Spekulation, die dem natürlichen Bedürfnis des Menschen entspringt, anderen zu helfen. Einer Kombination von Symptomen ein Etikett anzuheften, kann für eine medizinische Fachkraft hilfreich sein, um einen Behandlungsplan zu erstellen, und es kann einem Patienten helfen zu verstehen, was mit ihm los ist. Aber erfüllt eine Diagnose diese Aufgaben?

Ich habe zahllose Beispiele erlebt, in denen Menschen Fehldiagnosen erhalten und sich in der Folge unnötigen Operationen und Behandlungen unterzogen haben und überflüssige Medikamente eingenommen haben. In vielen Fällen kann eine Diagnose negative psychische Auswirkungen haben. Ein Mensch wird von einem medizinischen Label niedergeschmettert, surft endlose Stunden in Onlineforen und gerät angesichts seiner zukünftigen Prognose und des Mangels an Behandlungsoptionen und Heilungsmöglichkeiten für die diagnostizierte Krankheit in einen Strudel der Angst.

Bei mir waren Klienten, die bei identischen Symptomen und ähnlichen Lebensumständen komplett unterschiedliche Diagnosen erhalten haben; anderen wurde von Spezialist A die eine Krankheit diagnostiziert und von Spezialist B eine ganz andere, allein aufgrund der Grenzen von deren Fachgebieten.

Als Vertreterin der Komplementärmedizin schätze ich die Reduktion auf das Wesentliche – ich stelle keine Diagnose, sondern ich behandle die Symptome, die ich vorfinde, und beziehe dabei den ganzen Menschen mit ein.

Behandlungsodyssee

Ich kann gar nicht mehr zählen, wie viele meiner Klienten von ihrem Allgemeinarzt zu einem Facharzt, dann zu einem Therapeuten und zurück überwiesen wurden. Zu Beginn ihrer Erkrankung werden chronische Schmerzpatienten in der Regel mit einem schulmedizinischen Ansatz behandelt, der Medikamente, Operationen, Physiotherapie und Psychotherapie wie beispielsweise eine kognitive Verhaltenstherapie umfasst.

Zu den Fachleuten, die sie konsultiert haben, gehören oftmals Neurologen, Rheumatologen, Orthopäden, Physiotherapeuten und Ergotherapeuten. Je nachdem, in welcher Körperregion die chronischen Schmerzen auftreten, ist weiteres medizinisches Fachpersonal involviert; darunter Spezialisten für die Behandlung von Kiefer- und Gesichtsschmerzen oder Gastroenterologen bei Bauchschmerzen.

Abhängig von ihrer chronischen Schmerzerkrankung und dem Facharzt nehmen die Betroffenen Medikamente ein (siehe Tabelle Seite 29) oder werden auf andere

Gillian, Teil 2

Nach einer schlaflosen Nacht geht Gillian zu ihrem Hausarzt. Auf Basis der Symptome, die sie beschreibt – schmerzende, steife und taube Hände –, überweist dieser sie an einen Rheumatologen. Für die Zwischenzeit verordnet der Hausarzt ihr Ibuprofen und Paracetamol. Als Gillian ihre Schmerzen im Schulterblatt erwähnt, tut der Hausarzt das als irrelevant für die geschilderten Beschwerden ab.

Nach einigen Wochen hat Gillian einen Termin bei dem Rheumatologen, der eine Röntgenuntersuchung veranlasst sowie einen Bluttest auf Anzeichen rheumatischer Erkrankungen. Gillian muss weitere Wochen auf die Testergebnisse warten. Für die Zwischenzeit verschreibt ihr der Facharzt stärkere entzündungshemmende Medikamente und schickt sie nach Hause. Dort beginnt sie während der Wartezeit, im Internet nach ihren Symptomen zu recherchieren, zu denen sich jetzt auch Magenschmerzen und Übelkeit gesellt haben.

Einige Wochen später ist sie wieder bei dem Rheumatologen, der ihr sagt, dass die Tests sehr eindeutig ausgefallen sind und sie keine rheumatische Erkrankung hat. Gillian wird mit der Empfehlung, einen Neurologen zu konsultieren, zu ihrem Hausarzt zurückgeschickt.

Nach Monaten voller Angst und Sorgen wird bei Gillian ein Karpaltunnelsyndrom diagnostiziert, das durch eine vorbestehende anatomische Enge in der Handwurzel und einen zusätzlichen Faktor wie beispielsweise eine Überlastung verursacht wird. Zu diesem Zeitpunkt leidet sie bereits an Schlafstörungen und hat deshalb ein Antidepressivum verschrieben bekommen, das ihr helfen soll, ihre Ängste und Schlafstörungen in den Griff zu bekommen.

Weise medikamentös behandelt oder operiert – oder sie erhalten eine Kombination aus allen drei Bereichen.

Zur Schmerzlinderungsbehandlung gehören Injektionen und Spritzen direkt in die schmerzenden Körperregionen mit Medikamenten wie Kortison, Botox oder Anästhetika. Das Ziel ist, die Reizung in der betroffenen Region zu lindern und dadurch auch den Schmerz, um dem Gewebe Zeit zur Reparatur und zur Rückkehr zur normalen, schmerzfreien Funktion zu geben. Oft muss Patienten vor der Injektion ein Beruhigungsmittel verabreicht werden, wenn die zu behandelnde Region sehr empfindlich ist.

Abhängig von der Art der Schmerzerkrankung wird häufig eine Operation als weitere Option angeboten und für zwingend notwendig erklärt, um einen Bereich zu entlasten, zum Beispiel das Handgelenk durch eine Karpaltunneloperation oder durch eine subakromiale Dekompression bei Frozen Shoulder (schmerzhafter Schultersteife).

Manchmal wird Menschen einfach gesagt, dass ihnen nichts fehlt, weil Diagnoseuntersuchungen wie Röntgenuntersuchungen oder MRT-Scans nichts ergeben. Sie haben den Eindruck, für Simulanten gehalten zu werden, oder ihnen wird sogar gesagt, dass sie sich das alles nur einbilden, was sie mit dem Gefühl des Im-Stich-gelassen-Werdens und Hoffnungslosigkeit zurücklässt.

Einige wurden vielleicht an Schmerzkliniken verwiesen, wo ihnen gesagt wurde, man könne nichts mehr für sie tun, sie müssten lernen, mit ihren Schmerzen zurechtzukommen. Diese Schmerzkliniken werden oft von Anästhesisten betrieben oder geleitet, was bereits darauf schließen lässt, welchen Ansatz im Umgang mit chronischen Schmerzen man dort verfolgt.

Weil ihnen von ärztlicher Seite keine Hilfe zuteilwird, begeben sich Betroffene häufig auf die Suche nach Alternativlösungen. Dazu gehören zum Beispiel Osteopathie, Chiropraktik, Akkupunktur und Massage. Häufig werden die Ratschläge jedoch, je mehr Therapeuten und Spezialisten sie aufsuchen und je mehr sie online lesen, umso verwirrender und widersprüchlicher, bis zu dem Punkt, an dem sie beginnen zu glauben, dass sie nicht therapierbar sind.

Problematischer Medikamentenmix

Bevor meine Klienten zu mir kommen, haben sie in der Regel von ihrem Hausarzt Medikamente zur Linderung ihrer Schmerzsymptome verschrieben bekommen. Das Problem in diesem Zusammenhang ist, dass es kein Mittel gibt, das speziell für chronische Schmerzen entwickelt wurde, und natürlich gibt es nichts, was man ohne Nebenwirkungen langfristig verabreichen kann. Daher bekommen die meisten Menschen Präparate verschrieben, die eigentlich für andere Erkrankungen gedacht sind, aber von denen man weiß, dass sie Ängste mindern, schlaffördernd wirken und Schmerzen lindern. Die Idee, die dahintersteckt, ist, die schmerzenden Bereiche zu entspannen und die Reparatur von gereiztem und empfindlichem Gewebe zu befördern.

In der folgenden Tabelle sind einige Medikamente, die bei der Behandlung von chronischen Schmerzerkrankungen üblicherweise zum Einsatz kommen, samt ihrer Nebenwirkungen aufgeführt.

Viele dieser häufig auftretenden Begleiterscheinungen sind nur schwer abzugrenzen von den Symptomen der chronischen Schmerzerkrankung, zu deren Linderung sie ja verschrieben wurden. Betroffenen, die diese Medikamente einnehmen, fällt es oft sehr schwer zu sagen, ob ihre Beschwerden sich bessern oder verschlechtern oder ob Veränderungen an ihren Symptomen auf die Arzneimittel zurückzuführen sind.

Ich führe hier nur die häufigsten Nebenwirkungen auf (also diejenigen, die bei der Einnehme bei einem von zehn Menschen auftreten); in manchen Fällen treten weit ernstere bis hin zu lebensbedrohlichen Nebenwirkungen auf.

Gillian, Teil 3

Der Neurologe, der bei Gillian das Karpaltunnelsyndrom diagnostiziert hat, empfiehlt ihr eine Steroidinjektion in ihre Handgelenke, um die Entzündung einzudämmen, die für gewöhnlich mit einem Karpaltunnelsyndrom einhergeht. Das lindert die Symptome in ihren Händen für einige Wochen, doch dann kehren sie zurück. In der Folge wird sie an einen Physiotherapeuten überwiesen, der ihr Nachtschienen für ihre Handgelenke empfiehlt und ihr einige Übungen zur Stärkung der Armmuskulatur zeigt. Gillians Symptome verschlimmern sich; eine Hand ist jetzt empfindungslos.

Gillians Neurologe erklärt ihr, dass ein Band in ihrer Handwurzel auf einen Nerv drückt und ihre Symptome verursacht. Ihr wird ein chirurgischer Eingriff nahegelegt, bei dem der Nerv eingeschnitten wird, um Druck von dem eingeklemmten Nerv zu nehmen. Gillian nimmt sich frei, um die Operation anzugehen. Mehrere Wochen nach dem Eingriff ist die Narbe verheilt, aber die Symptome bleiben bestehen. An diesem Punkt sagt der Facharzt, dass man in diesem Fall nichts weiter tun kann und verweist sie an eine Schmerzklinik. Gillian macht sich auf die Suche nach alternativen Ansätzen.

Sehr häufig werden Betroffenen mehrere dieser Medikamente auf einmal verschrieben, und meist nehmen sie diese über einen Zeitraum von mehreren Monaten hinweg, wenn nicht gar über Jahre. Oft wird die Dosis gesteigert, weil der Körper sich nach einer gewissen Zeit an das Arzneimittel gewöhnt oder eine Resistenz entwickelt, sodass es seine Wirkung einbüßt.

Ich bin der festen Überzeugung, dass die übermäßige Verordnung von Medikamenten bei chronischen Schmerzerkrankungen in einigen Jahren als eine ernste Gefahr für die öffentliche Gesundheit entlarvt werden wird, so wie es jetzt bei der routinemäßigen Verschreibung von Antibiotika der Fall ist.

Medikament	Häufige Nebenwirkungen
Amitriptylin (Antidepressivum)	Bauchschmerzen, Brustschmerzen, Kribbeln, Müdigkeit
Nortriptylin (Antidepressivum)	Angstzustände, Schlaflosigkeit, Übelkeit, Verstopfung
Gabapentin (Antiepileptikum)	Bauchschmerzen, Brustschmerzen, Kribbeln, Müdigkeit
Diclofenac (nicht-steroidales, entzündungshemmendes Schmerzmittel [NSAR])	Magenschmerzen, Arm- und Beinschmerzen, Übelkeit, Juckreiz
Diazepam (zur Behandlung von Angstzuständen)	Benommenheit, Muskelschwäche, Koordinationsprobleme
Tramadol (opioides Schmerzmittel)	Kopfschmerzen, Benommenheit, Angstzustände, Kribbeln
Codein (opioides Schmerzmittel)	Übelkeit, Erbrechen, Schwindel, Verstopfung
Morphinpflaster (starkes opioides Schmerzmittel)	Benommenheit, Schwindelgefühle, Sedierung, Kurzatmigkeit, Übelkeit, Erbrechen, Schweißausbrüche, Verstopfung
Ibuprofen (NSAR)	Übelkeit, Erbrechen, Durchfall, Verdauungsbeschwerden, Magenschmerzen
Aspirin (NSAR)	Verdauungsbeschwerden, Übelkeit, Erbrechen
Paracetamol (nicht-opioides schmerzstillendes Mittel)	Nebenwirkungen treten eher selten auf – möglich sind Ausschlag und Schwellungen, Rötungen, Hitzewallungen, niedriger Blutdruck, Herzrasen, Blutbildungsstörungen

Medikamente, die üblicherweise bei der Behandlung von chronischen Schmerzen zum Einsatz kommen und ihre häufigsten Nebenwirkungen

Gillian, Teil 4

Zu diesem Zeitpunkt waren Gillian Steroide injiziert worden, sie hatte sich einer Operation unterzogen und nimmt jetzt Schmerzmittel, um die Schmerzen zu lindern, Entzündungshemmer, um mit einem gar nicht vorhandenen Gelenkproblem zurechtzukommen, Antidepressiva, um ihre Beklemmungen zu verringern, sowie ein Antazidum, um die Magenprobleme zu lindern, die die übrigen Medikamente hervorrufen. Sie nimmt sich selbst als reizbar wahr, fühlt sich sehr müde und aufgeschwemmt.

Trauma, Stress und Schmerzen

Wenn sie den Begriff »Trauma« hören, denken die meisten Menschen an lebensumwälzende Ereignisse wie einen schweren Unfall oder eine Krankheit, den Verlust eines Angehörigen oder eine Kriegserfahrung. Derartige Erlebnisse haben beträchtliche Auswirkungen auf Körper und Geist; im schlimmsten Fall entsteht eine posttraumatische Belastungsstörung (PTBS), bei der die körperlichen und psychischen Folgen des Ereignisses alle Lebensbereiche des Betreffenden beeinträchtigen können.

Abgesehen von diesen schwerwiegenden traumatischen Erfahrungen können Menschen aber eine ganz Reihe von vergleichsweise kleineren Traumata zustoßen, zum Beispiel weniger schwere operative Eingriffe oder Unfälle oder emotional belastende Phasen. Jedes dieser Probleme erhöht, bis es behoben ist, vorübergehend den körperlich-psychischen Belastungslevel. Alltagsstress ist auch ein Teil des ganz normalen Lebens. Er gehört zu den unbewusst ablaufenden Prozessen, die uns vor Gefahren schützen. Zeitlich begrenzter Stress – zum Beispiel, wenn Sie beim Überqueren der Straße einen Spurt einlegen, weil ein Auto mit überhöhter Geschwindigkeit heranrast – kann Ihr Leben retten und ist eine gute Sache. In ähnlicher Weise ist auch der vorübergehende Stress, den eine Virusinfektion in Ihrem Körper auslöst, positiv, weil er Ihr Immunsystem aktiviert, um den Virus abzuwehren.

Problematisch wird es, wenn Menschen wiederholt Stresssituationen ausgesetzt sind und das Gefühl haben, darüber wenig oder gar keine Kontrolle zu haben. Viele Aspekte unseres modernen Lebens fallen in diese Kategorie, von der Arbeitsplatzunsicherheit über Zugausfälle bis zu den endlosen Auswahlmenüs bei der automatisierten Anrufvermittlung von Kunden-Hotlines.

Im Verlauf der Zeit können sich diese Stressoren in Ihrem System bis zu einem Grad aufschaukeln, an dem Körper und Geist nicht mehr in der Lage sind, sie zu bewältigen. Nach nur sieben Tagen andauerndem

Stress erreicht Ihr physisch-psychisches System einen Zustand der Erschöpfung, an dem keine normale, schützende Immunantwort mehr ausgelöst wird und der Körper anfällig wird für Krankheiten und Verletzungen. Die extremste Reaktion auf diese Vorgänge ist eine posttraumatische Belastungsstörung. Viele Menschen, die an chronischen Schmerzen leiden, befinden sich in einem ähnlichen Zustand der Erschöpfung. Die chronischen Schmerzen sind ein erheblicher Stressfaktor für ihr gesamtes physisch-psychisches System. Möglicherweise kann zwar die ursächliche Verletzung oder Erkrankung geheilt werden, aber der körperliche Schmerz hat sich chronifiziert (die Abläufe dahinter erläutere ich in Kapitel 6), und die Ängste, die das hervorruft, setzen einen endlosen Kreislauf von Schmerzen und Stress in Gang. Der erste Schritt, um diesen Teufelskreis zu durchbrechen, ist es, ihn zu erkennen und zu verstehen, was genau hier vor sich geht.

Während viele Menschen ausschließlich schulmedizinische Lösungsansätze wie Medikamente und Operationen im Blick haben, möchte ich in diesem Buch erklären, warum Faszien, das wichtigste Bindegewebe im Körper, der Anknüpfungspunkt für eine ganzheitliche Schmerzbehandlung sind.

Zusammenfassung

In diesem Kapitel haben wir Folgendes erfahren:

- Eine steigende Zahl von Menschen ist von chronischen Schmerzkrankheiten betroffen.
- Chronische Schmerzpatienten haben eine ganze Reihe von Gemeinsamkeiten.
- Die meisten wenden sich an einen Arzt oder Facharzt, bevor sie ganzheitliche Therapieansätze in Betracht ziehen.

Im nächsten Kapitel befassen wir uns mit beiden Seiten und betrachten sowohl die schulmedizinischen als auch die ganzheitlichen Ansätze zur Behandlung chronischer Schmerzen.

Gillian, Teil 5

Gillian ist erschöpft. Sie kann nicht schlafen, hat permanent Schmerzen und fühlt sich benommen. Es fällt ihr schwer, alltägliche Aufgaben zu bewältigen, und sie kann wegen der medikamentösen Behandlung und eines hartnäckigen Erkältungsinfekts nicht zur Arbeit gehen. Sie hat Angst, ihren Job zu verlieren. Zu Hause gibt es oft Streit; ihr Mann hat angedeutet, dass sie sich das alles nur einbildet.

Kapitel 2

»Die Schulmedizin wäre vollkommen anders, wenn sie sich wenigstens halb so sehr auf die Prävention wie auf die Intervention fokussieren würde.«

Anonym

DER BRÜCKENSCHLAG ZWISCHEN SCHULMEDIZIN UND GANZHEITLICHEM ANSATZ

In diesem Kapitel geht es darum,

- warum die Medizinerschaft den Körper getrennt vom Geist betrachtet,
- wo die Grenzen dieses Ansatzes liegen,
- auf welche Weise ein ganzheitlicher Ansatz bei der Behandlung chronischer Schmerzen eine Alternative sein kann.

Die Wurzeln des medizinischen Weltbildes

Der aktuelle Ansatz der westlichen Medizin hat sich aus Theorien entwickelt, die auf die frühesten Tage unserer wissenschaftlichen Erkenntnisse zurückgehen, auf eine Zeit, in der Frauen Fischbeinkorsette trugen und Männer Kniehosen und in der Krankheit weitgehend als Strafe Gottes angesehen wurde. Insbesondere sind es zwei grundlegende Theorien, die heute keine allgemeine Gültigkeit mehr haben (fragen Sie jeden beliebigen buddhistischen Philosophen oder östlichen Heiler), und die von der jüngsten wissenschaftlichen Forschung in vielen damit zusammenhängenden Bereichen widerlegt werden:

- Körper und Geist existieren getrennt voneinander.
- Der Körper kann auf ein lineares Ursache-Wirkungs-Modell reduziert werden.

Diese Theorien, die vor mehr als 300 Jahren entwickelt wurden, haben ihre Wurzeln in den Werken des Philosophen René Descartes und des Mathematikers Sir Isaac Newton. Auf Descartes geht das Konzept der Dualität von Körper und Geist beziehungsweise Körper und Seele zurück. Er bezeichnete das, was bis dahin als vollendete Einheit betrachtet wurde, als zwei voneinander getrennte Entitäten: Körper und Psyche. Das ist der cartesianische Ansatz (Renatus Cartesius ist die latinisierte Form von Descartes' Namen).

Descartes sagte weiterhin, der Körper bestehe nur aus physischer Materie und könne daher wissenschaftlich erforscht werden; da der Geist hingegen immateriell und flüchtig sei, solle man ihn der Kirche überlassen.

Zu einer Zeit, in der Wissenschaft und Medizin ältere Formen der Weisheit infrage stellten und die christliche Kirche hart darum kämpfte, ihren Einfluss zu bewahren, wurde Descartes' Sichtweise von weiten Kreisen als Basis für eine Art von weltanschaulichem Waffenstillstand akzeptiert, die jeder Seite gelegen kam. Gemäß dieses Friedensschlusses beanspruchte die Kirche die Herrschaft und Kontrolle über den Geist, und die Ärzte übernahmen das Kommando über den physischen Körper. Beide achteten sorgfältig darauf, dem anderen nicht ins Gehege zu kommen, und so blieb es ziemlich genau, bis Sigmund Freud auftauchte und in die Psyche der Menschen hineinzusehen begann.

Unterdessen nahmen Newtons Ideen einen weitreichenden Einfluss darauf, wie der Körper (und diverse andere Dinge) erforscht wurde. Newton schuf einen Zweig der Physik, der sich der Betrachtung linearer Ursache-Wirkungs-Beziehungen verschrieb und sich dabei auf immer kleinere

Einheiten konzentrierte. Die Idee dahinter war, jeden Sachverhalt so weit zu vereinfachen, bis je eine einzige Ursache und Wirkung zu einer Einzellösung für ein eng eingegrenztes physikalisches Problem führen.

Im Zusammenspiel haben diese beiden Konzepte dazu geführt, dass wir das Bewusstsein für Körper und Geist als Einheit verloren haben.

Die Medizin der kleinen Teile

Die Medizin arbeitet weiterhin auf Basis dieser beiden Annahmen: dass Körper und Geist voneinander getrennt zu betrachten sind und der Körper letztendlich auf ein Ursache-Wirkungs-Modell reduziert werden kann. Das bleibt nicht ohne Folgen:

- Ärzte und Therapeuten, die danach streben, Körper und Geist gemeinsam zu behandeln, wird mit Geringschätzung begegnet und Patienten mit »psychosomatischen« Erkrankungen mit arroganter Ablehnung.
- Wachsende Abstraktion und medizinische Spezialisierung spalten die medizinische Forschung und Behandlung in immer kleinere mechanische Einheiten, statt den größeren Zusammenhang körperlich-geistiger Gesundheit in den Bick zu nehmen und die feinstofflichen Energien, die den Körper beeinflussen, zu erkunden (und die nicht weniger wissenschaftlich sind, wie wir noch sehen werden).
- Der Akzent bei der Behandlung körperlicher Erkrankungen liegt auf eher technischen Mitteln; das hat zur Fokussierung auf die chirurgische und medikamentöse Behandlung von Körperteilen und Symptomen geführt, während die Option, den ganzen Menschen unter Einbeziehung sozialer und umweltbedingter Faktoren zu behandeln, vernachlässigt wurde.

Die heutige medizinische Forschung nimmt immer kleinere biologische und chemische Einheiten im Körper in den Blick, um die genauen molekularen Ursachen von Krankheiten zu ermitteln und pharmazeutische Lösungen in Form von Medikamenten zu schaffen.

Ebenso wie Medizin und Wissenschaft hat sich auch das medizinische Fachpersonal spezialisiert. Ärzte und Pflegepersonen verfügen auf ihren Spezialgebieten über detailliertes Fachwissen zum Beispiel in der Kardiologie, Neurologie, Rheumatologie, Onkologie, Endokrinologie und so fort. Dieses spezialisierte Wissen geht jedoch auf Kosten einer umfassenden Wertschätzung der Patientengesundheit und der Bedeutung einer ganzheitlichen Patientenversorgung.

Während sich einige medizinische Ansichten gemildert und sich innerhalb der Medizin Bereiche herausgebildet haben, die sich mit der Psyche befassen – wie Psychiatrie, Psychologie, Psychotherapie und so weiter – bleibt auch hier der Ansatz häufig weiterhin mechanistisch (siehe Elektrokonvulsionstherapie) und chemie-, also medikamentenbasiert.

Heute, im 21. Jahrhundert, stehen wir in der westlichen Welt einem hochtechnisierten medizinischen System gegenüber, das imstande ist, Krankheiten zu behandeln, die die Menschen in früheren Zeiten getötet hätten, und das einst unmögliche chirurgische Kunststücke vollbringt. Trotz dieser Errungenschaften werden viele Patienten, die ebendiese spezialisierte medizinische Behandlung durchlaufen haben, mit ihren chronischen Schmerzen alleingelassen – ohne Erklärung, ohne Heilungsaussichten.

Das liegt daran, das die veralteten Sichtweisen, auf denen das medizinische System aufbaut, dort zu blinden Flecken geführt haben, wo die medizinischen Berufsstände unbequeme Wahrheiten, die nicht in ihr favorisiertes Denkmodel passten, vernachlässigt haben. Daher kann es passieren, dass ein Arzt bei einem Blindarmdurchbruch durch eine Operation Ihr Leben rettet, aber medizinische Fachkräfte gleichzeitig bereit sind, Ihre anhaltenden chronischen Schmerzen im Nachgang als »rein psychisch« und/oder als von der Behandlung unabhängig abzutun.

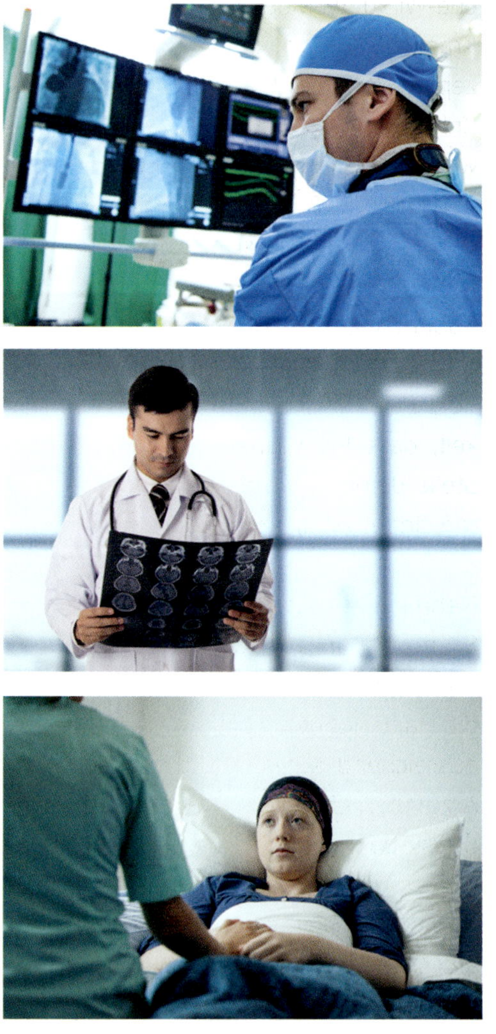

Die Medizin hat sich zusehends spezialisiert, zum Beispiel in Kardiologie, Neurologie und Onkologie.

Die Grenzen der Schulmedizin

Unser »moderner« medizinischer Ansatz ist noch stark in der Descartschen Aufspaltung in Körper und Geist verwurzelt, und viele Behandlungsmethoden basieren weiterhin auf Newtons linearem Ursache-Wirkungs-Modell: Behandeln Sie Krankheit A durch die Hemmung von Rezeptor B an Zelle C – und schon ist die Krankheit aufgehalten. Auf diese Weise werden komplexe Krankheiten und körperliche Zusammenhänge zu Modellen vereinfacht und als solche behandelt.

Zudem liegt der Fokus stark auf den Primärsymptomen, die an einer bestimmten Körperregion auftreten, und die Möglichkeit, dass Symptome an einer anderen Stelle damit in Verbindung stehen könnten, findet wenig Berücksichtigung.

Nehmen wir zum Beispiel an, Sie haben Schmerzen in der Hand. Sie gehen zu Ihrem Allgemeinarzt, und dieser sieht sich die Hand an. Wenn Sie die Schmerzen als ausreichend schwer darstellen, wird Ihr Arzt Ihnen ein Medikament verschreiben, um sie zu betäuben.

Dauern die Schmerzen an, wird Ihr Hausarzt Sie wahrscheinlich an einen Facharzt überweisen. Dieser könnte Neurologe sein (also auf das Nervensystem spezialisiert), Rheumatologie (auf Gelenkkrankheiten wie Rheumatismus spezialisiert), Orthopäde (auf den Stütz- und Bewegungsapparat spezialisiert) oder ein Handchirurg, der sich auf diese Körperregion spezialisiert hat.

Der Facharzt wird sich Ihre Hand ansehen und möglicherweise einige Tests durchführen – es könnten eine Röntgenuntersuchung, ein MRT-Scan, eine Computertomografie oder verschiedene Blutuntersuchungen veranlasst werden. Sollten die Testergebnisse negativ ausfallen (was regelmäßig vorkommt), Ihre Schmerzen aber fortbestehen, wird der Facharzt aller Wahrscheinlichkeit nach vage irgendeine Form von Funktionsstörung der Hand diagnostizieren.

Abhängig von der jeweiligen Spezialisierung des Arztes werden Ihnen entweder ein operativer Eingriff empfohlen werden, mehr Medikamente oder Physiotherapie. Sollten diese Maßnahmen keine Wirkung zeigen, wird man Ihnen sagen, dass bei Ihnen alles in Ordnung ist oder dass es nichts mehr gebe, was man für Sie tun könne, und Sie lernen müssten, mit Ihren (mittlerweile chronischen) Schmerzen zu leben.

In diesem gesamten Ablauf wurden so gut wie sicher weder eine andere Körperregion als die Hand auf physische Ursachen für Ihre Symptome untersucht noch Ihr emotionales Wohlbefinden oder Ihre psychische Gesundheit berücksichtigt – sei es als Faktor bei der Entstehung der ursprünglichen Schmerzen oder als nur zu verständliche Reaktion darauf, dass die medizinische Behandlung nicht erfolgreich war und Sie an anhaltenden chronischen Schmerzen leiden. Sollte überhaupt auf den Zusammenhang zwischen

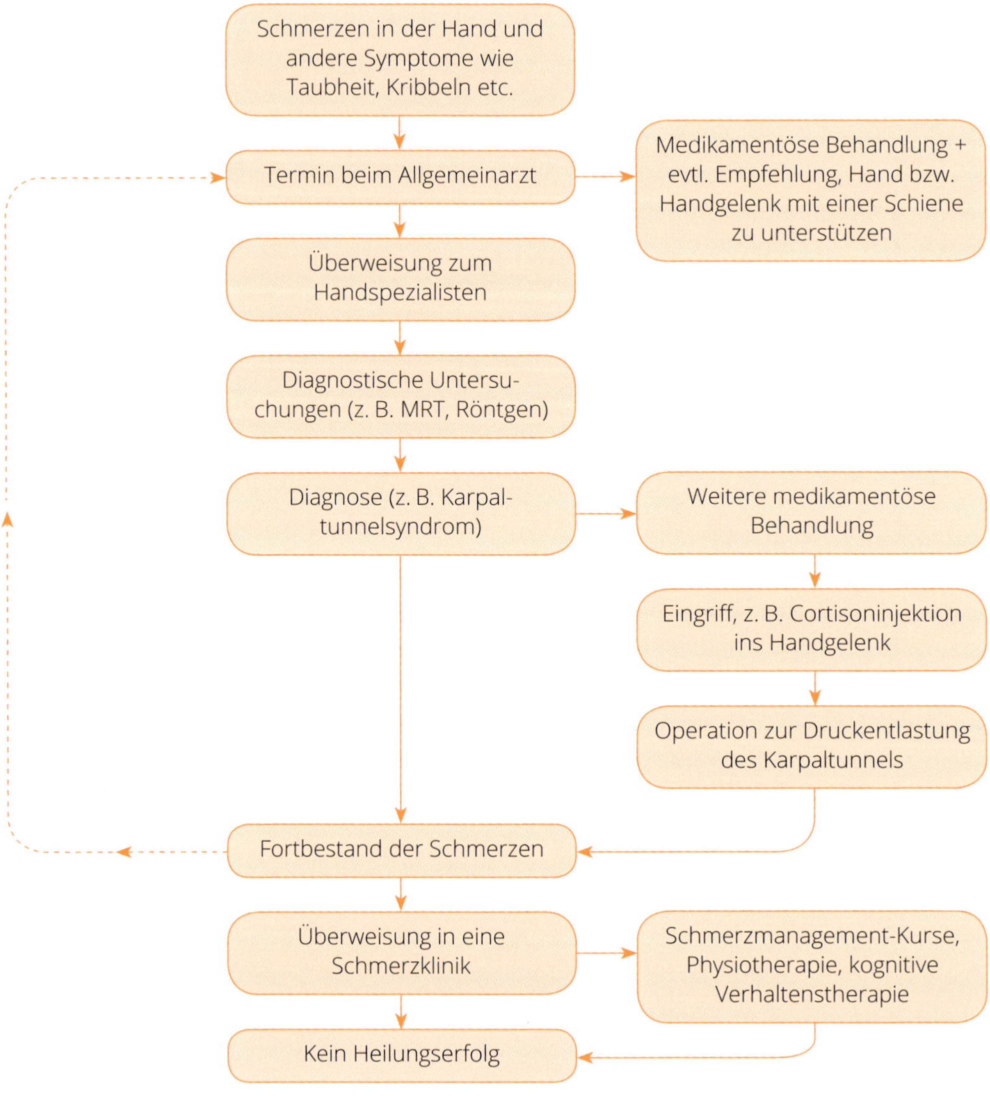

Typischer Diagnose- und Behandlungspfad bei Handschmerzen

Körper und Psyche eingegangen worden sein, dann sehr wahrscheinlich erst, nachdem die Medikamente und die Operation sich als wirkungslos erwiesen haben und der Arzt nicht mehr weiterwusste.

Aus Gründen, mit denen wir uns in Kapitel 6 näher befassen werden, funktioniert dieser fachgrenzenorientierte Ansatz, der sich darauf fokussiert, wo Symptome auftreten statt auf ihre Ursachen, bei chronischen Schmerzerkrankungen nicht – und darüber hinaus lässt er die komplexe Realität unseres Körpers und unserer täglichen Lebenserfahrungen außer Acht. Eine Hand ist mehr als eine Greifvorrichtung am Ende eines Hebelarmes: Eine Hand ist eine komplexe, lebendige, organische Struktur, die dafür geschaffen ist, verschiedenste Systeme und Funktionen miteinander zu verbinden. Sie ist Teil eines einzigartigen menschlichen Wesens mit einem komplexen, von Gefühlen und Stimmungen erfüllten Leben.

Alternativen zur konventionellen Medizin

Der vorherrschende medizinische Ansatz, der auf der Trennung von Körper und Geist beruht, hat seinen Scheitelpunkt erreicht. Wissenschaft und Gesellschaft schreiten weiter voran; dabei werden viele der bisher geltenden Standpunkte und Glaubenssätze der medizinischen Zunft über Bord geworfen. An dieser Entwicklung haben verschiedene soziale Faktoren einen Anteil:

- Im 21. Jahrhundert sind wir in einer Ära angelangt, in der das Gesundheitswesen einem noch nie dagewesenen Druck ausgesetzt und von einer starken Kommerzialisierung geprägt ist; angesichts der Grenzen medizinischer Behandlungsmöglichkeiten macht sich Ernüchterung breit. Der aktuelle Ansatz bei der Behandlung von chronischen Schmerzen gibt ein beredtes Zeugnis davon.
- Mittlerweile sind vieler der Grundannahmen medizinischer Forschung und Praxis wissenschaftlich widerlegt.
- Eine leistungsfähige Kombination aus alternativen Forschungsmethoden und umfassender Praxiserprobung hat bewiesen, dass eine ganzheitlichere Herangehensweise an die Gesundheitsfürsorge neue Erklärungsansätze und alternative Lösungen bietet.

Natürlich sind wir, wenn wir auf der Straße überfahren werden, immer noch auf die Notaufnahmen und Intensivstationen der Krankenhäuser angewiesen. Aber nach der lebensrettenden medizinischen Erstversorgung brauchen wir Wege abseits der klassischen Medizin, die uns dabei unterstützen, das erlittene Trauma zu verarbeiten und der Chronifizierung von Schmerzen vorzubeugen oder sie zu heilen.

Wenn wir sorgfältig abwägen, wann medizinische Eingriffe nötig sind und wann ganzheitliche Therapien und Selbsthilfe bessere Erklärungsansätze und Lösungen bieten, können wir das Beste aus beiden Welten vereinen.

Widerstand gegen einen ganzheitlichen Ansatz

Menschen waren bereits lange, bevor es unser modernes Gesundheitssystem gab, in der Lage, eine große Bandbreite körperlicher Leiden und mentaler wie emotionaler Ungleichgewichte erfolgreich zu kurieren. Dazu nutzten sie eine Kombination von manuellen Techniken und traditionellen Heilmitteln. Diese Heiler sahen die Verbindung von Körper und Geist als etwas Gegebenes an. Sie waren die ersten ganzheitlichen Heilkünstler, und in ihre Fußstapfen treten viele heutige Therapeuten, indem sie die Tradition, Körper und Geist als eine Einheit zu behandeln, fortsetzten.

Mit dem Aufkommen der exakten Naturwissenschaften – vertreten durch Wissenschaftler wie Descartes und Newton – betrat ein neuer Typ des medizinischen Fachmanns die Bühne, begierig darauf, die Überlegenheit seines Ansatzes zu beweisen und seine zwei Behandlungsoptionen voranzubringen: Medikamente und operative Eingriffe.

Der Widerstand gegen ganzheitliche Therapien kam lange Zeit fast ausschließlich aus den Reihen der medizinischen Fachleute und derer, die von ihrer Arbeit profitieren – dazu gehören zum Beispiel Arzneimittelhersteller und private Krankenversicherer. Die Abwehr setzte auf mehreren Ebenen an: Ganzheitliche Therapeuten wurden als Quacksalber verleumdet, Menschen, die positive Erfahrungen mit ganzheitlichen Behandlungsansätzen gemacht haben, als Spinner, und wer sich daran machte, Alternativen zu den hergebrachten medizinischen Verfahren zu erforschen, galt schnell als fehlgeleiteter, schutzbedürftiger Narr.

Mittlerweile wächst jedoch die Zahl derer, die sich über diese Widerstände hinwegsetzen. Bei vielen von ihnen haben die herkömmlichen medizinischen Vorgehensweisen schlichtweg nicht funktioniert, oder sie haben sie in eine eskalierende Problemspirale geführt, während ganzheitliche Alternativen und Komplementärtherapien sich als wirkungsvoll erwiesen. Zudem rührt das wachsende Interesse an ganzheitlichen Behandlungsansätzen bei chronischen Schmerzen nicht aus Enttäuschung über die Unzulänglichkeit des schulmedizinischen Ansatzes: Ganzheitliche Therapien erfahren auch deshalb immer mehr Zuspruch, weil eine steigende Zahl an wissenschaftlichen Nachweisen und Praxiserfahrungen ihre Wirksamkeit belegen.

Aber selbst heute noch bekommt jedes neue Forschungsergebnis viel Gegenwind aus den Reihen der Ärzte, die im Studium gelernt haben, strikt zwischen Körper und Geist zu trennen und die jeden ganzheitlichen Ansatz strikt ablehnen.

Was das mit chronischen Schmerzen zu tun hat

Für chronische Schmerzen gibt es keine klaren und eindeutigen medizinischen Erklärungen.

- Ein rein schulmedizinischer, auf Medikamenten und Operationen basierender Ansatz funktioniert bei der Behandlung chronischer Schmerzen nicht. Stattdessen haben viele Menschen mit chronischen Schmerzen zu kämpfen, nachdem sie verschiedene medizinische Verfahren durchlaufen haben.
- Chronische Schmerzen fordern einen hohen Preis – nicht nur in wirtschaftlicher Hinsicht, sondern auch mit Blick auf das menschliche Leid, das sie verursachen.
- Eine ganzheitliche Herangehensweise, die Körper *und* Geist einbezieht, bietet nicht nur Erklärungsansätze, die es ermöglichen, chronische Schmerzen zu verstehen, sondern auch alternative Behandlungsformen und Techniken zur Selbsthilfe.

Kapitel 3

»Störungen in der Balance unserer Gesundheit (im Zusammenspiel mit psychiatrischen, sozialen und ökonomischen Fragestellungen) werden heute kaum jemals als Krankheit betrachtet; ihnen wird eine den objektiv messbaren und in wissenschaftliche Kategorien erfassbaren Krankheiten nachgeordnete Stellung zugeteilt.«

Alfred Pischinger, Das System der Grundregulation

DIE GANZHEITLICHE PERSPEKTIVE IM AUFWIND

In diesem Kapitel erkunden wir

- die Herausforderungen, mit denen der medizinische Ansatz konfrontiert ist,
- die wissenschaftlichen Forschungsergebnisse, die die Wirkung des Zusammenspiels von Körper und Geist auf die Gesundheit belegen,
- den Zusammenhang dieser Fragen mit den Faszien und der Myofascial-Release-Therapie.

Das wachsende Interesse an ganzheitlichen Therapieformen zur Behandlung chronischer Schmerzen ist nicht allein auf die Defizite konventioneller Behandlungsmethoden zurückzuführen. Millionen Menschen in aller Welt haben positive Erfahrungen mit ganzheitlichen Therapien gemacht, und jeden Tag erbringen neue wissenschaftliche Erkenntnisse den Nachweis ihrer Wirksamkeit und liefern Erklärungen für ihre Funktionsweise.

Der holistische Ansatz

Im vorherigen Kapitel wurde die Tendenz der modernen westlichen Medizin beschrieben, den Körper in immer kleinere, voneinander getrennte Einheiten zu zerlegen, um auf dieser Basis jede Krankheit auf eine spezifische Einzelursache zurückzuführen.

Durch die isolierte Betrachtung einzelner Elemente des Körpers hat die medizinische Forschung Medikamente entwickelt, die auf genau diese Elemente abzielen und sie beeinflussen; sie sollen im Kampf gegen Krankheiten eingesetzt werden, die bislang als unheilbar galten. Da aber kein Teil des Körpers vom übrigen Körper abgekoppelt funktioniert, geht diese medikamentösen Behandlungen mit Nebenwirkungen einher, die in vielen Fällen mindestens ebenso negative Auswirkungen haben wie die zu behandelnde Krankheit selbst. Bereits herkömmliche, rezeptfreie Schmerzmittel, die täglich zur Linderung von Kopfschmerzen verkauft werden, können Leberschäden und Magengeschwüre verursachen.

Die Anzahl der Menschen, die mit chronischen Schmerzen leben, die sich als resistent gegen jede medikamentöse Behandlung erwiesen haben, oder die nach einer Operation aufwachen und feststellen, dass die Schmerzen sich schlicht in eine andere Körperregion verlagert haben oder in Form von Phantomschmerzen fortbestehen, wächst stetig. Das beweist eindeutig, dass dieser medizinische Ansatz an seine Grenzen stößt. Es zeigt sich immer deutlicher, dass die Antwort nicht darin bestehen kann, Körper und Geist weiterhin getrennt zu behandeln. Das hat zu einem neu erwachten Interesse an ganzheitlichen (holistischen) Heilverfahren geführt – getragen wird es von ganzheitlichen Therapeuten und ihren Klienten sowie von Wissenschaftlern, die bereit sind, diesen Hinweisen nachzugehen und etablierte Vorgehensweisen damit infrage zu stellen.

Der Begriff »holistisch« geht zurück auf das griechische Wort »holos« für »ganz«. Holistische – also ganzheitliche – Therapien beruhen auf der Grundüberzeugung, dass der menschliche Organismus ein lebendiges Gesamtsystem aus miteinander zusammenhängenden Teilen ist. Dieser

Ansatz unterschiedet sich von der herkömmlichen medizinischen Sichtweise, indem er

- anerkennt, dass die Elemente innerhalb des Körpers einander auf vielfältigen Ebenen beeinflussen,
- den menschlichen Organismus als ein offenes System betrachtet, das mit der Umwelt interagiert und von ihr beeinflusst wird.

Aus einer ganzheitlichen Perspektive betrachtet ist die menschliche Gesundheit ein lebendes, atmendes Puzzlespiel. Alle Faktoren, die in und um uns wirken – was wir essen, wie wir uns bewegen (beziehungsweise – die Frage stellt sich in unserer modernen Welt immer häufiger – *ob* wir uns bewegen), unsere sozialen Beziehungen, unsere Gemütsverfassung, die Luft, die wir atmen, wie viel Sonnenlicht wir bekommen und so fort –, sind Teile dieses Puzzles. Diese Sicht auf die Welt eröffnet wirkmächtige Möglichkeiten für den Heilungsprozess und vielversprechende neue Wege für die wissenschaftliche Forschung.

Forschung am Scheideweg

Der medizinische Ansatz zur Behandlung von Krankheiten hat sich parallel zu den frühesten Methoden der Wissenschaft entwickelt. Diese Methoden bestanden im Wesentlichen darin, Objekte und Phänomene zu identifizieren und zu klassifizieren und sie in immer kleinere Einheiten zu unterteilen – vom Schmetterling (denken Sie an die Schmetterlingssammlungen mit ihren vielen hölzernen Kästen) bis zum Bakterium. Aber mit der wachsenden Zahl der Forschungsergebnisse und angesichts der Grenzen, an die die konventionelle Medizin sowohl im Hinblick auf ihre Behandlungs- als auch auf ihre Verständnismöglichkeiten gestoßen ist, sind neue Formen der Forschung entstanden.

Die Grenzen der Arzneimittelforschung: Placebo- und Noceboeffekt

Während des gesamten 20. Jahrhunderts und darüber hinaus hat sich ein Großteil der medizinischen Forschung darum gedreht, die Wirksamkeit von Medikamenten und ihre Überlegenheit gegenüber anderen Methoden zu beweisen.

Unterstützt von Pharmaunternehmen mit massiven Profitinteressen haben Medizinforscher mit dem Ziel, die Existenz einer Verbindung zwischen Geist und Körper zu widerlegen, immer abstraktere Versuchsanordnungen entwickelt. Die randomisierte, kontrollierte Doppelblind- oder Dreifachblindstudie wird heute als Goldstandard für die gesamte Forschung propagiert. Es ist sehr teuer, diese Versuchsreihen durchzuführen, sodass sie den größten Pharmakonzernen vorbehalten sind. Allerdings liefern die in diesen Studien angewandten Methoden nicht immer die makellosen und fehlerfreien Ergebnisse, wie die Unternehmen es uns glauben machen wollen. Das hat zur Folge, dass häufig unklar bleibt, wie – oder ob – bestimmte Medikamente wirken, und manche Präparate gelangen auf den Markt, obwohl es Hinweise darauf gibt, dass es mindestens genauso wirkungsvoll sein könnte, gar nichts einzunehmen.

In Wirklichkeit gibt es in der Welt der Forschung neben randomisierten, kontrollierten klinischen Doppelblind- und Dreifachblindstudien viele weitere Formen des wissenschaftlichen Nachweises, die anerkannt sind und belastbare wissenschaftliche Daten liefern. Allerdings ist bei diesen Methoden die Wahrscheinlichkeit, dass sie die Wirksamkeit ganzheitlicher Therapien belegen, ebenso hoch, wie jene, dass sie die Wirksamkeit von medikamentösen Therapien belegen. Daher versuchen Arzneimittelhersteller, diese Methoden zu diskreditieren, während immer mehr Forscher von dieser ausgrenzenden und unwissenschaftlichen Haltung enttäuscht sind und unter ihnen die Überzeugung wächst, dass eine stärker integrativ und ganzheitlich ausgerichtete Herangehensweise an die Forschung und die menschliche Gesundheit zielführender wäre.

Der Placeboeffekt

Der Placeboeffekt ist im Wesentlichen der Effekt, den der Glaube des Patienten darauf hat, wie er eine bestimmte medizinische Behandlung erlebt. Das Wort »Placebo« stammt aus dem Lateinischen und bedeutet »ich werde gefallen«.

Entdeckt wurde die Macht des Placeboeffekts von dem US-amerikanischen Chirurg Henry Beecher. Er arbeitete während des Zweiten Weltkrieges in einem Feldlazarett, und ihm ging das Morphium aus, als er gerade einen schwer verwundeten Soldaten operieren wollte. Er befürchtete, dass der Schock, den die ohne Narkose ausgeführte Operation verursachen würde, den Patienten töten könnte. Zu seiner Überraschung injizierte die OP-Schwester dem Soldaten eine Spritze mit Salzwasser und tat so, als handele es sich um Morphium. Der Soldat überlebte die Operation nicht nur: Er hatte weder während des Eingriffs noch danach Schmerzen.

Diese Kriegserfahrung veranlasste Beecher, sich der Minimierung des verfälschenden Einflusses des Placeboeffekts in der Arzneimittelforschung zu widmen. Beecher stellte fest, dass beim Test einer medizinischen Behandlung an einem Patienten ein Teil des offenkundigen Behandlungserfolges auf die Hoffnung oder den Glauben des Patienten an die Wirksamkeit der Behandlung zurückzuführen ist. 1955 veröffentlichte Beecher einen Beitrag, in dem er für ein neues Modell der Arzneimittelforschung eintrat, in der eine zufällig ausgewählte Teilnehmergruppe die tatsächliche Behandlung und eine andere, die sogenannte Kontrollgruppe, eine Scheinbehandlung mit einem Placebo erhält. Die Teilnehmer selbst wissen dabei nicht, welcher Gruppe sie angehören, damit zumindest in der Theorie der wirkmächtige Placeboeffekt die Ergebnisse nicht verfälschen kann. Das war die Geburtsstunde der randomisierten, kontrollierten Studie.

Zunächst gingen Forscher davon aus, dass diese kontrollierten Versuchsanordnungen eindeutig die positiven Wirkungen der getesteten Medikamente beweisen würden. Stattdessen demonstrierten sie nur noch eindrücklicher die Macht des Placeboeffektes. Da die Teilnehmer der Kontrollgruppe nicht wussten, dass ihnen ein Scheinpräparat verabreicht worden war, trat bei ihnen dieselbe Besserung auf wie bei denjenigen, die die echten Medikamente genommen hatten.

Für die Arzneimittelhersteller war das keine gute Nachricht, daher verstärkten die Forscher ihre Anstrengungen zur Eliminierung des Placeboeffekts. Man nahm an, dass die Forscher, die ja wussten, welcher Studienteilnehmer das echte Medikament und welcher das Scheinpräparat bekam, diese Gruppen unbewusst unterschiedlich behandelten und dadurch die Ergebnisse beeinflussten. So kam es zur Erfindung der Doppelblindstudie. In einer randomisierten Doppelblindstudie wissen weder die Teilnehmer noch die Forschung, wer den aktiven Wirtstoff und wer das Placebo bekommt.

Aber selbst bei diesem Vorgehen zeigte sich, dass diejenigen, die das Placebo erhielten, mitunter genauso stark darauf ansprachen wie diejenigen, die den echten Wirkstoff erhielten, und vergleichbare Heilungsfortschritte machten.

Mit der randomisierten, kontrollierten Dreifachblindstudie wurde ein weiterer Versuch zur Eliminierung des Placeboeffekts unternommen. Bei dieser Versuchsanordnung weiß nicht einmal der Forscher, der die Ergebnisse analysiert und interpretiert, wer den echten Wirkstoff erhalten hat und wer nicht.

Und immer noch hat der Placeboeffekt einen positiven Einfluss. Mittlerweile gibt es zahlreiche Studien, in denen sich gezeigt hat, dass der Placeboeffekt die Wirksamkeit der getesteten Medikamente sogar übertrifft.

Der positive Effekt des Placebos bleibt sogar dann bestehen, wenn die Studienteilnehmer wissen, dass sie ein Placebo bekommen. 2010 gab man in einer von Ted Kaptchu geleiteten Studie an der Harvard University 40 Patienten mit Reizdarmsyndrom je ein Fläschchen, das klar als »Placebo-Tabletten« gekennzeichnet war. Ihnen wurde gesagt, dass die Tabletten eine inaktive Substanz enthielten, ähnlich wie Zuckerpillen, bei der sich aber im Rahmen klinischer Studien gezeigt hätte, dass sie durch mental-körperliche Selbstheilungsprozesse die Symptome des Reizdarmsyndroms deutlich verbessere. Eine zweite Gruppe mit weiteren 40 Reizdarm-Patienten erhielt keine Behandlung. Nach drei Wochen berichteten aus der Placebo-Gruppe doppelt so viele Teilnehmer, dass sich die Symptome gebessert hätten, wie aus der Gruppe ohne Behandlung – ein Unterschied, der dem Vergleich mit den besten auf dem Markt erhältlichen Medikamenten für Reizdarmpatienten standhält.

In einer anderen bahnbrechenden Studie, die Jon Levine in den späten 1990er-Jahren an der University of California durchgeführt hat, erhielten Zahnpatienten nach der operativen Entfernung ihrer Weisheitszähne anstelle eines Schmerzmittels ein Placebo. Die Patienten hatten keine Schmerzen – ihr Körper reagierte auf das Placebo mit der Produktion körpereigener Endorphine, die als natürliche Schmerzhemmer wirken. Um diesen Zusammenhang nachzuweisen, verabreichten die Forscher den Patienten ein Mittel, das die Wirkung von Endorphinen blockiert. Der Schmerz kehrte zurück, was eindeutig gelegt, dass ihr Körper Endorphine hergestellt hatte. Die Studie gilt als Meilenstein der Placeboforschung, weil damit der Nachweis gelang, dass der Placeboeffekt eine geistig-körperliche Reaktion ist. Das bedeutet, dass auch andere Faktoren als medikamentöse Behandlungen eine heilende Wirkung im Körper entfalten können.

Der Noceboeffekt

Die Kehrseite des Placeboeffekts ist der Noceboeffekt. Sagt man Patienten, die ein Placebo bekommen haben, dass die eingenommene Tablette wirkungslos oder gar kein Arzneimittel ist, werden sie oft wieder krank. Das ist ein Beweis für den Noceboeffekt.

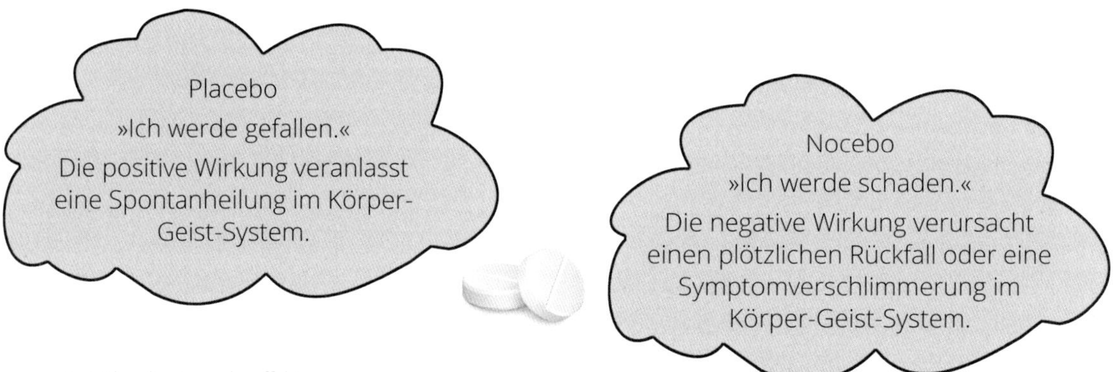
Placebo
»Ich werde gefallen.«
Die positive Wirkung veranlasst eine Spontanheilung im Körper-Geist-System.
Nocebo
»Ich werde schaden.«
Die negative Wirkung verursacht einen plötzlichen Rückfall oder eine Symptomverschlimmerung im Körper-Geist-System.

Der Placebo-/Noceboeffekt

Den Begriff »Nocebo« haben Forscher in den 1960er-Jahren geprägt. Er stammt aus dem Lateinischen und bedeutet »ich werde schaden«. Ein Nocebo ist eine inaktive Substanz, die allein aufgrund der Tatsache, dass jemand glaubt oder erwartet, dass sie ihm schaden wird, eine nachteilige Wirkung hat. Der Noceboeffekt tritt regelmäßig im Rahmen von Medikamententests auf, und das selbst dann, wenn ein Teilnehmer gar nicht das echte Medikament nimmt.

Der Effekt kommt in zwei Erscheinungsformen vor, die sich leicht voneinander unterscheiden:

- Entweder wird den Teilnehmern gesagt, dass möglicherweise Nebenwirkungen auftreten können, und genau das geschieht dann.
- Oder Teilnehmer werden über das Risiko einer ganz bestimmten Nebenwirkung aufgeklärt, und genau diese tritt dann auf, obwohl die Betreffenden das Medikament gar nicht wirklich eingenommen haben.

Der Placebo- und der Noceboeffekt haben derart überzeugende Belege für die Existenz der Körper-Geist-Verbindung erbracht, dass viele Forscher seitdem Zweifel an wissenschaftlichen Methoden hegen, die Einzelfaktoren isoliert betrachten, und sich stattdessen mit der Erforschung von Überzeugungen befassen.

Die biologischen Effekte von Gedanken auf die Gesundheit

Placebo- und Noceboeffekte zeigen, dass eine Person ihren Körper allein durch die Veränderung eines einzelnen Gedanken oder einer Überzeugung zu modifizieren und zu kontrollieren vermag. Angesichts dessen, was wir oben über die Kraft des Unbewussten erfahren haben, mag das keine große Überraschung sein. Dieser Beweis der Verbindung von Körper und Geist hat zur Entwicklung der Psychoneuroimmunologie beigetragen – der wissenschaftlichen Disziplin von der Wirkung von Gedanken und Gefühlen auf unser Immunsystem.

Mittlerweile existiert eine Fülle von Forschungsarbeiten, die zeigen, dass auch unsere Einstellung unsere Gesundheit und unsere Lebenserwartung beeinflusst.

2002 hat die Mayo Clinic eine Studie veröffentlicht, in deren Rahmen 447 Menschen mehr als 30 Jahre lang begleitet wurden. Die Ergebnisse zeigten, dass Optimisten körperlich und mental gesünder waren. Insbesondere hatten Optimisten weniger Probleme mit ihren Alltagsaktivitäten. Infolge ihrer körperlichen Gesundheit und ihres emotionalen Zustandes hatten sie weniger Schmerzen, fühlten sich energiegeladener, taten sich leichter in ihrem Sozialleben und fühlten sich insgesamt die meiste Zeit über glücklicher, gelassener und friedvoller.

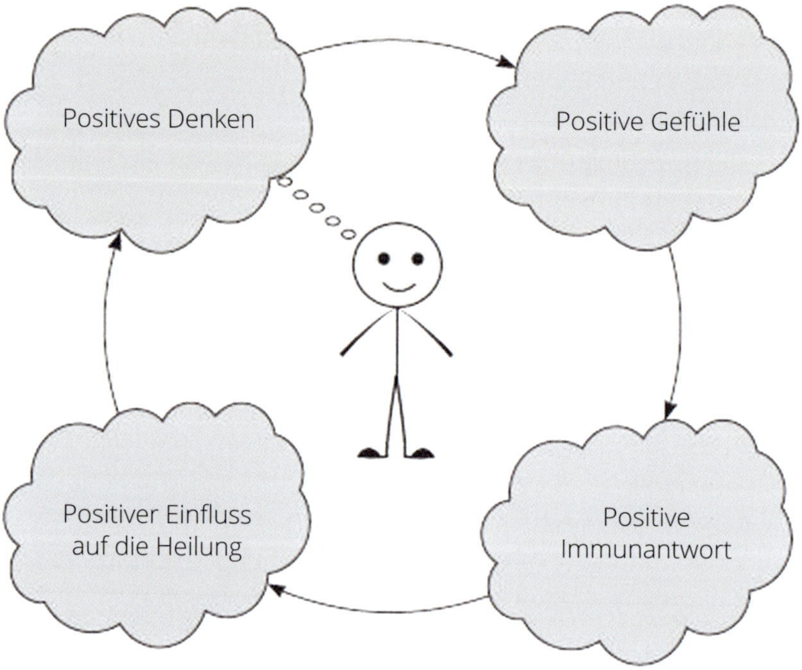

Die Macht der Gedanken = Psychoneuroimmunologie in Aktion

Eine frühere Studie an der Mayo Clinic hat 800 Menschen 30 Jahre lang begleitet und ebenfalls gezeigt, dass Optimisten tatsächlich sogar länger leben als Pessimisten.

Eine an der Yale University durchgeführte Studie, die 660 Menschen im Alter von mehr als 50 Jahren über einen Zeitraum von bis zu 23 Jahren begleitet hat, hat gezeigt, dass eine positive Einstellung zum Älterwerden die Lebenserwartung um sieben Jahre verlängerte. Diese Haltung hatte sogar einen größeren Einfluss auf die Lebensdauer als Blutdruck, Cholesterinspiegel, Rauchen, Körpergewicht oder Sport.

Angesichts dieses Wissens ist es leicht nachvollziehbar, wie sehr Abweisung und Hoffnungslosigkeit nach einer gescheiterten medizinischen Behandlung die mentale und körperliche Gesundheit eines Menschen zu beeinträchtigen vermögen und wie groß auf der anderen Seite die Selbstheilungsfähigkeiten unseres Körpers sind.

Liegt es in der Familie? Genetik und Epigenetik

Das Interesse für ganzheitliche Ansätze, die Körper und Geist als Einheit betrachten, gibt es nicht erst seit gestern, und auch die wachsende Zahl von Experten, die jenseits der ausgetretenen Pfade konventioneller Medizin forschen, ist nichts Neues. In seinem Buch *Intelligente Zellen. Wie Erfahrungen unsere Gene steuern* erläutert der Molekularbiologe Bruce Lipton ausführlich die Schwachstellen des zeitgenössischen medizinischen Denkens. Seine Arbeit mit Stammzellen veranlasste ihn dazu, die Rolle der Gene und der DNA in unserer Gesundheit und bei der Entstehung von Krankheiten zu hinterfragen.

Eine ganz und gar unbewiesene Theorie über Gene und DNA wurde zu einem wissenschaftlichen Dogma, das Millionen an Forschungsgeldern verschlungen hat. Diese Theorie besagt, dass jeder von uns mit einer Reihe aktiver Gene zur Welt kommt, die unsere Anfälligkeit für bestimmte körperliche und mentale Krankheiten vorherbestimmt. Wenn unsere Eltern an einer genetisch bedingten Krankheit gelitten haben, dann trifft das auf uns ebenfalls zu.

Die Gentheorie stützt sich maßgeblich auf Darwins Konzept, dass das Überleben einer Art von erblichen Faktoren abhängt, die von Generation zu Generation weitergegeben werden. Gegen Ende seines Lebens begann Darwin allerdings, seine eigene Theorie in Zweifel zu ziehen und zu realisieren, dass die Umwelt ebenfalls eine wichtige Rolle für das Überleben spielt.

Die Genetiker ignorierten Darwins Sinneswandel und verfolgten, stur im Ursache-Wirkungs-Modus verharrend, weiterhin die Vorstellung, dass spezifische einzelne Gene über unsere körperliche und emotionale Gesundheit und über gesundheitsrelevantes Verhalten entscheiden und bereits vor unserer Geburt alles unveränderbar festlegen – so viel zum Thema Pessimismus. Infolgedessen leben heute Millionen von Menschen in der Angst, dass sich ihre Gene eines Tages gegen sie wenden werden. Krebs, Diabetes, Herzkrankheiten und viele andere ernsthafte Erkrankungen werden als erblich betrachtet, und viele Menschen fühlen sich angesichts dieser vermeintlichen Unausweichlichkeit dieses Erbes hilflos. Haben Sie nicht auch schon viele Male jemanden bekümmert sagen hören: »Das liegt eben in der Familie«?

Diese Überzeugung beeinträchtigt nicht nur mit großer Wahrscheinlichkeit auf ganz reale Weise die Gesundheit des Einzelnen; sie entspricht auch schlicht nicht der Wahrheit. Und die Wahrheit über den Zusammenhang von Genen und Krankheiten ist im Medien- und Fördermittelhype untergegangen.

Es gibt zwar Belege dafür, dass bestimmte fehlerhaft Gene eine Reihe von seltenen Krankheiten verursachen, die weniger als zwei Prozent der Bevölkerung betreffen – darunter Chorea Huntington oder Mukoviszidose –, aber viele der heutzutage weitverbreiteten Krankheiten gehen nicht auf einen einzelnen genetischen Defekt zurück, sondern entstehen durch ein komplexes Zusammenspiel verschiedener Gene und Umweltbedingungen.

Der Forscher Herman Frederik Nijhout fasste diese Tatsache 1990 folgendermaßen zusammen: »Ein Signal aus seiner Umgebung, nicht eine emergente Eigenschaft eines Gens aktiviert seine Genexpression.«

Willkommen in der neuen Welt der Epigenetik. In der Epigenetik geht es vereinfacht gesagt um die Kontrolle der Gene: Epigenetik ist die Wissenschaft der Beeinflussung der Genexpression durch Umweltfaktoren wie Ernährung, Stress und Emotionen.

Epigenetische Studien haben bereits gezeigt, dass bei lediglich fünf Prozent der Krebs- und Herz-Kreislauf-Patienten die

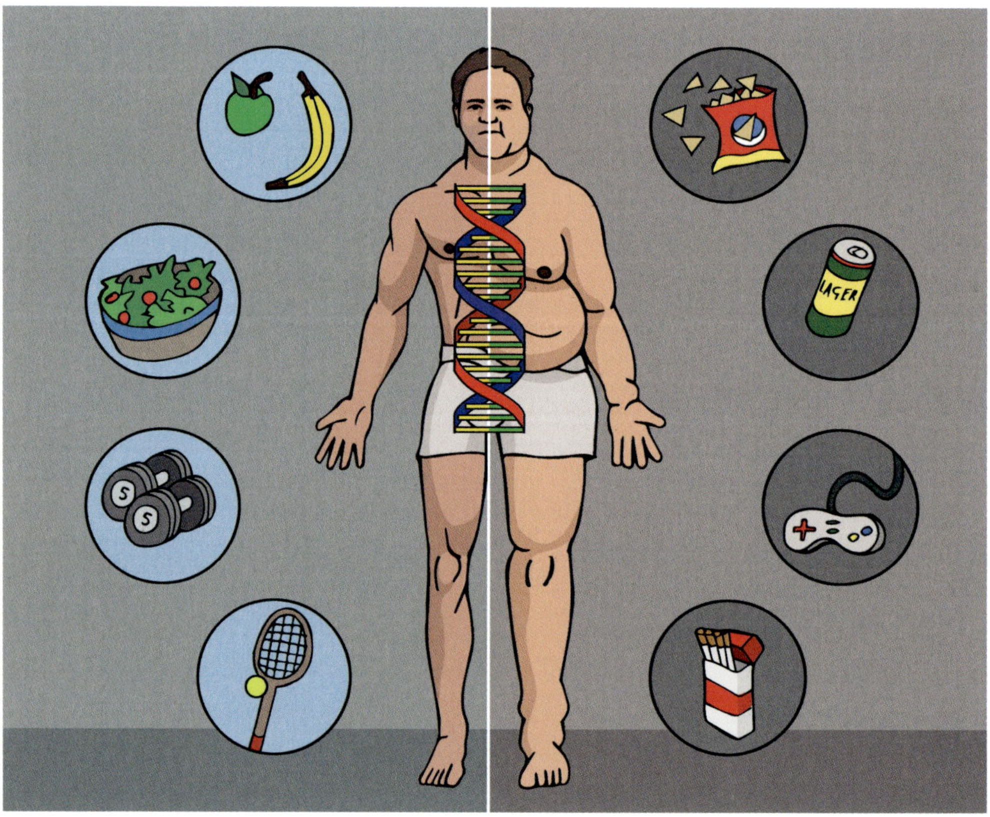

Wir sind Produkte unserer Umwelt: Viele der heutzutage weitverbreiteten Krankheiten gehen nicht auf einen einzelnen genetischen Defekt zurück, sondern entstehen durch ein komplexes Zusammenspiel verschiedener Gene und Umweltbedingungen.

Krankheit auf erbliche Faktoren zurückzuführen ist. Eine 2008 von dem Wissenschaftler und Mediziner Dean Ornish durchgeführte Studie hat offenbart, dass Prostatakrebspatienten allein durch eine Veränderung ihrer Ernährung und ihrer Lebensweise für einen Zeitraum von 90 Tagen das Verhalten von mehr als 500 Genen beeinflusst haben; viele der herbeigeführten Veränderungen stehen mit einer Hemmung des Tumorwachstums in Verbindung.

In diesem frühen Stadium dieser Forschungsanstrengungen gilt es natürlich, die Worte mit Bedacht zu wählen und keine vorschnellen Aussagen zu treffen; man kann allerdings eindeutig sagen, dass Körper und Geist weit davon entfernt sind, getrennt voneinander zu funktionieren; im Gegenteil: Es gibt tiefgehende nichtlineare biologische Verbindungen zwischen beiden Bereichen, die wir zu unserem gesundheitlichen Vorteil nutzen können. Mit diesem Aspekt werden wir uns näher in Kapitel 4 befassen, wenn wir auf die Faszien zu sprechen kommen.

Quantenphysik

Auf den ersten Blick mag das Thema Quantenphysik in einem Buch über Selbsthilfe bei chronischen Schmerzen fehl am Platz sein, aber die Quantenphysik liefert Erklärungsansätze dafür, wie ganzheitliche Therapien funktionieren und warum herkömmliche medizinische Methoden hier versagen. Wie Sie in Kapitel 7 sehen werden, erklärt sie auch die spezifische Funktionsweise von Myofascial Release – haben Sie also ein wenig Geduld mit mir.

Während die westliche Medizin starr an Behandlungsmethoden festhält, die aus dem 17. Jahrhundert stammen und auf Ideen des Mathematikers und Physikers Isaac Newton zurückgehen, hat sich die Physik selbst längst weiterentwickelt.

Nachdem Einstein 1905 die Formel $E = mc^2$ geprägt hatte, gaben die Physiker des 20. Jahrhunderts den Glauben an ein aus Materie bestehendes Universum auf zugunsten der »Entdeckung«, dass alles, was in diesem Universum existiert, aus Energie besteht. Diese scheinbar neue Entdeckung war über Jahrtausende hinweg eine zentrale Wahrheit in traditionellen Wissenszweigen von Kampfkunst bis Yoga oder Handauflegen.

Quantenphysiker wissen, dass Atome ständig in Bewegung sind, kreisen und vibrieren. Dadurch ziehen sie andere Atome an, die sich im selben Tempo oder in derselben Frequenz bewegen, drehen oder vibrieren. Atome, die ja aus Energie bestehen, haben selbst keine physische Struktur, aber wenn sie in derselben Frequenz zusammenkommen, schaffen sie die Illusion von Solidität.

In anderen Worten: Die Welt, in der wir leben, formt sich konstant neu, und wir alle sind Teil eines unteilbaren, dynamischen Ganzen, in dem Energie und physische Materie so tief miteinander verbunden sind, dass es unmöglich ist, sie als voneinander unabhängige Komponenten zu betrachten.

Dieses Quantenuniversum, in dem wir leben, ist ein wirklich ganzheitliches Universum. In diesem Kosmos sind die Körper-Geist-Verbindung, die Macht des Geistes über die Materie und die heilende Kraft, die körperliche Berührungen und emotionale Unterstützung entwickeln können, unschwer zu verstehen. Aber das ist nur ein Aspekt, warum die Quantenphysik für ganzheitliche Therapien von Bedeutung ist.

Weiter vorn in diesem Kapitel haben wir uns mit den Versuchen der medizinischen Welt auseinandergesetzt, mithilfe von randomisierten Doppelblind- und Dreifachblindtests einzelne Einflussfaktoren oder Wirkstoffe isoliert zu betrachten und ihre Wirkung nachzuweisen.

Die Quantenphysik hat gezeigt, dass unser Universum, in dem alles mit allem in Verbindung steht, nicht auf diese Art und Weise funktioniert. Darüber hinaus zeigt sie auch, weshalb diese Testmethoden niemals in der Lage sein werden, die Wirksamkeit ganzheitlicher Therapien zu erklären. Der Grund ist einfach und nachvollziehbar: Atome verändern ihr Verhalten, wenn sie beobachtet werden.

Diese einfache Wahrheit über Atome hat in Bezug auf Methoden der Heilung und der Selbsthilfe zwei weitreichende Konsequenzen:

- Sie erklärt, warum es trotz der massenhaften Belege für die Wirksamkeit ganzheitlicher Therapieansätze so schwer ist, diese unter den Bedingungen der konventionellen Medizin zu »beweisen«.
- Das bedeutet außerdem, dass allein schon der Akt, einer bestimmten Sache Aufmerksamkeit zu schenken – zum Beispiel einer schmerzenden Schulter –, die Art verändert, wie Zellen und Gewebe in der Schulter sich verhalten. Und das wiederum zeigt Heilungschancen auf.

Ganzheitliche Behandlung von chronischen Schmerzen

Forschungsprojekte, die sich mit alternativen therapeutischen Ansätzen befassen, sind weder neu noch in irgendeiner Form exzentrisch. Tatsächlich haben sich Forscher führender Universitäten seit den 1930er-Jahren mit ganzheitlichen und energiebasierten Heilungsmethoden beschäftigt.

Ein faszinierendes Beispiel hierfür ist die Pionierarbeit von Harold Saxton Burr, der über 40 Jahre lang Anatomieprofessor an der Yale University war. Burr veranlasste eine Reihe von so wichtigen wie kontroversen Studien zur Rolle von Elektrizität in Krankheiten. Im Lauf der Zeit veröffentlichte er mehr als 90 wissenschaftliche Beiträge zu diesem Thema und war an etwa weiteren 100 beteiligt. Burr machte die Entdeckung, dass alle Lebewesen – Pflanzen, Tiere und Menschen – über ein elektromagnetisches Feld verfügen, das mit einem Spannungsmessgerät gemessen werden konnte. Er nahm an, dass dieses »Lebensfeld« eine Art Bauplan für das jeweilige Lebewesen, seine Art und Gestalt war – also das, was einen Baum zum Baum machte und einen Menschen menschlich. Burr glaubte, dass eine eingehendere Untersuchung dieser Energie es ermöglichen würde, den körperlichen und psychischen Zustand eines Individuums zu diagnostizieren. Daraus schloss er, man könne natürliche »Heilungsenergie« dazu nutzen, Ungleichgewichte oder Krankheiten auszugleichen und die Gesundheit wiederherzustellen.

Burr war seiner Zeit voraus, und das war ihm bewusst. In den Jahren zwischen 1916 und 1956, in denen er seine Forschungsergebnisse veröffentlichte, war die medizinische Welt voll und ganz auf den mechanischen und pharmazeutischen Fortschritt fokussiert, und sein Werk wurde wenig beachtet und mit Spott bedacht. Moderne Forschungsarbeiten wie die des Energieforschers Dr. James Oschman bestätigen Burrs Ergebnisse jedoch. Jeder Vorgang im Körper, sei er normal oder pathologisch, zieht Veränderungen der elektrischen Spannung nach sich und verändert das Magnetfeld um den Körper.

Eines von Burrs umstrittensten Forschungsbereichen war die Nutzung von Energiefeldern bei der Früherkennung von Krebs noch bevor sich Tumore entwickelten. Die jüngere Forschung hat wiederholt gezeigt, dass das Vorhandensein von Viren, bakteriellen Infektionen, Krebsgeschwüren und von Krankheiten wie AIDS in Form von Störungen im elektrischen Feld des Körpers gemessen werden kann.

Die Erforschung bioenergetischer Felder hat sich vom wissenschaftlichen »Nonsens« zu Burrs Zeit zu einem wichtigen Thema entwickelt, das immer stärker in den Fokus der biomedizinischen Forschung rückt. Aber es wird noch eine Zeitlang dauern, bis die Forschungsergebnisse in die medizinische Ausbildung einfließen und der Allgemeinheit zugänglich sein werden. Bis dahin bestätigt die Forschung immerhin viele Fallberichte von Betroffenen und ganzheitlichen Therapeuten.

Der Therapeut William Redpath, der lange an den Folgen eines in seinem Körper gespeicherten, durch Missbrauch verursachten Traumas gelitten hat, hat einen tiefgreifenden Befreiungs- und Lösungsprozess durchlaufen und setzt sich nun für die Heilung anderer ein. Er ist der Auffassung, dass die Prozesse, die sowohl im Rahmen manueller Therapien als auch in solchen ohne Berührung in Gang gesetzt werden, elektromagnetisch sind und dass die Quantenphysik erklärt, warum sie bis zum heutigen Zeitpunkt nicht vollständig erfasst werden können.

Erklärbar werden sie durch die sogenannte »Mikrogenese«, die beschreibt, wie die elektromagnetischen Wellen im Gehirn, in denen sich unser Bewusstsein bewegt (jede von ihnen dauert etwa eine Zehntelsekunde), durch unseren Körper und darüber hinaus fließen. Dieser stete Fluss der

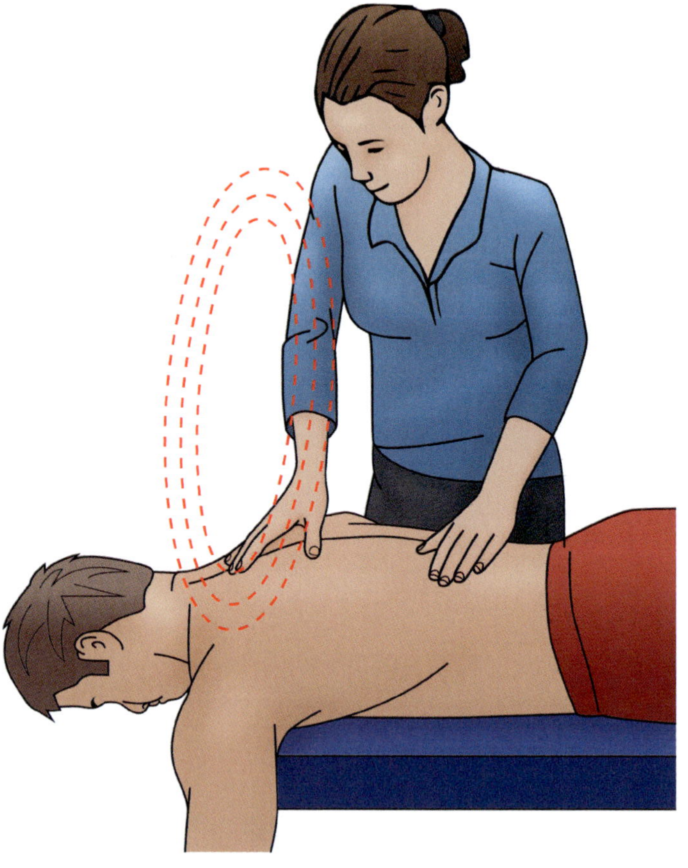

Die natürliche Heilungsenergie des Therapeuten verbindet sich über dessen Hände mit der des Patienten und hilft dabei, Dysbalancen auszugleichen und die Gesundheit wieder herzustellen.

Gehirnwellen, von denen jede die vorhergehende überschreibt, ist das, was unser Bewusstsein kreiert.

Die Mikrogenese zeigt sich in Momenten, in denen die Zeit sich zu verlangsamen scheint. Viele Menschen, die einen ernsthaften Unfall oder eine lebensbedrohliche Situation durchgemacht haben, schildern derartige Erlebnisse. Man nimmt an, dass sie aus den Bemühungen des Gehirns resultieren, zusätzliche Bewusstseinseinheiten zu schaffen, um den Körper zu schnellem, lebensrettendem Handeln zu befähigen.

Die Mikrogenese ist wichtig für ganzheitliche manuelle Therapien, weil sie hilft, bedeutsame Momente der Bewusstwerdung oder Einsicht zu erfassen, die im Rahmen therapeutischer Sitzungen in Erscheinung treten können. Eine Theorie besagt, dass derartige Momente stattfinden, wenn eine elektromagnetische Bewusstseinswelle auf ein im Körper gespeichertes Trauma trifft und es löst.

Im Rahmen einer Massage kann sich dieser Effekt auf die wohltuende Linderung von kurzfristigen Anspannungen beschränken; aber auch die Heilung von Verletzungen, chronischer Schmerzen oder anderer Traumata ist möglich.

Wie dies mit Faszien und Myofascial Release zusammenhängt

Wie wir im folgenden Kapitel sehen werden, sind Faszien das wichtigste Bindegewebe im Körper, das die körperliche Verbindung zwischen Muskeln und Knochen und allen anderen Strukturen bildet. Faszien haben auch die Fähigkeit, elektromagnetische Energie zu erzeugen, zu speichern und zu leiten – und das mit einer Geschwindigkeit, die die unseres Nervensystems übertrifft. Myofascial Release ist eine an den Faszien durchgeführte Technik der manuellen Körperarbeit, der eine positive Auffassung zugrunde liegt von den Energien und Emotionen, die unsere physische Gesundheit mitprägen.

Kapitel 4

»Die Seele des Menschen mit all den Strömen reinen, lebendigen Wassers scheint in den Faszien seines Körpers zu wohnen. Wenn Sie sich mit den Faszien befassen, befassen Sie sich mit Zweigstellen des Gehirns.«

Andrew Taylor Still, 1899

»Faszien sind der Weichgewebebestandteil des Bindegewebssystems, das den menschlichen Körper durchdringt und eine den gesamten Körper umfassende, dreidimensionale Stützstruktur bildet. Sie durchdringt und umgibt alle Organe, Muskeln, Knochen und Nervenfasern und bildet eine einzigartige Umgebung für das Funktionieren der körperlichen Systeme.«

Faszienforschungskongress in Harvard, 2007

WAS SIND FASZIEN?

Was Sie in diesem Kapitel erwartet:

- Sie werden einiges von dem, was Sie dachten, über Anatomie zu wissen, wieder vergessen müssen.
- Sie werden etwas über die Struktur und die Eigenschaften der Faszien erfahren.
- Wir beginnen mit unserer Erkundung der faszienorientierten Behandlung von Verletzungen, Krankheiten und chronischen Schmerzzuständen.

Grundlagen

Faszien haben im Körper zwei zentrale Aufgaben:

- Physikalische Stützfunktion
- Kommunikation

Faszien sind das wichtigste Bindegewebe im Körper, das alles mit allem verbindet. Die Bänder, die unsere Gelenke zusammenhalten, und die Sehnen, die unsere Muskeln mit den Knochen verbinden, bestehen alle aus Faszien. Aber das ist längst nicht alles. Wenn wir uns den Körper genauer ansehen, stellen wir fest, dass Faszien jede einzelne Körperstruktur umgeben und durchziehen, um diese zu schützen und ihr eine Form zu geben. Faszien umschließen und durchziehen Organe wie unser Herz, die Blutgefäße, Nerven und die Muskeln, die dafür sorgen, dass unsere Glieder funktionieren. Wenn wir mehr in die Tiefe gehen, sehen wir, dass Faszien jede einzelne Zelle und jede Faser zusammenhalten, aus denen die Organe bestehen, und dass sie jede Zelle und jede Faser mit ihren Nachbarinnen verbinden. Sie bilden ein riesiges, alles verbindendes Netzwerk. Der Knochen in Ihrem Knie ist also tatsächlich mit Ihrem Oberschenkelknochen verbunden, aber auf eine andere Art, als Sie vielleicht annehmen.

Wenn Sie jemals zum Abendessen eine Hähnchenbrust zubereitet haben, dann sind Sie bereits mit Faszien in Berührung gekommen – es handelt sich um diese hauchdünne, fast unsichtbare weiße Oberflächenmembran, die sich beim Ver-

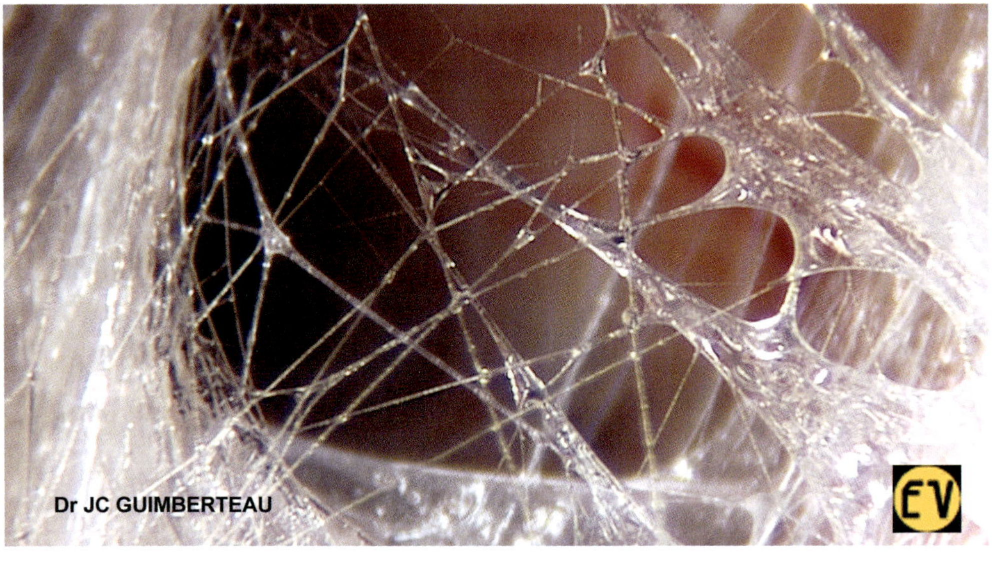

Darstellung einer Faszie im lebenden Körper – man sieht ein alles verbindendes dreidimensionales Netzwerk.

arbeiten des Fleisches verheddert und faltig wird. (Wer kein Fleisch isst, möge an die weiße Haut denken, die bei Orangen direkt unter der Schale liegt und sie umhüllt, und an die dünneren Schichten, die jeden Schnitz und jede Zelle umschließen.)

Neben seiner Rolle im körperlichen Gleichgewicht fungiert dieses zusammenhängende Netzwerk aus Faszien im Körper wie ein Kommunikationssystem, das schneller arbeitet als Ihr Nervensystem.

Um die Bedeutung von Faszien in unserem Körper wirklich schätzen zu können, müssen wir allerdings zunächst einiges traditionelles Anatomiewissen wieder verlernen.

Abwendung von der traditionellen Anatomie

Medizinern und Pflegekräften wird in der Ausbildung die traditionelle Anatomie vermittelt. Medizinstudenten verbringen viele Stunden im Seziersaal, um sich die Strukturen des Körpers genau anzusehen. Damit sie an die wichtigeren Strukturen darunter – Muskeln, Knochen und Nerven – gelangen, werden sie angewiesen, das »weiße Zeug« abzulösen.

Dieses »weiße Zeug«, das die Studenten im Seziersaal wegwerfen, sind die Faszien. Obwohl Faszien das ausgedehnteste Gewebe im Körper sind, passen sie nicht in die traditionellen Untersuchungskategorien, weshalb die Bedeutung und die Funktionen der Faszien bislang nicht erfasst und gelehrt wurden.

Die traditionelle Anatomie unterteilt den Körper in voneinander unabhängige Zellen, Gewebe und Systeme, und die medizinische Zunft hat sich in einzelne Fachgebiete ausdifferenziert, die dieser Unterteilung entsprechen. Damit hat sich die Medizin weit davon entfernt, Körper und Geist als ein in sich verbundenes Ganzes zu betrachten.

Zellen sind die kleinsten Strukturen im Körper, die fähig sind, ein unabhängiges Leben zu führen und sich zu reproduzieren. Es gibt ungefähr 50 Billionen Zellen im Körper. Jede Zelle enthält ihre eigenen Anlagen für Produktion und Lagerung von Energie und für die Abfallbeseitigung, sowie »Fabriken«, in denen sie neue Stoffe herstellt. Zellen leben in einer wässrigen Umgebung und sind darauf angewiesen, dass die Flüssigkeit um sie herum sie mit Nährstoffen beliefert, Abfallstoffe beseitigt und sie bei der Kommunikation von Botschaften und Anweisungen unterstützt.

Eine Einzelzelle wird von den Wänden zusammengehalten, die sie umgeben und die ihre Strukturen aufrechterhält. Zellen vom gleichen Typ sind miteinander zu Körpergewebe verbunden.

Diese Körpergewebe sind nach ihren Funktionen und ihrer Konsistenz klassifiziert und vereinen sich der klassischen Auffassung nach zu den unterschiedlichen körperlichen Systemen, wie zum Beispiel dem Muskel- und dem Nervensystem.

Diese Kategorisierung der Körpergewebe und die Aufteilung des Körpers in einzelne Systeme ist zwar allgemein als Tatsache akzeptiert, aber es ist nur eine Möglichkeit unter vielen, komplexe Strukturen, die wir nicht vollständig verstehen, in kleinere Einheiten aufzugliedern, die sich leichter untersuchen lassen. Es ist ein Weg, um unsere Gedanken zu ordnen, um einem Sachverhalt, der uns andernfalls ungeordnet und chaotisch erschiene, einen Sinn abzugewinnen und zu erklären, wie der Körper funktioniert.

Dieser Ansatz hat jedoch zwei wesentliche Nachteile:

- Die Unterteilungen, die wir geschaffen haben – die wichtigste darunter ist die Spaltung in Körper und Geist – existiert in dieser Form in der Realität nicht.
- Unser Körper funktioniert unter Umständen auf ganz andere Weise, als wir es uns vorstellen, und sicher nicht entsprechend der Erklärungen, die aus diesen falschen Aufteilungen entstehen. Dies ist insbesondere für die Erforschung chronischer Schmerzen relevant.

Den Körper in die Kategorien der traditionellen Anatomie einzuteilen, zwingt Studenten, bestimmte gelebte Erfahrungen, die nicht im Rahmen der traditionellen Anatomie erklärbar sind, zu ignorieren oder zu bagatellisieren. Dies bedeutet, dass die Medizin manchmal in die falsche Richtung blickt oder Dinge auf die falsche Art und Weise betrachtet.

Gewebe und Körpersysteme in der traditionellen Anatomie

Den Körper in einzelne, voneinander getrennte Gewebe und Systeme aufzuteilen und diese in voneinander abgegrenzten Fachgebieten zu behandeln, ist problematisch. In der folgenden Tabelle sind die wichtigsten Körpersysteme und die Gewebe und Organe innerhalb dieser Systeme aufgeschlüsselt.

Auf den ersten Blick sieht man, dass all diese Systeme und ihre Funktionen, obgleich sie voneinander unabhängig dargestellt werden, miteinander in Verbindung stehen. Das Verdauungssystem zum Beispiel liefert die Energie für das Muskelsystem, das wiederum das Skelettsystem bewegt. Welche Muskeln welche Knochen in welche Richtung bewegen, wird durch die Signale des Nervensystems bestimmt, das wiederum in die Kontrolle des Verdauungssystems involviert ist – und so weiter. Wenn wir eine Ebene weiter gehen, zum

Körpergewebe, aus dem die Systeme bestehen, sind sie nicht mehr eindeutig voneinander abgrenzbar. Wie gesagt werden Gewebe nach ihrer Funktion und Konsistenz eingeteilt. Bindegewebe tauchen unabhängig von ihrer Konsistenz in allen Kategorien auf, und jedes Bindegewebe, ob Blut oder Knochen, enthält Faszien.

System	Gewebe und Organe
Herz-Kreislauf-System	Herz, Blutgefäße und Blut – zuständig für die Sauerstoff- und Nährstoffversorgung jeder Körperzelle und für den Abtransport von Abfallstoffen
Verdauungssystem	Eine Reihe von Röhren vom Mund bis zum Rektum, zu dem der Magen, die Bauchspeicheldrüse, die Leber und die Gallenblase gehören – zuständig für das Aufspalten der Nahrungsmittel und Getränke, die wir zu uns nehmen, in Bestandteile, die für unsere Zellen verwertbar sind. Die Leber erfüllt so viele lebenswichtige Funktionen, dass man sie als eigenes System betrachten könnte.
Hormonsystem	sendet und empfängt Signale in Form von Hormonen – winzige Chemikalien, die massive Veränderungen im Körper bewirken
Immunsystem	Drüsen, die uns vor Krankheiten, Bakterien und Viren schützen, dazu gehören die Schilddrüse, die Mandeln, die Milz, der Wurmfortsatz – und die Lymphknoten und -drüsen
Integument (Hautsystem)	Haut, Haare und Nägel – unser äußerstes Schutzsystem
Lymphsystem	Lymphflüssigkeit und -gefäße, Lymphknoten und -drüsen, die den Flüssigkeitsüberschuss aus unseren Geweben in unser Blut zurückbefördern und als Teil des Immunsystems zu unserem Schutz beitragen
Muskelsystem	unsere Herzmuskulatur, Skelettmuskulatur und glatte Muskulatur
Nervensystem	sammelt Signale der Nervenenden in Geweben in allen Teilen unseres Körpers und sendet diese zu dem Gehirn, wo sie interpretiert werden; überträgt Anweisungen vom Gehirn zurück in den übrigen Körper
Fortpflanzungssystem	Gebärmutter und Eierstöcke bei Frauen; Penis, Hoden und Prostata bei Männern
Atmungsapparat	Lungen und zugehörige Muskeln – zuständig für Sauerstoffzufuhr und Kohlendioxidausstoß
Skelettsystem	Knochen und Gelenke
Harnwege	Nieren, Blase und die zugehörigen »Röhren«, die Abfallstoffe aufbereiten, filtern und aus dem Körper ausscheiden

Der traditionelle medizinische Ansatz der Lehre der Anatomie auf der Basis voneinander unabhängiger Gewebe und Körpersysteme.

Wenn wir noch eine Ebene weiter gehen, stellen wir fest, dass noch nicht mal unsere Zellen zwangsläufig zu dieser oder jener Zellkategorie gehören. Viele Zellen haben zu Beginn noch keine festgelegte Funktion, sondern verfügen über das Potenzial, jede Art von Zelle zu werden. Erst in dem Moment, in dem unser Körper etwas Bestimmtes benötigt, werden sie entsprechend ausgeformt.

Trotz all dieser Überschneidungen und dieser Vieldeutigkeit haben sich die Medizinberufe in spezialisierte Fachgebiete aufgegliedert, die diese anatomische Aufteilung widerspiegeln. Damit beschneiden sie ganz massiv ihre Möglichkeiten, Verbindungen zu erkennen und die unstrukturierte Realität von Erkrankungen, die diese Grenzen verschwimmen lassen, zu behandeln.

Es gibt Kardiologen, Magen-Darm-Spezialisten, Orthopäden, Neurologen, Endokrinologen und Experten vieler weiterer Fachrichtungen. Jeder von ihnen konzentriert sich auf sein Fachgebiet und bietet medizinische Lösungen an, die in das Newtonsche Ursache-und-Wirkungs-Modell passen: Medikamente, Operationen oder beides.

Manchmal ist dieser Fokus eine gute Sache. Moderne Operationstechniken und Medikamente haben schon unzählige Leben gerettet. Die Entfernung von Tumorgewebe oder die Operation von beschädigten Darmwänden können lebensrettend sein, und viele schreckliche Krankheiten wurden durch pharmazeutische Errungenschaften ausgerottet oder zumindest eingedämmt. Jedoch hat die einseitige Konzentration auf eine Körperstruktur auch unbeabsichtigte Konsequenzen. Zum Beispiel können nach einer lebensrettenden Operation in einer ganz anderen, scheinbar nicht damit in Verbindung stehenden Körperregion und oftmals Jahre später chronische Schmerzen entstehen.

Ähnlich ist es, wenn Sie mit einem medizinischen Spezialisten über Ihre Schmerzen in der Hand sprechen – wenn Sie in diesem Zusammenhang Ihre Kopfschmerzen erwähnen, wird er den Hinweis außer Acht lassen, da er zwischen beiden Aspekten aus seiner Perspektive heraus keine Verbindung erkennen kann. Ebensowenig wird ein Gastroenterologe die Schmerzen in Ihren Knien mit Ihren abdominalen Blähungen oder einem Reizdarmsyndrom in Verbindung bringen. Aber zwischen diesen Erkrankungen und Symptomen besteht ein Zusammenhang, und die Schmerzen können infolge eines Ungleichgewichts zwischen den betroffenen Bereichen entstehen.

Da die Aufteilung, auf die sich medizinische Behandlungen stützen, schlicht nicht in der Form existiert, wie wir sie uns vorstellen, und weil der Körper in Wirklichkeit ein in sich verbundenes Ganzes ist, verändern wir das gesamte Gleichgewicht in unserem Körper, wenn wir in einen Bereich eingreifen. Wenn wir bei einem solchen Eingriff bestimmte Aspekte bewusst ignorieren, weil sie nicht zu der Art passen, wie wir es gewohnt sind, die Dinge zu betrachten – wie bei den Medizinstudenten, die die Faszien abschaben, um an die vermeintlich interessanteren Strukturen darunter zu gelangen –, sollte es uns nicht überraschen, wenn in der Folge rätselhafte Probleme auftauchen, auf die die konventionelle Medizin keine Antworten hat.

Komplexe chronische Erkrankungen wie Fibromyalgie oder das chronische Erschöpfungssyndrom sowie chronische Schmerzen sind Beispiele für menschliche Erfahrungen, die sich der eindeutigen medizinischen Zuordnung entziehen und die Medizin vor ein Rätsel stellen, weshalb es für Fachleute verlockend sein kann, sie einfach zu verdrängen. Faszientherapeuten haben auf Basis einer alternativen, ganzheitlichen Sicht auf den Körper jedoch Antworten gefunden. Das bringt uns zu dem Thema Faszienanatomie.

Faszienanatomie

Faszien sind keine neue Sache. Das Zitat am Anfang des Kapitels von Andrew Taylor Still stammt aus dem Jahr 1899. Andrew Taylor Still ist bekannt als der »Vater der Osteopathie«. Er erkannte schon früh die Bedeutung der Faszien sowohl hinsichtlich ihrer Verbindung zu Muskeln und Knochen als auch eine Ebene tiefer, als Teil eines Kommunikationssystems, das mit dem Gehirn verbunden ist. Insofern kann man die Faszien ganz wörtlich und in zweierlei Sinne als »Bindegewebe« betrachten, das alles miteinander verbindet.

Etwa zur selben Zeit schrieb David D. Palmer, der Begründer der Chiropraktik, über eine »kontrollierende Intelligenz […], die dazu in der Lage ist, mentale Impulse frei und von nichts behindert in alle Bereiche des Körpers zu übertragen.« Er bezog sich dabei auf eine Funktion der Faszien.

Trotz ihrer ganzheitlichen Wurzeln und der frühen Berücksichtigung der Faszien haben Osteopathie und Chiropraktik einen anderen (geradlinigeren) Weg eingeschlagen; heute arbeiten viele Osteopathen und Chiropraktiker sogar ohne jedes Verständnis für fasziale Zusammenhänge. Das ist enttäuschend, überrascht aber nicht, da Osteopathie und Chiropraktik sich im Laufe des 20. Jahrhunderts zu anerkannten medizinischen Disziplinen entwickelt haben, während die Erforschung der Faszien für lange Zeit weder in der Wissenschaft noch in der Medizin en vogue war.

Trotz des in früheren Jahrhunderten größeren Interesses widmet das medizinische Standardwerk *Gray's Anatomy* den Faszien in der aktuellen Auflage von über 1500 Seiten lediglich eineinhalb Seiten. Dem Eintrag zufolge sind Faszien in Strukturen wie Arterien möglicherweise »funktional bedeutsam« und als Bindegewebe nützlich, ansonsten aber nur Verpackungsmaterial.

Abgesehen von der medizinischen Skepsis gegenüber ganzheitlichen Zusammenhängen, ist der Hauptgrund, weshalb die Beschäftigung mit den Faszien lange nicht in Mode war, dass wir erst seit Kurzem über die technischen Mittel verfügen, um das Verhalten der Faszien effektiv zu messen und zu analysieren. Erst jetzt, im 21. Jahrhundert, beginnt man in den universitären Forschungslaboren auf der ganzen Welt mithilfe neuer Techniken, die Bedeutung der Faszien im körperlich-geistigen System sichtbar zu machen.

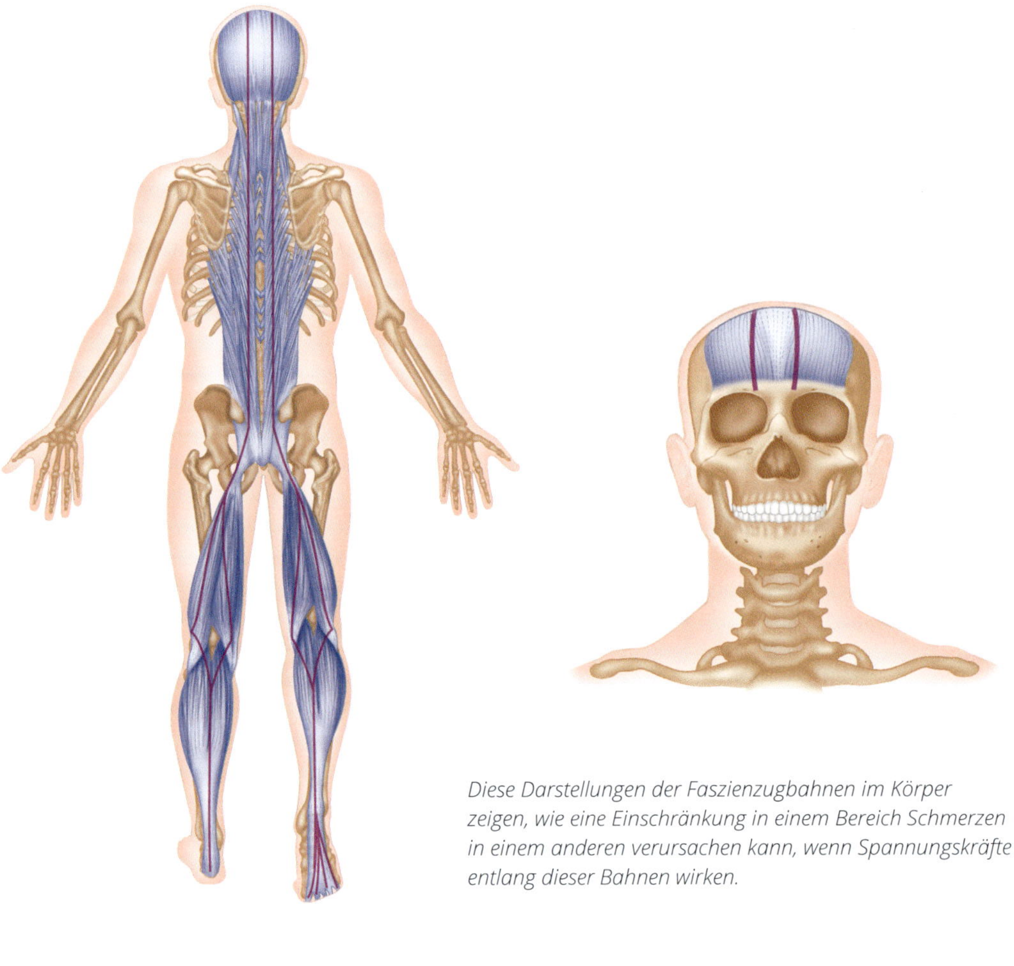

Diese Darstellungen der Faszienzugbahnen im Körper zeigen, wie eine Einschränkung in einem Bereich Schmerzen in einem anderen verursachen kann, wenn Spannungskräfte entlang dieser Bahnen wirken.

Das Fasziennetzwerk

Die Faszienanatomie nimmt eine ganz andere Perspektive ein als die traditionelle Anatomie. Statt den Körper in immer kleinere funktionale Einheiten oder Systeme aufzuteilen, berücksichtigt die Faszienanatomie, dass es Faszien überall im Körper gibt, auf jeder Ebene. Aus Faszien bestehen die Ummantelungen von Muskeln und Sehnen, sie verleihen den Bändern und Knochen Kraft sowie dem Blut und den Körperflüssigkeiten ihre Fließfahigkeit, sie umgeben Organe, Blutgefäße und Nerven, füllen die Körperhohlräume und schützen und stützen all diese Strukturen. Faszien verbinden die Haut mit den tieferen Organen und Strukturen; selbst die inneren Strukturen der Zellen bestehen aus Faszien: Faszien bilden also ein dreidimensionales Netzwerk, dass sich durch den ganzen Körper zieht.

In ihrem Normalzustand sind Faszien flüssig. Sie verfügen im Einklang mit unserem Körper, der zu 70 Prozent aus Wasser besteht, über einen hohen Wasseranteil. Dieser hohe Flüssigkeitsgehalt ermöglicht es den Faszien, sich ungehindert zu bewegen, wenn wir uns bewegen, unablässig ihre Form zu verändern und ihr komplexes dreidimensionales Netzwerk an jede Anforderung anzupassen. Schädigen Sie die Faszie jedoch auf irgendeine Weise, verursacht dies einen Schaden im Netz, ähnlich wie ein Fadenzieher in einem Pullover oder einer Strumpfhose, der auch Verschiebungen in den benachbarten Bereichen zur Folge hat

Natürlich gehen Faszien in andere Strukturen des Körpers über und verschmelzen mit ihnen in einer Weise, die es unmöglich macht, eins vom anderen zu trennen, sei es in einem lebendigen oder in einem toten Körper, ohne ein scharfes Skalpell, große Präzision und Kraft einzusetzen. Dennoch haben es einige Forscher versucht und waren dabei erfolgreich.

Tom Myers ist ein früher Vertreter der neuen Generation von Faszienforschern und Therapeuten und hat einen entscheidenden Beitrag zum Verständnis der Verbindungen der Faszien untereinander und durch den gesamten Körper geleistet.

Auf der Grundlage umfangreicher Dissektionen an Toten, bei denen der Fokus auf den Faszien lag, hat Tom Myers das Konzept der *anatomy trains*, der myofaszialen Zugbahnen, entwickelt. Statt eine traditionelle Perspektive auf den Körper als eine Reihe einzelner Einheiten einzunehmen, hat er die Faszienlinien nachverfolgt, die die beweglichen Teile des Körpers miteinander verbinden. Seine Forschung zeigt, dass es in der Realität nicht möglich ist, Muskeln und Sehnen, Sehnen und Knochen oder Muskeln untereinander eindeutig voneinander abzugrenzen. Alles ist Teil eines durchgängigen faszialen Netzwerks.

Myers hat innerhalb dieses Netzwerkes eine Reihe von Linien oder Meridianen verfolgt, von denen jeder eine ganz bestimmte fasziale Zugbahn durch den Körper beschreibt. Diese Meridiane verlaufen superfiziell, das bedeutet, sie liegen kurz unter der Hautoberfläche oder tief (dann wirken sie auf die Organe und die tieferen Strukturen); sie verlaufen an der Körperrückseite, an der Körpervorderseite und an den Körperseiten nach oben und spiralförmig um den Körper herum.

Wenn man diesen Meridiane folgt, kann man beobachten, dass bereits ein kleiner Unfall, etwa eine Verstauchung in Ihrem rechten Knöchel, langfristige Auswirkungen auf die linke Schulter hat, da die aus der Verletzung resultierende Spannung entlang der faszialen Meridianlinie von der einen Struktur zur andern übertragen wird. Es wird nachvollziehbar, dass die Kopfschmerzen, die Sie immer wieder plagen, durch eine Drehung in Ihrer Wirbelsäule verursacht werden, die vom Becken zum Nacken verläuft. Auch einige Erfahrungen aus meiner Arbeit als Faszientherapeutin lassen sich auf diese Weise erklären, etwa, wie es möglich ist, einen Patienten von seinen anhaltenden Kopfschmerzen zu befreien, indem man eine Dysbalance seiner Beckenknochen ausgleicht, die durch Distorsionsspannungen (Verdrehungen) im faszialen Netzwerk verursacht wurde.

Ein anderer führender Faszienforscher und -therapeut, Robert Schleip, hat die Idee der funktionellen Kräfte dahingehend weiterentwickelt, dass Muskeln nicht hochwichtige »Macher« sind, für die sie bisher gehalten wurden. Schleip erklärte, dass Muskeln nur das Gehäuse für die »Motoreinheiten« sind, die die Energie für ein komplexes Netzwerk aus Faszienblättern, -hüllen und -sehnen erzeugen, die diese wiederum in die eigentliche Körperbewegung umwandeln. Nach Schleips Auffassung sind es die Faszien, nicht die Muskeln, die Bewegungen hervorbringen und steuern.

Von einer ähnlichen faszienorientierten Perspektive aus hat der Trainer und Therapeut James Earls angemerkt, dass »wir den ganzen Körper zum Laufen benutzen: das Becken und die Beine werden vom Rumpf und den Armen unterstützt. Der ganze Körper unterstützt das Gleichgewicht und die Bewegung, indem die Kräfte, die durch das Weichgewebe fließen, gesteigert und herabgesenkt werden.«

Die Idee der Faszien als der übergreifenden verbindenden Kraft im Körper widmen sich auch viele andere moderne Faszienforscher. Die Familie Stecco gehört zur Speerspitze dieser Wissenschaftler. Der Vater, Physiotherapeut Luigi Stecco, hat eine effektive Technik zur Faszienbehandlung entwickelt, die auf dem basiert, was er fühlt, wenn er mit dem Körper eines Patienten arbeitet. Seine Kinder Carla und Antonio, beide Ärzte, arbeiten an dem wissenschaftlichen Beleg. In der Tat weisen viele aktuelle Forschungsergebnisse zum Thema Faszien exakt das nach, was Therapeuten seit Jahrhunderten unter ihren Händen spüren.

Durch akribische monatelange Forschung, während der sie, wie sie es nennt, im Seziersaal »eingesperrt« war, hat Carla Stecco Faszien in ihre Schichten zerlegt, um eine Erklärung dafür zu finden, dass selbst die oberflächlichste Berührung der Haut einen tiefgreifenden Effekt tief im Körper haben kann.

Carla Stecco hat nachgewiesen, dass sich unter der Hautoberfläche winzige vertikale Faszienfasern befinden, die unmittelbar mit einer nur wenige Millimeter darunter gelegenen oberflächlichen Faszienschicht kommunizieren. Von dieser oberflächigen Faszienschicht führen Millionen von Faszienfasern, die diagonal in Schichten angeordnet sind, hinunter zur tiefen Faszie, die unsere inneren Organe und andere Strukturen umhüllt und hält. Die vertikalen Fasern leiten Berührung direkt zu der oberflächlichen Faszie, während die diagonalen Fasern einen subtileren Druck ausüben, der tief im Körper Bewegungen auslöst.

Und es geht noch weiter: Den Steccos ist es gelungen, den Zusammenhang zwischen den Faszien und anderen körperli-

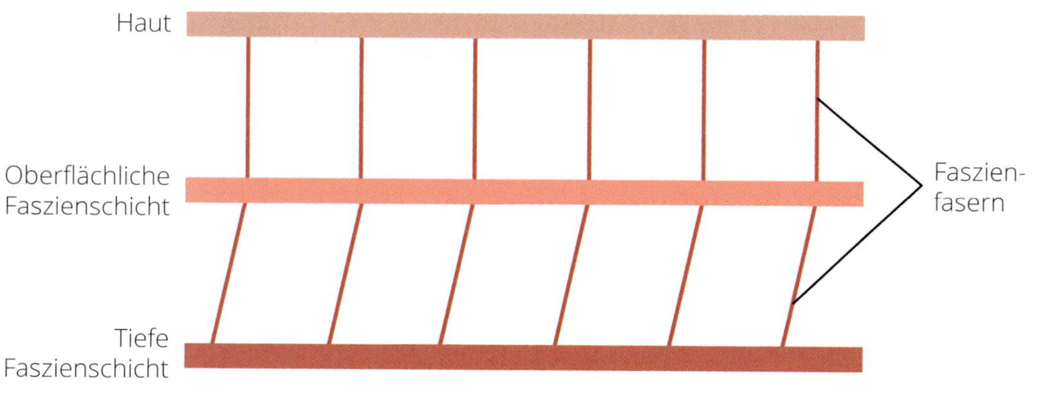

Faszienfasern an der Unterseite der Haut kommunizieren unmittelbar mit einer nur wenige Millimeter darunter gelegenen oberflächlichen Faszienschicht. Weitere Faszienfasern verbinden die oberflächliche Faszienschicht mit der tiefen Faszienschicht. Die vertikalen Fasern leiten Berührung direkt zu der oberflächlichen Faszienschicht, während die diagonalen Fasern einen subtileren Druck ausüben, der tief im Körper Bewegungen auslöst.

chen Strukturen zu bestimmen. Die Faszien haben sich im ganzen Körper angepasst und an vielen Stellen geteilt, um Strukturen wie Fettzellen, Muskelgewebe, Blut- und Lymphgefäßen und Nerven Durchlass zu gewähren und Raum zu geben.

Diese enge Verbindung zu anderen Körperstrukturen hat einige Forscher zu der Behauptung veranlasst, dass Faszien nicht nur ein Bindegewebe, sondern dasjenige Gewebe sind, aus dem alle anderen Gewebe hervorgehen.

Woraus Faszien bestehen

Die zwei Hauptbestandteile einer Faszie sind:

- Eiweiß
- Wasser

Eiweiß

Proteine sind die Bausteine des Körpers. Faszien bestehen aus zwei Hauptproteinen:

- Kollagen für die Kraft
- Elastin für die Flexibilität

Diese beiden Proteine geben den Faszien ihre Gestalt, die sich in Form eines Netzwerks durch den Körper zieht und unsere Zellen, Nerven, Organe, Knochen, Muskeln und unsere Haut umhüllt und durchzieht und alle Strukturen unseres Körpers miteinander verbindet. Faszien enthalten darüber hinaus ein feineres Netz aus kleineren Proteinen, die sich aneinanderbinden, um das Wasser in der Faszie zu halten.

Gene bringen die Proteine hervor, aus denen eine Faszie aufgebaut ist – und wenn Sie sich an die Ausführungen in Kapitel 3 erinnern, wissen Sie, dass die Proteinproduktion von Verhaltensänderungen und veränderten Denkmustern beeinflusst werden kann.

Wasser

Faszien sind das wichtigste Bindegewebe im menschlichen Körper. Da dieser im Schnitt zu 70 Prozent aus Wasser besteht, ist es wenig überraschend, dass der zweite Hauptbestandteil der Faszien Wasser ist.

Wasser und Faszien wirken auf zwei Arten zusammen: Das Wasser versorgt Faszien mit der nötigen Flüssigkeit für Bewegungen, und es speichert Energie in der Faszie und gibt sie frei. Unter dem Mikroskop betrachtet, sehen Faszien ausgesprochen schön aus – wie ein Spinnennetz mit Tautropfen zwischen den einzelnen Fäden.

Das Fasziennetzwerk wirkt dreidimensional und ist imstande, sich in viele Richtungen gleichzeitig unbegrenzt zu bewegen. Wenn sich die Fasern innerhalb des Netzes begegnen, kreuzen sie sich in einem eleganten Tanz, teilen und verbinden sich wieder, sodass sich das Netz in jedem Moment neu formt und dabei an die Belastungen und Spannungen, denen es ausgesetzt ist, anpasst.

Wenn Sie mehr darüber erfahren möchten, wie Faszien aussehen, schauen Sie sich das von Jean-Claude Guimberteau produzierte Video an. Guimberteau ist ein französischer Chirurg, der über eine winzige, subkutan eingesetzte Kamera die Bewegungen und die Schönheit von lebendigen Faszien einfängt. Seine Filme sind echte Kunstwerke; Sie finden sie auf YouTube.

Neben den oberflächlichen Faszien direkt unter der Haut enthält der Körper in großem Umfang tiefe Faszien. Denken Sie nur einmal an die inneren Organe in den Hohlräumen unseres Bauches und unseres Beckens: Leber, Magen, Nieren, Milz, Blase, Gebärmutter oder Prostata – gar nicht zu reden von dem neun Meter langen Röhrensystem unseres Verdauungstraktes. Jedes dieser Organe muss seinen Platz behaupten und gleichzeitig in der Lage sein, auf unsere Bewegungen zu reagieren. Selbst bei einfaschen Handlungen, etwa wenn wir uns bücken, um unsere Schnürsenkel zu binden, müssen sich alle diese Organe verschieben und ungehindert gleiten, um die Harmonie des Gesamtsystems zu bewahren. Es sind die frei verschiebbaren Schichten der Faszien, die diese Organe wie fettige Frischhaltefolie umhüllen, die sie dazu befähigt, dies zu tun.

Jede Verringerung des Wassergehalts im Körper beeinflusst die Faszien nachteilig. Sie werden zähflüssiger oder gar gelartig und beginnen, in sich selbst oder mit anderen Körperstrukturen Verklebungen zu entwickeln. Dieser Prozess presst letztendlich das Wasser aus den Faszien und dem Gewebe, das sie halten und stützen. Die Kommunikation zwischen den Zellen wird eingeschränkt, und in den Geweben sammeln sich Giftstoffe an, da ihr normales Transportsystem die Arbeit eingestellt hat.

Bereits eine vorübergehende Reduktion von zwei Prozent in unserem Wasserhaushalt beeinträchtigt unsere Körperfunktionen erheblich. Viele Menschen sind fast immer dehydriert, da eine Ernährung, die aus stark industriell verarbeiteten Nahrungsmitteln und Getränken, Alkohol und Koffein besteht, dem Körper entweder nicht genug Wasser liefert oder diuretisch wirkt, also die Freigabe von Wasser aus dem Körper steigert und beschleunigt.

Wie viel Wasser Sie trinken, hat Auswirkungen darauf, wie gut Ihre Faszien funktionieren.

Das Verhalten der Faszien

Das Wissen darum, wie sich Faszien verhalten, ist der Schlüssel dazu, sich die Kraft der Faszien in der Behandlung chronischer Schmerzen zunutze zu machen –

unabhängig davon, ob es um die Behandlung bei einem Myofascial-Therapeuten geht oder um eine Selbsthilfe, in die die Techniken und Übungen aus diesem Buch einfließen. Wir haben gesehen, auf welche Weise sich Faszien an die sie umgebenden physischen Strukturen anpassen. Im Folgenden befassen wir uns mit den Eigenschaften der Faszien an sich.

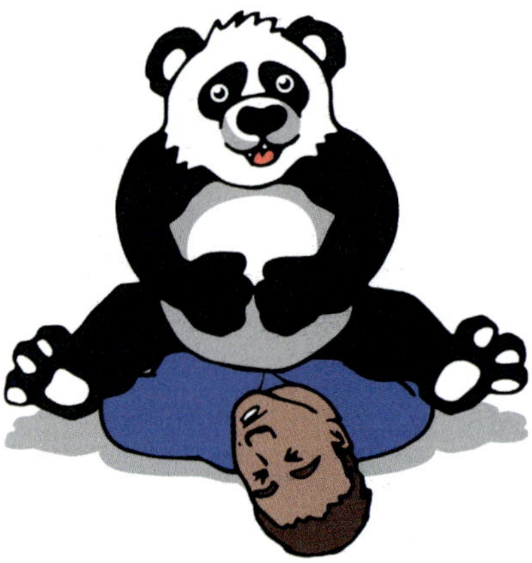

Faszien haben eine Zugfestigkeit von 1000 Kilo pro Quadratmeter – stellen Sie sich vor, ein Panda sitzt auf Ihnen, dieser hat ein ungefähr vergleichbares Gewicht.

Bewegung und Balance (Tensegrity)

Es sei Ihnen verziehen, wenn Sie annehmen, dass dieses elegante, zerbrechlich wirkende Gewebe schwach ist – aber lassen Sie sich nicht täuschen. Faszien haben eine Zugfestigkeit von 1000 Kilo pro Quadratmeter (das entspricht ungefähr einem Panda, der auf Ihnen sitzt). Diese Festigkeit der Faszien ist es, die den Körper zusammenhält, seine Form bewahrt und Bewegungen zulässt.

Innerhalb des Körpers bilden die Faszien eine perfekt ausbalancierte Struktur, die stark und flexibel ist und sich Spannungsveränderungen anzupassen vermag, ohne diese Struktur zu verlieren. In der Architektur wird dies als »Tensegrity« bezeichnet – eine Zusammensetzung aus den Wörtern »tense«, also Zugspannung und »intergrity«, Zusammenhalt. Tensegrity-Strukturen sind so beschaffen, dass sie jeder beliebigen Menge an Material ein Maximum an Festigkeit verleihen. Tensegrity macht es möglich, dass Hängebrücken und Wolkenkratzer der Schwerkraft und dem Wind trotzen und stabil bleiben. Ein Beispiel aus der Natur sind Bäume, die angepasst an die Umgebungsbedingungen krumm oder gerade wachsen.

Kehren wir kurz zu der Körperauffassung der traditionellen Anatomie zurück: Diese besagt, dass das Skelett das Grundgerüst des Körpers bildet und die Knochen die lasttragenden Strukturen sind. Die Faszienanatomie hingegen folgt dem Tensegrity-Modell, nach dem die Faszien und Muskeln das körperliche Spannungsnetzwerk und die Knochen die stabilen Elemente beziehungsweise Ankerpunkte darstellen. Ohne die Faszien wäre das Skelett eines lebenden Menschen nur ein Haufen Knochen, die auf dem Boden liegen.

In der Welt der Faszienforschung wird häufig die folgende Vorstellung herangezogen, um diesen Zusammenhang zu illustrieren: Würde man mit Ausnahme der Faszien jede andere körperliche Struktur entfernen, bliebe ein perfektes dreidimensionales Abbild der Person übrig, bis hin zum Gesichtsausdruck. Vor diesem Hintergrund verwundert es nicht, dass Robert Schleip die Faszien als das lange übersehene Aschenputtel unter den Geweben bezeichnet hat.

Von fest bis flüssig (Thixotropie)

Ihre Tensegrity gibt Faszien ihre Stärke und Struktur. Ihr hoher Wassergehalt verleiht ihnen eine andere Eigenschaft, die mit ihrer Rückstellkraft und elastischen Nachgiebigkeit zu tun hat.

Das Proteingeflecht, dass das Wasser in den Faszien bindet, gibt den Faszien die trampolinähnliche Fähigkeit nachzugeben und zurückzufedern – man bezeichnet das als Viskoelastizität. Die Kombination von Wasser und Protein verleiht Faszien eine gelartige Konsistenz mit einer Eigenschaft, die »Thixotropie« genannt wird.

Thixotropie nennt man die Fähigkeit eines Stoffes, seine Konsistenz drastisch zu verändern und von gelförmig zu flüssig oder zu fest zu wechseln. Ausgelöst wird diese Veränderung durch eine Temperaturänderung (Hitze) und mechanische Kraft (Druck). Wenn Sie einer thixotropen Substanz einen kurzen harten Schlag versetzen, wird sie unverzüglich dagegenhalten und fest werden; üben Sie hingegen sanft anhaltenden Druck aus, wird sie »schmelzen« und flüssig werden.

Thixotropie bietet eine Erklärung dafür, warum Faszien infolge von Traumata, Stoß- und Schlagverletzungen, wie zum Beispiel bei einem Unfall oder einer Operation, verhärten können (was weitere Probleme nach sich zieht), und wie verhärtete Faszien durch den warmen, sanften Druck im Rahmen einer manuellen Therapie wie zum Beispiel der Myofascial Release gelöst werden können. Darüber hinaus wird durch die Thixotropie und bestimmte weitere Eigenschaften von Pro-

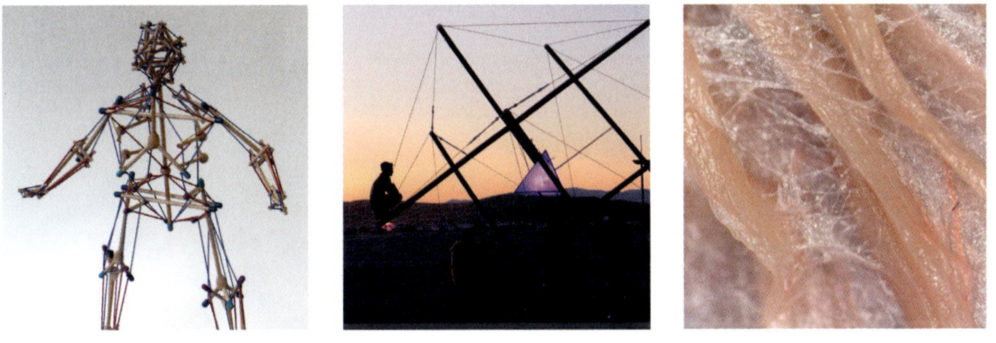

Beispiele für Tensegrity-Strukturen (a und b), im Vergleich dazu die Aufnahme einer Faszie (c)

teinen auch nachvollziehbar, warum eine anhaltende Überbeanspruchung zu Verdickung und Verhärtung von Faszien und in der Folge zum RSI-Syndrom und anderen chronischen Erkrankungen führen kann und auf welche Weise sich diese Probleme durch Myofascial Release erfolgreich behandeln lassen. Näheres dazu erfahren Sie in Kapitel 7.

Faszien als Kommunikationssystem

Das Konzept der Faszien als Kommunikationssystem bezieht sich auf zwei Ebenen:

- Faszien sind ein körperliches Netzwerk, das dazu fähig ist, die für Bewegungen nötigen Kräfte zu leiten.
- Faszien sind ein Kommunikationsnetzwerk, das in der Lage ist, Signale zu übermitteln.

Faszien enthalten mehr Nervenendigungen als jedes andere Gewebe. Das macht Faszien unglaublich sensibel für Veränderungen und verleiht ihnen das Potenzial, Informationen über Veränderungen im ganzen Körper zu übermitteln.

Die meisten Nervenendigungen, die mit Propriozeption in Verbindung stehen, sind in den Faszien enthalten. Propriozeption ist die sehr praktische Fähigkeit, wahrzunehmen, wo wir uns bezogen auf andere Dinge und im Raum befinden. Faszienschädigungen können dazu führen, dass unsere Propriozeption verfälscht wird, sodass wir ungeschickt oder verletzungsanfällig werden. Meist ist eine bestimmte Körperregion oder eine Seite stärker betroffen als die andere. Falls Sie Ihren Arm jemals in einer Schlinge tragen mussten und es trotzdem geschafft haben, mit ihm gegen die Kühlschranktür zu stoßen oder mit dem Fußknöchel auf derselben Körperseite umzuknicken, dann wissen Sie, was ich meine. Viele Faszientherapeuten und -forscher glauben, dass die außerordentliche Sensitivität der Faszie die Quelle unseres mysteriösen »sechsten Sinnes« ist – dieses seltsame Gefühl, das wir haben, wenn etwas nicht mit rechten Dingen zuzugehen scheint. Da unser Bauch fast nur aus Faszien besteht, ist es kein Zufall, dass wir ausgerechnet dort den Sitz der Art von Wissen verorten, die wir als »Bauchgefühl« bezeichnen.

Es sind menschliche Erfahrungen wie diese, die Faszienforscher zu der Annahme veranlasst haben, dass Faszien ein eigenständiges Kommunikationssystem sind – eines, das schneller ist als das Nervensystem, und Gefühle übermittelt, bevor man sie bewusst registriert hat, und das die körpereigenen Reaktionen auf Botschaften koordiniert.

Wir werden an späterer Stelle, wenn es um die Entstehung chronischer Schmerzen geht, sehen, warum diese Fähigkeit der Faszien wichtig ist. Für den Moment genügt es, wenn wir uns Andrew Taylor Stills Beschreibung von Faszien als einer Zweigstelle des Gehirns in Erinnerung rufen und David D. Palmers Glaube an ein intelligentes, denkendes System, das die Funktionen des Gehirns und des Körpers zusammenführt und miteinander verbindet und wesentlich für unsere Gesundheit ist.

Faszien und die extrazelluläre Matrix (EZM)

Was Faszien zu einem derart faszinierenden Thema für die moderne ganzheitliche und wissenschaftliche Forschung macht, sind die vielen Ebenen, auf denen ihre genuine physische Struktur und ihre Eigenschaften mit vielen körperlich-geistigen Erfahrungen verbunden sind.

Aus unserem Exkurs in die traditionelle Anatomie wissen Sie, dass alle unsere Zellen in einer Flüssigkeit schwimmen, die Nährstoffe zu ihnen befördern und Abfallstoffe abtransportieren. Für diese Flüssigkeit existieren mehrere Bezeichnungen; eine davon ist »extrazelluläre Matrix« (EZM). Die EZM ist eine sehr komplexe Substanz außerhalb unserer Zellen.

EZM ist die flüssigste Form von Faszien. Sie hat eine siebartige Struktur und beeinflusst alles, was durch sie hindurchgeht. In irgendeiner Art durchläuft jede Kommunikation innerhalb des Körpers die EZM und somit das fasziale System.

- Die EZM bildet einen wesentlichen Teil der Immunbarriere, die unsere Zellen gesund erhält.
- Von einem evolutionären Standpunkt aus betrachtet (erinnern Sie sich – damals, als wir noch einzellige Klümpchen waren?) ist die EZM älter als das Hormon- oder Nervensystem und kann effizienter kommunizieren als diese, da Wasser elektrische Signale sehr schnell leitet.
- EZM fungiert als Stoßdämpfer in unserem Körper und schmiert unsere Gelenke.
- Die EZM steuert alle Bewegungen in unserem Körper, indem sie Signale an Muskeln und Knochen sendet und von dort empfängt.
- Eine Störung der EZM verursacht chronische Systemerkrankungen wie Rheuma und Fibromyalgie und sogar Krebs.

Der österreichische Forscher Alfred Pischinger hat eine der gründlichsten Untersuchungen der EZM durchgeführt. Er war einer der Ersten, der in den 1940er-Jahren begonnen hat, diese faszinierende Substanz wissenschaftlich zu untersuchen und zu beschreiben. Pischinger zeigte, dass EZM eine direkte wechselseitige Verbindung zum Gehirn hat, und stellte die These auf, dass alle Krankheiten mit einer Dysbalance in der Grundregulation der EZM zusammenhängen.

Bei allen Erkrankungen, ob physisch oder psychisch, akut oder chronisch, verändert sich die Struktur der EZM. Die EZM ist insbesondere wichtig für unser Verständnis entzündlicher Systemerkrankungen wie Fibromyalgie oder rheumatoider Arthritis, die komplex und mit herkömmlichen medizinischen Methoden nur schwer effizient behandelbar sind.

Dehydrierung kann dazu führen, dass die EZM klebrig wird und Abfallprodukte und Giftstoffe dort festgehalten werden, statt aus dem Körper ausgeleitet zu werden. Dies setzt eine Zellenreaktion in Gang, und eine Entzündung entsteht. Im Lauf der Zeit können sich als Konsequenz Tumore entwickeln und scheinbar plötzlich auftretende Allergien. Psychischer Stress kann zu einer Verschlimmerung führen.

Gehäuft auftretende Ungleichgewichte in der EZM führen bei Menschen über 50 oft zur Entstehung chronischer Krankheiten. In diesem Alter erreichen unsere Systeme ihre Toleranzgrenze, und belastende Ereignisse – körperlich, chemisch oder emotional – können Krankheiten auslösen.

Auf der anderen Seite bietet das Beseitigen der Dysbalancen im faszialen System effektive Heilungsmöglichkeiten für systemische und chronische Erkrankungen.

Faszien und Energie

In Kapitel 3 ging es um die moderne Quantenphysik, die bewiesen hat, dass die Welt aus Energie besteht. Selbst Dinge, die wir durch und durch als feste, greifbare Materie betrachten, bekommen ihre Beschaffenheit nur durch die Energie, die sie zusammenhält.

Wir wissen auch bereits, dass elektrische Energie aufgrund der wässrigen Anteile durch die Faszien geleitet werden kann. Es gibt aber noch eine andere Art und Weise, in der Faszien Energie speichern und freigeben, die ebenfalls mit ihrem hohen Wassergehalt zusammenhängt.

Ihre bioelektrischen Eigenschaften bringen es mit sich, dass Faszien extrem empfindlich auf Veränderungen der elektrischen und magnetischen Bedingungen reagieren, wie sie zum Beispiel mit Wetterveränderungen einhergehen. Die Faszien von Menschen, die vor einem Gewitter Kopfschmerzen oder vor dem Einsetzen eines Regengusses Schmerzen in den Knien bekommen, haben eine erhöhte Empfindlichkeit entwickelt.

Das in den Zellen und Faszien enthaltene Wasser ist eine spezielle Art von Wasser, die man als »gebundenes Wasser« bezeichnet. Gebundenes Wasser hat eine höhere Dichte als normales. Diese verleiht Wüstenpflanzen die Fähigkeit, selbst unter extrem trockenen Bedingungen Feuchtigkeit zu speichern. Da gebundenes Wasser erst bei niedrigeren Temperaturen gefriert als normales, flüssiges, können manche Tiere unter arktischen Verhältnissen überleben. Wenn die Faszien das gebundene Wasser entlassen, wird Energie in Form von Elektrizität freigesetzt. Dadurch können Bewegungen stattfinden und Veränderungen kommuniziert werden.

Das Fasziengedächtnis

Eine Form von Erinnerung findet im Gehirn statt (lesen Sie mehr dazu in Kapitel 6). Eine andere Form der Speicherung von Erinnerungen, auf die das Zitat von Andrew Taylor Still am Anfang dieses Kapitels anspielt, ist das Gewebegedächtnis. Durch das Konzept des Gewebegedächtnisses wird erklärbar, warum »Übung den Meister macht«.

Von Taylor Stills faszienorientierter Perspektive aus betrachtet werden Erinnerungen in den Faszien als einer Zweigstelle des Gehirns gespeichert. Sportler, Balletttänzer und Musiker machen sich diesen Aspekt der Faszien zunutze, um ihre Leistungen zu steigern. Durch Ausnutzung der Fluidität (Fließfähigkeit) der Faszien, Bewegungswiederholungen und bewusstes Denken verfeinern sie ihr Gewebegedächtnis so weit, dass sie in der Lage sind, komplexe Bewegungen virtuos auszuführen und dabei gleichzeitig unbewusst wirken zu lassen. Zahlreiche Spitzensportler und -musiker entwickeln ihr Fachgebiet weiter und heben es auf neue Höhen, indem sie sich ihre Leistung als Resultat der körperlich-geistigen Verbindung vorstellen. Das bedeutet, nicht zwischen wirklichen und imaginierten Handlungen zu unterscheiden – beide festigen das Gewebegedächtnis.

Ein tiefergehendes Verständnis für die Faszien birgt auch jenseits der Welt der Spitzenleistungen ein großes Potenzial im Hinblick auf die Arbeitsmedizin, auf holistische Therapien und Selbstheilungsprozesse.

Was bedeutet das im Hinblick auf Schädigungen und Krankheiten?

- Faszien bilden ein dreidimensionales Netzwerk mit mehr oder weniger festem Aggregatzustand, das den ganzen Körper durchzieht und seine Struktur und Gesundheit aufrechterhält.
- Faszien bilden ein Kommunikationsnetzwerk, das physische Kräfte dirigiert und chemische und elektrische Signale an Körpergewebe übermittelt.
- Schäden und Dysbalancen in den Faszien schaffen die Voraussetzung für die Entstehung von Krankheiten.
- Ein umfassendes Verständnis für das fasziale System bietet uns neue Möglichkeiten zur Behandlung von Verletzungen, Krankheiten und chronischen Schmerzen.

Kapitel 5

»Stress ist die unspezifische Reaktion des Körpers auf jegliche Anforderung.«

Hans Selye, Stressforscher

GESCHÄDIGTE FASZIEN

In diesem Kapitel rekapitulieren wir einige Aspekte der Faszienanatomie und befassen uns mit folgenden Fragen:

- Was passiert, wenn Faszien verletzt oder geschädigt werden?
- Welche Konsequenzen haben fasziale Einschränkungen auf längere Sicht?
- Welche spezifischen Auswirkungen haben Überbeanspruchung und Bewegungsmangel auf die allgemeine Gesundheit und den Heilungsprozess?

Einführung

Wir haben in Kapitel 4 gesehen, dass Faszien in ihrem natürlichen Zustand ein komplexes dreidimensionales Netz aus frei beweglichem strukturellem Gewebe bilden, das sich in Reaktion auf unsere Bewegungen und die Anforderungen, die wir ihm abverlangen, unablässig neu formt. In gesundem Zustand bewegen sich Faszien fließend und harmonisch, um eine sinnvolle Spannungsverteilung zu gewährleisen und ein körperliches Gleichgewicht herzustellen.

Wie jedoch jeder Teil von uns, können Faszien durch einen Unfall, eine Verletzung oder eine andere Art und Weise beschädigt worden sein, auch beispielsweise durch eine Operation. Derartige Vorfälle hinterlassen Spuren im Fasziennetz: Die Folgen können Zugschäden und Verformungen sein, oder die Faszien büßen ihre Elastizität und Bewegungsfähigkeit ein. Dies verursacht fasziale Einschränkungen, die wiederum Bewegungseinschränkungen, Druck und Schmerzen nach sich ziehen. Andere zentrale Ursachen für Faszienschäden und -einschränkungen sind die körperlichen Belastungen und der Bewegungsmangel, die unser moderner westlicher Lebensstil mit sich bringt, wie auch psychischer Stress und Traumata.

Bevor wir uns den Ursachen faszialer Schäden und Einschränkungen zuwenden, gehen wir näher auf die Art und Weise ein, wie Beschädigungen die Faszien beeinträchtigen.

Die Auswirkungen körperlicher Beeinträchtigungen auf Faszien

Nach Robert Schleip sind Faszien ein zusammenhängendes Spannungsnetzwerk, das seine Faseranordnung und Dichte den jeweiligen lokalen Spannungsanforderungen anpasst. In anderen Worten: Faszien verändern sich ständig und passen sich allen Belastungen an, denen sie ausgesetzt sind. Jede Schädigung der Faszien hat zur Folge, dass Zugschäden und Spannungen entstehen, die das Netz deformieren – ähnlich wie ein Fadenzieher in einem Pullover oder einer Strumpfhose.

Faszien enthalten spezielle Zellen, die als Fibroblasten bezeichnet werden und die für die Erhaltung ihrer Struktur verantwortlich sind. Wenn eine Schädigung der Faszien eintritt, werden die Fibroblasten angeregt, Kollagen zu produzieren, ein starkes Strukturprotein, um den Schaden zu reparieren. In vielen Fällen gelingt den Fibroblasten die Instandsetzung, und die normale Funktionsfähigkeit des Fasziennetzes wird wiederhergestellt.

Allerdings kommt es häufig vor, dass die Schädigung eine erhöhte Spannung in den Faszien rund um den verletzten Bereich erzeugt. Diese Spannung veranlasst die Fibroblasten, im wiederholten Versuch, den Schaden zu reparieren, immer mehr Kollagen zu produzieren.

Im Laufe der Zeit erzeugt dieses zusätzliche Kollagen Verklebungen (sowohl in der Faszie selbst als auch mit anderen Geweben) und Verdickungen (Fibrose) und schränkt die normale Gleitfähigkeit der Faszien ein. Dies kann sich zu einem Teufelskreis entwickeln: Der Körper produziert immer mehr Kollagen, das das »Feststecken« und die Reizung der Faszien weiter verstärkt, was wiederum die Kollagenproduktion stimuliert.

Durch den Aufbau des zusätzlichen Kollagens wird Flüssigkeit aus den Faszien gepresst. Im vorhergehenden Kapitel ging es um die Thixotropie – die Fähigkeit eines Stoffes, seine Konsistenz zu verändern. Diese bewirkt, dass die geschädigte Faszie vom flüssigen in einen gelartigen Zustand wechselt und sich schließlich zu einem festen Gewebe verhärtet, das nicht mehr in der Lage ist, sich fließend und geschmeidig zu bewegen. Da Faszien in ihrem natürlichen Zustand zu 70 Prozent aus Wasser bestehen, ist das ungefähr so, als würde man einen Schwamm ausdrücken und trocknen lassen: Der weiche, nachgiebige Schwamm wird hart und brüchig. Ähnlich ist es bei unserem Gewebe: Alle Strukturen innerhalb der dehydrierten Faszie – einschließlich der

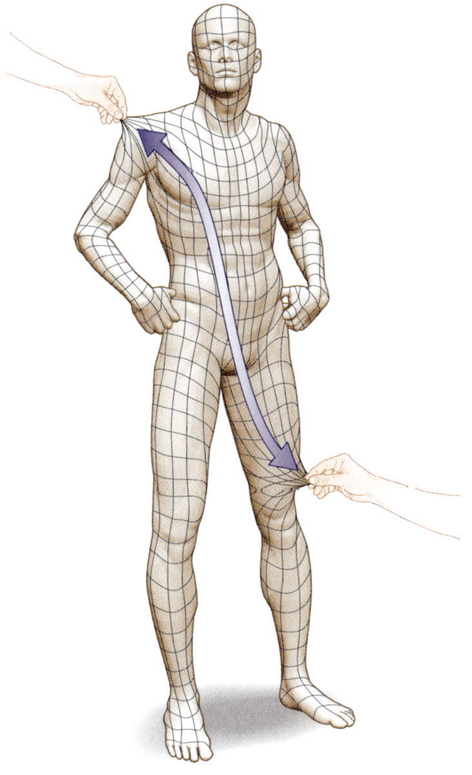

Spannung in einem Bereich des Fasziennetzwerks kann sich in alle Körperbereiche übertragen.

Muskeln, Nerven und Blutgefäße – werden bis zu einem Punkt zusammengedrückt, an dem sie nicht mehr in der Lage sind, sich zu entspannen und zu lösen.

Zunächst beschränkt sich diese fasziale Spannung auf den Bereich, in dem der Schaden ursprünglich aufgetreten ist, aber mit der Zeit breitet sie sich aus und beginnt, die angrenzenden Bereiche zu beeinträchtigen. Schließlich kommt es zu Veränderungen entlang der Zuglinien durch den Körper, und diese verändern ihre Spannung. In diesem Stadium kann fasziale Spannung den Muskeltonus verändern, zu einem Koordinationsverlust führen und zu Dysbalancen in der Körperhaltung, sodass eine Seite stärker belastet wird als die andere. Auf Dauer verändert sich dadurch das Gleichgewicht in der gesamten Körperstruktur.

Zudem stimulieren fasziale Spannungen die Nervenendigungen, die an der Einschätzung von Schäden und dem Auslösen von Schmerz beteiligt sind. Deren erhöhte Aktivität regt die Kollagenproduktion noch weiter an und bringt unseren Körper dazu, den betroffenen Bereich, von dem er annimmt, dass er geschädigt ist, nicht mehr zu nutzen – wir beginnen, eine Schutzhaltung einzunehmen.

Bleiben derartige Faszienspannungen unbehandelt, werden langfristig physische Veränderungen im Nervensystem in Gang gesetzt, die man als zentrale Sensibilisierung bezeichnet. Diese Veränderungen sind es, die zur Entstehung chronischer Schmerzen führen. In Kapitel 6 werden wir uns diesem Zusammenhang eingehender widmen.

Neben den physischen Anpassungen der Faszien kommt bei einer Schädigung auch das Fasziengedächtnis (siehe Kapitel 4), auch »somatisches Gedächtnis« genannt, ins Spiel. Zu diesem Thema wird aktuell noch geforscht; der derzeitige Forschungsstand legt nahe, dass die Erinnerung an alles, was mit unserem Körper geschieht, nicht nur im Gehirn, sondern auch lokal in den Faszien gespeichert wird. Diese Erinnerungen stecken in Form von Energie im verklebten, verhärteten Fasziengewebe. Ihr Körper hält an diesen Erfahrungen also in sehr wörtlichem Sinne fest.

Das erklärt, warum ganzheitliche manuelle Therapeuten häufig feststellen, dass es eine emotionale Reaktion auslösen kann, wenn sie einen Bereich berühren oder physische Spannungen lösen. Derartige Flashbacks können auch in Form von unvermittelten Erinnerungen an lange vergessene Ereignisse auftreten. Oft löst diese Art von Entladungsvorgang die physische Gewebeeinschränkung auf und beseitigt den Schmerz.

Im Rahmen der Arbeit mit meinen Klienten habe ich das viele Male erlebt. Es geschieht immer wieder, dass jemand ganz unerwartet von einer Welle der Angst ergriffen wird, weil er einen Unfall noch einmal durchlebt oder sich an eine vor 20 Jahren erlittene Verletzung erinnert. In allen Fällen werden die Erinnerungen und Emotionen, während die Angst binnen einer kurzen Zeitspanne ihren Höhepunkt erreicht und dann nachlässt, effizient aus dem Gewebe gelöst. Regelmäßig berichten die Betroffenen von einem Rückgang der Schmerzen und einer Verbesserung ihres Energielevels.

Mit dem Zusammenhang zwischen Schmerzen und Emotionen werden wir uns in Kapitel 6 eingehender befassen.

Wie Schäden an den Faszien entstehen

Unfälle

Jeder von uns erlebt im Laufe seines Lebens eine Reihe von Unfällen, von der Kindheit bis ins hohe Alter. Sicher fällt auch Ihnen auf der Stelle eine entsprechende Erfahrung ein – ein Autounfall, ein Beinbruch oder etwas Ähnliches. An ein schweres Trauma erinnert man sich normalerweise noch lange nach dem Ereignis, und ebenso langandauernd können seine Auswirkungen sein. Diese können bereits in den ersten Wochen oder Monaten nach einem Unfall auftreten, sich aber auch erst Jahre später bemerkbar machen, nachdem sie auch noch nach dem vordergründig abgeschlossenen Heilungsprozess in den Faszien geschlummert haben – ganz unabhängig davon, ob Sie sichtbare Narben davongetragen haben oder nicht (das Thema Narbengewebe behandeln wir im folgenden Unterkapitel).

Sogar kleine Alltagsunfälle, wie zum Beispiel an einem Küchenschrank hängenzubleiben, beim Verlassen des Bordsteins danebenzutreten oder sich die Zehe anzuschlagen, können Faszienschäden verursachen, die in tiefe Schichten unseres Körpers kommuniziert werden. Auf diese Weise können Dinge, die binnen kürzester Zeit aus unserem Bewusstsein verschwunden sind, in uns nachwirken und später im Leben Konsequenzen haben.

Sowohl kleinere als auch ernste Unfälle haben im Vergleich zu anderen Arten der faszialen Schädigung einen relativ starken Einfluss auf die Faszien; die Wahrscheinlichkeit, dass sie Spannungen und Risse verursachen, ist hoch. Diese Spannungen, Risse und Verformungen sowie die in Gang gesetzten Heilungsprozesse erzeugen Dysbalancen und neue Spannungsverläufe im Körper, die wiederum eine Zugwirkung auf benachbarte Regionen haben und physische und anderweitige Probleme erzeugen.

Ein Beispiel: Wenn Sie in einen Autounfall verwickelt waren, haben Sie sehr wahrscheinlich ein Schleudertrauma erlitten – eine Weichgewebeverletzung, die auftritt, wenn Ihr Kopf ruckartig nach vorn und dann nach hinten gerissen wird. Ein Schleudertrauma schädigt die Faszien im Nacken- und Schulterbereich. Da verstärkt Kollagenfasern gebildet werden, um die Risse zu reparieren und zu verstärken, entwickeln sich Beeinträchtigungen. Diese Beeinträchtigungen ziehen eine Steifheit nach sich, die die Bewegungsfähigkeit einschränkt; die begleitenden Spannungen führen zu weiteren Problemen: Manche Menschen bekommen in der Folge Kopfschmerzen, andere Schmerzen im unteren Rücken.

Es gibt noch einen weiteren Aspekt, den es im Zusammenhang mit schweren faszialen Schäden zu berücksichtigen gilt; er hat mit der Energie zu tun. Nehmen wir wieder das Beispiel des Autounfalls: Neben der Entstehung visueller und anderer Erinnerungen schlägt sich die Wucht des Aufpralls in Form von Energie im Gewebegedächtnis der Faszien nieder und wird mit bestimmten Emotionen verbunden.

Durch Mechanismen, die in Kapitel 6 genauer beschrieben werden, können der unmittelbar nach einem Unfall ausgelöste Schmerz und eine nicht behandelte Verletzung der Faszien zur Entstehung chronischer Schmerzen führen.

Operationen und Narbengewebe

Jedes Jahr werden Abermillionen von chirurgischen Eingriffen durchgeführt. Darunter sind lebensrettende Notoperationen nach einem Unfall oder bei Organinfektionen (zum Beispiel bei Blindarmdurchbrüchen) und geplante Eingriffe wie Kaiserschnitte – in Deutschland wird etwa jedes dritte Kind per Kaiserschnitt entbunden – oder solche, die nötig sind, um zum Beispiel Krebsgeschwüre zu entfernen.

Darüber hinaus unterziehen sich manche Menschen freiwillig Schönheitsoperationen, um ihr visuelles Erscheinungsbild durch Lifting oder Fettabsaugen zu verbessern. Bei zahnmedizinischen Eingriffen ist es häufig eine Frage des Standpunktes, ob sie aus kosmetischen oder medizinischen Gründen durchgeführt werden.

Ob klein oder groß, freiwillig oder unfreiwillig, notwendig oder nicht: Jede Operation hinterlässt Narben. Bei Operationen, die aufgrund eines Unfalls unausweichlich sind, kann das bedeuten, dass sich zweimal Narbengewebe bildet; müssen sich Menschen wiederholt Operationen unterziehen, bilden sich Schichten von Narbengewebe – ein Teil davon ist oberflächlich sichtbar, andere befinden sich tief im Körper.

Oberflächliche Narben, vor allem kleinere, können heilen und verschwinden, sobald das umgebende Gewebe sich normalisiert. In anderen Fällen bleiben Narben, die anders aussehen und sich anders anfühlen als die benachbarten Gewebe.

Größere Narben verlaufen oft in mehreren Schichten – das, was Sie auf der Hautoberfläche sehen und fühlen, ist nur die Spitze des (faszialen) Eisbergs. Unsichtbar breitet sich dieses Narbengewebe häufig weiträumiger unter der Oberfläche aus, wächst entlang faszialer Zuglinien weiter und erzeugt dort Gewebsverklebungen (siehe oben). Diese Verklebungen können Blockaden und andere Probleme nach sich ziehen. Sie können Organe blockieren, sie in ihrer Beweglichkeit und ihren Funktionen einschränken oder Nerven komprimieren und auf diese Weise zur Entstehung chronischer Schmerzen beitragen.

Manchmal sind diese Probleme so gravierend, dass ein Chirurg eine weitere Operation vorschlägt, um die Verklebungen zu entfernen – und damit beginnt der Kreislauf aufs Neue.

Überbeanspruchung und Bewegungsmangel

Als Lebewesen, die zu einem Großteil aus Wasser bestehen, sind wir dazu geschaffen, uns zu bewegen und unseren Körper zu benutzen. Im Zuge des Fortschritts wurden jedoch allerlei Systeme, Maschinen und technische Spielereien erfunden, die unseren Lebensstil und die Art, wie wir uns bewegen, tiefgreifend verändert haben.

Diese Veränderungen stehen in engem Zusammenhang mit körperlicher Überbeanspruchung und Bewegungsmangel, und unser moderner Lebensstil – die Art, wie wir arbeiten und wie wir unsere Freizeit verbringen – macht uns zunehmend Probleme. Sowohl Überbeanspruchung als auch Bewegungsmangel verursachen Faszienschäden.

Die meisten Menschen setzen ihren Körper einer Kombination aus Überbeanspruchung und Bewegungsmangel aus, die sehr heftige Auswirkungen hat und fast schon an Missbrauch grenzt.

Fast jeder, der in meine Praxis kommt, sieht in irgendeiner Art einen Zusammenhang zwischen seinen körperlichen wie psychischen Beschwerden und der Arbeit, der er nachgeht. Die wenigsten betrachten Bewegung als ihr Problem. Aber die Dinge liegen selten so einfach, wie sie aussehen: Bei manchen ist ihre Arbeit die einzige körperliche Aktivität – würden sie nicht arbeiten, wären sie in einem noch schlimmeren Zustand. Bei anderen ist das Problem in der Intensität begründet, mit der sie sich ihren Freizeitaktivitäten widmen – sei es im Fitnessstudio oder zu Hause an der Xbox.

In den folgenden Beispielen wird sich der eine oder andere sicher wiedererkennen, aber es ist wichtig, nicht in Klischees zu verfallen. Überbelastung kann in Alltagssituationen stattfinden, etwa wenn unser Job von uns fordert, über einen längeren Zeitraum hinweg immer wieder denselben beschränkten Bewegungsablauf durchzuführen. Nutzen wir unseren Körper zu wenig, kann das ebenso schädlich sein. Und womöglich schaden wir uns außerhalb des Jobs viel mehr als bei der Arbeit.

Es kommt darauf an, ein Verständnis für die Anforderungen zu entwickeln, die jede Aktivität oder Nicht-Aktivität an unsere Faszien stellt.

Arbeit

Den Angaben der Weltgesundheitsorganisation zufolge verbringen die meisten von uns ein Drittel ihrer Lebenszeit bei der Arbeit – und so eine Arbeitsstelle ist ein gefährlicher Ort! Manche Menschen verrichten körperlich fordernde Industriejobs, wo Verbesserungen im Hinblick auf die Gesundheit und Sicherheit nötig sind, um das Unfallrisiko reduzieren; andere sind einem erhöhten Risiko von Schäden ausgesetzt, die durch die Arbeitsergonomie bedingt sind; dies kann nur durch ein verbessertes Bewusstsein für arbeitsmedizinische Aspekte verringert werden.

Von ergonomiebedingten Schäden – also solchen, die durch die Gestaltung des Arbeitsplatzes und einseitige Haltungen verursacht werden – sind diejenigen unter uns betroffen, die manuelle Tätigkeiten ausführen und Bürojobs haben. In beiden Kontexten ist die Arbeit mittlerweile sehr spezialisiert, und es besteht eine sehr eingeschränkte Notwendigkeit für Bewegungen. Von dieser Entwicklung sind seit den frühen Tagen der industriellen Revolution immer mehr Menschen betroffen.

Früher war für viele traditionelle Formen der Handarbeit viel Kraft und Flexibilität nötig. Die Menschen mussten ihren Körper ständig in verschiedene Richtungen und mit unterschiedlichem Krafteinsatz bewegen. Mit zunehmender Mechanisierung der Arbeit hat das abgenommen. In den Fabriken haben Fließbänder Einzug gehalten, was die Notwendigkeit, sich zu bewegen, noch weiter verringert hat, da die Arbeit jetzt zu den Arbeitern kam und die früheren umfassenden Aufgaben in immer kleinere spezialisierte Teilbereiche gesplittet wurden, die nur ein sehr eingeschränktes Bewegungsrepertoire erforderten. Heute haben wir einen Zustand erreicht, in dem Roboter die Fließbandarbeit übernehmen, während die Menschen in einem Kontrollraum sitzen und auf einen Computerbildschirm starren.

In den Büros hat eine ähnliche Entwicklung stattgefunden: In den Schreibstuben der 1950er- und 1960er-Jahre haben die – überwiegend weiblichen – Angestellten an den manuellen Schreibmaschinen in einem sehr durchorganisierten Umfeld gearbeitet, aber ihre Tätigkeit beinhaltete noch ein gewisses Maß an Bewegung. Das Betätigen der Tasten erforderte Kraft, und für den Zeilenumbruch am Ende jeder Zeile musste man die Schulter bewegen. Sobald eine Seite getippt war, musste das Papier ausgetauscht werden, was die Möglichkeit bot, die Schultern kreisen zu lassen. Gelegentlich mussten sie aufstehen, um ihre Arbeit an einer zentralen Sammelstelle abzugeben und sich neue zu holen.

Heute, in unseren modernen Büros, sitzen wir an immer kleiner werdenden Tastaturen, die sich über eine minimale Bewegung unserer Hände und Finger bedienen lassen. Wir sitzen stundenlang gekrümmt in ein und derselben Haltung und starren auf unseren Computerbildschirm. An die Stelle der der Notwendigkeit aufzustehen und sich zu bewegen, um mit Kollegen zu sprechen, sind E-Mails und Instant Messaging getreten.

All das hat Auswirkungen auf unsere Faszien. Solange wir uns bewegen, bleiben unsere Faszien geschmeidig. Aber wenn wir länger als zwei Minuten in einer Position bleiben (ja, nur zwei Minuten!), denkt unser Körper, wir wollen eine dauerhafte Veränderung herbeiführen, und fängt an, zusätzliche Faszien anzulegen, um uns bei dem vermeintlichen Vorhaben zu unterstützen. In diesem ersten Stadium sind die neuen Faszien ein leichtes, weiches Gewebe, ähnlich wie Flaum oder Zuckerwatte. Wenn Sie sich nach ein paar Minuten wieder normal bewegen, schmilzt diese Zuckerwatte dahin (erinnern Sie sich an die Thixotropie?) und wird resorbiert. Aber wenn Sie dieselbe Haltung über einen langen Zeitraum einnehmen, Stunde um Stunde, Tag für Tag, über Monate und Jahre, dann erzeugt der Körper mehr und mehr Faszienlagen, die dann nicht länger leicht und flaumig bleiben. Die Schichten beginnen, wie ein Klettverschluss aneinander zu kleben und verhärten sich, bis sie hart wie Sperrholz sind.

Das sind die ganz praktischen Auswirkungen von Bewegungsmangel. Wir bewegen uns nicht genug, um unseren Körper geschmeidig zu halten. Das hat weitreichende Folgen: Mit der Zeit nimmt die Dehnfähigkeit unserer Muskeln ab und könnten sogar anfangen zu verkalken, Knochen verlieren an Elastizität und werden brüchiger, Nerven, Blutgefäße und Organe werden bis zu dem Punkt zusammengepresst, an dem sie nicht mehr richtig funktionieren.

Parallel zum Bewegungsmangel bringen unsere Arbeitsverhältnisse es oftmals mit sich, dass wir bestimmte Körperregionen übermäßig nutzen. Zum Beispiel werden durch täglich stundenlanges einseitiges Arbeiten am Computer die Muskeln und Faszien in Unterarmen und Händen chronisch überlastet. Keiner dieser Muskeln ist besonders groß, sodass es nicht lange dauert, bis sie ermüden. Wenn wir jedoch stetig weiter tippen und scrollen, überbeanspruchen wir diese Muskeln und reizen sie, bis eine Schädigung eintritt, da die Faszie, die sie umgibt, sie zu einem einzigen, großen gereizten Gewebeklumpen verklebt.

Wenn Sie sich an Kapitel 4 erinnern und daran, dass Faszien sich fließend und ungehindert bewegen können müssen, um unsere Organe gesund und verschiebbar zu umhüllen, dann können Sie nachvollziehen, warum Überbeanspruchung und Bewegungsmangel, wie sie insbesondere anhand der »Sitzepidemie« in unserer westlichen Welt deutlich werden, zu einem zentralen Problem geworden ist, das allerlei Probleme – einschließlich Verdauungs- und Atembeschwerden – nach sich zieht.

Freizeit

Wir scheinen uns der Tragweite der körperlichen Auswirkungen nicht bewusst zu sein, die aus dem Bewegungsmangel resultieren können, aber viele von uns sind sich dessen (»schmerzlich«) bewusst, dass wir, wenn wir über Stunden bewegungslos dasitzen, nicht besonders viele Kalorien verbrennen. Um dem entgegenzuwirken, gehen wir in unserer Freizeit wie besessen joggen, schwimmen oder ins Fitnessstudio.

Ohne Bewusstsein für fasziale Zusammenhänge, weit davon entfernt, ein Gegengift zu unserem Berufsleben zu sein, können diese Aktivitäten unsere Probleme sogar verschlimmern. Stellen Sie sich nur den Schock vor, dem ein unausgelasteter Körper ausgesetzt ist, wenn er nach Stunden der Inaktivität schlagartig zu kurzen Intervallen von hoher Intensität wechselt, noch verschlimmert dadurch, dass die meisten von uns beim Auf- und Abwärmen ausgesprochen nachlässig sind, das Equipment falsch benutzen und auf hartem, unnachgiebigem Untergrund joggen. Aber das ist nicht alles.

Unser Körper funktioniert nach dem Prinzip »use it or lose it« (»benutze ihn, oder du verlierst ihn«). Mit anderen Worten: Was wir nicht nutzen, das geben wir dem Verfall preis. Es ist ziemlich wahrscheinlich, dass wir zu dem Zeitpunkt, an dem wir beschließen, dass wir mehr trainieren sollten, die Fitness, die wir anstreben, bereits durch Bewegungsmangel verloren haben. Natürlich ist es möglich, diese Fitness wiederzuerlangen – das ist das physiologische Prinzip, auf dem jede Art von Training basiert. Wenn Sie größere Muskeln haben wollen, stemmen Sie Gewichte. Dann sendet Ihr Körper über die Faszien Signale an Ihr Gehirn, um es anzuweisen, mehr Muskelfasern zu erzeugen, damit Sie an Masse zulegen. Wenn Sie sich mehr Beweglichkeit wünschen wollen, sollten Sie mehr Yoga machen; Ihre Faszien und Muskeln werden darauf reagieren, indem sie an Länge zulegen. (In Kapitel 10 finden Sie mehr Informationen zu faszialen Dehntechniken für spezifische Beschwerden und Schmerzerkrankungen.)

Allerdings ist es auch möglich, es mit dem Training zu übertreiben – dann drohen Verletzungen infolge von Überlastung. Oft treten Überlastungsverletzungen bei sportartenspezifischem Training auf, bei dem wir dieselben Bewegungsabläufe wieder und wieder ausführen. Muskulatur repetitiv zu betätigen, ermüdet das Gewebe und führt zu Faszienschäden. Ist unser Körper nicht an die Wiederholungen gewöhnt, bauen sich Spannungen auf, die Schwachstellen verschlimmern, zusätzliche Dysbalancen erzeugen und Einschränkungen zur Folge haben.

Auch wenn wir nicht gleich von einer Muskelzerrung außer Gefecht gesetzt werden, erzeugt Überbeanspruchung Mikrorisse im Gewebe, die kleinen Narben ähneln, die sich, wenn sie gehäuft auftreten, verhärten und sich zu Verklebungen entwickeln. Sowohl beim Läuferknie als auch beim Golferellenbogen wie beim Tennisarm handelt es sich um Überlastungsverletzungen, die faszienorientiert erklärt und behandelt werden können. Training hat zahlreiche positive Auswirkungen auf Körper und Geist, und ich empfehle Ihnen auf keinen Fall, Ihre sportlichen Aktivitäten einzustellen; aber nutzen Sie beim Training Ihr neu gewonnenes Bewusstsein für die Faszien. Es ist auf jeden Fall besser, sich zu bewegen – und indem Sie Ihren Faszien beim Training Aufmerksamkeit schenken, beugen Sie Verletzungen vor.

Der Einfluss der Körperhaltung

Bei den meisten Erwachsenen weist die Körperhaltung irgendeine Art des Ungleichgewichts auf, das sich infolge ihrer Arbeit, ihrer Freizeitaktivitäten und bis zu einem gewissen Grad auch durch familiäre Gewohnheiten entwickelt hat.

Ein gesunder Körper wird für gewöhnlich eher von Bändern und Faszien statt von den Muskeln aufrecht gehalten. Er kann eine aufrechte Position beibehalten ohne bewusste Haltungskontrolle und ohne dass es zur Muskelermüdung kommt. Das ist das Tensegrity-Modell (siehe Kapitel 4) in Anwendung. Es sind dieselben Prinzipien am Werk, die für die Stabilität einer Hängebrücke sorgen.

Nehmen wir an, Sie sitzen lange am Schreibtisch – das heißt, Sie nehmen über einen unnatürlich langen Zeitraum eine unnatürliche Haltung ein. Ihre Faszien werden sich zusammenziehen, um diese Position zu halten, und erzeugen neue Kraftwirkungen innerhalb des Körpers. Das führt dazu, dass die Faszien weniger geschmeidig und unbeweglicher werden, wobei sie im Endeffekt eine Art Narbengewebe bilden.

Eine schlechte Haltung am Schreibtisch führt in der Regel zu Muskelermüdung und

Achten Sie beim nächsten Mal, wenn Sie Zeit mit Ihrer Familie (oder mit der Ihres Partners) verbringen, auf die Körperhaltungen der Anwesenden. Sie werden feststellen, dass die Mitglieder einer Familie sich nicht nur ähnlich sehen, sondern auch auf ähnliche Weise sitzen oder stehen. Das ist nicht genetisch bedingt, sondern ein familiär erlerntes Verhalten und kann dazu führen, dass innerhalb einer Familie Rückenprobleme oder Kopfschmerzen als vermeintliche »Erbkrankheiten« weitergegeben werden.

Nackenschmerzen, die Entzündungen verursachen. Im unbewussten (manchmal auch bewussten) Bemühen, die Nackenschmerzen zu lindern, versuchen wir, unsere Haltung anzupassen, was in einen Teufelskreis von Bewegungseinschränkungen und verdickten Faszien führt. Über kurz oder lang werden die zusammengesunkene Haltung, die Steifheit und der schmerzende Nacken zum Dauerzustand.

Was mit Nackenschmerzen angefangen hat, kann sich zu Rückenschmerzen oder schmerzhafter Schultersteife entwickeln. Beeinträchtigen die faszialen Einschränkungen den Vagusnerv (wörtlich übersetzt der »umherschweifende Nerv«, der im Nacken beginnt und sich von dort aus durch den Körper zieht), dann kann sich das negativ auf Ihre Fähigkeiten zum Hören, Sprechen und Schlucken, die Herzfrequenz und den Blutdruck, die Atmung, die Verdauungsfunktionen und die Blasenkontrolle auswirken. Da der Vagusnerv auch an der Bekämpfung von Entzündungen beteiligt ist, können sich zudem systemische Erkrankungen wie Fibromyalgie oder ein myofasziales Schmerzsyndrom entwickeln. All diese Probleme können mit Blick auf die Faszien verstanden und faszienorientiert behandelt werden.

Durch anatomische Sektionen haben viele Forscher, darunter die Familie Stecco und Tom Myers (siehe Kapitel 4), die verdickten Faszienzugbahnen dokumentiert und aufgezeigt, wie die Geschichte, die sie über die Körperhaltung erzählen, gelesen werden kann.

Stress

Stress kann sich sowohl körperlich als auch mental auswirken. Wie wir in Kapitel 4 gesehen haben, ist Stress ein natürliches Phänomen und eine physiologische Reaktion auf echte und wahrgenommene Gefahr. Manche Arten von Stress sind gut für uns: Über eine Straße zu rennen, um einem heranrasenden Auto auszuweichen, kann Ihr Leben retten. Der Stress, den ein Virus auslöst, wenn er in Ihr System eindringt, sorgt dafür, dass Ihr Immunsystem anspringt, um die

Bitten Sie einen Arbeitskollegen oder einen Freund, ein Foto, noch besser ein Video, von Ihnen zu machen, während Sie am Computer arbeiten. Damit Sie Ihre Haltung nicht bewusst korrigieren und dadurch das Resultat verfälschen, sollte Ihr Helfer warten, bis Sie vollkommen in die Tätigkeit vertieft sind. Schauen Sie sich die Bilder im Anschluss an. Achten Sie auf die Haltung Ihres Kopfes, Ihres Nackens, Ihrer Schultern und so weiter. Ohne Sie jemals getroffen zu haben, wette ich, dass Ihr Kopf nach vorn geneigt ist und Ihre Schulter gerundet und nach vorn gesunken sind. Diese vorgebeugte Haltung schlägt sich in einer unnatürlichen Position der Faszien nieder.

Krankheit zu überwinden, was auch keine schlechte Sache ist. Dauert der Stress allerdings über sieben Tage hinweg an, dann gerät Ihr körperlich-geistiges Gesamtsystem in einen Zustand der Erschöpfung, in dem die normalen schützenden Immunreaktionen nicht mehr ausgelöst werden und der Körper anfällig für Krankheiten und Verletzungen wird.

Wenn Stress alltäglich wird

Stress ist ein normaler Teil des Alltagslebens, aber die meisten Menschen verbinden ausschließlich negative Aspekte damit. Viele Menschen haben Schuldgefühle oder schämen sich, wenn sie gestresst sind: Sie machen sich Vorwürfe, weil sie die Dinge nicht besser im Griff haben. Gleichzeitig akzeptieren sie unhinterfragt die vage Aussage, dass sie eben »gestresst« sind, als Erklärung für ihre scheinbare Unfähigkeit, mit alltäglichen Situationen zurechtzukommen.

Das Problem am Stress in unserer modernen Gesellschaft ist nicht wirklich unsere Reaktion darauf, sondern die Häufigkeit, mit der er auftritt und der Mangel an Kontrolle, die wir darüber haben. Wir sind nicht mit einem einzelnen Ereignis von großer Tragweite konfrontiert, sondern stehen täglich unter einem Dauerfeuer kleiner Stresssituationen – angefangen beim Wecker, der uns aus dem Schlaf reißt, über den Berufsverkehr, in dem wir feststecken, bis zu den engen Deadlines und der wiederholten Unterbrechung durch störende Anrufe. Jede dieser Situationen ist nur ein kurzzeitiger Stressfaktor; sind wir ihnen aber regelmäßig ausgesetzt, dann sinkt unsere Stressresistenz rapide und die kleinen Alltagserlebnisse kumulieren sich bis zu einem Punkt, an dem unser System zu erschöpft ist, um Krankheiten abzuwehren. Anders gesagt: Je mehr wir bewältigen müssen, desto weniger effizient werden unsere Bewältigungsmechanismen und desto schneller sind wir erschöpft, sodass eines Tages eine winzige Sache ausreicht, um unser überlastetes System krank werden zu lassen.

Früher traten stressbedingte Krankheiten vor allem bei über 50-Jährigen auf – das stufte man dann als »nervösen Zusammenbruch« ein. Es liegt am zunehmenden Stress unseres modernen Lebens, dass heute wesentlich jüngere Menschen von Stresserkrankungen betroffen sind. Auch der Anstieg systemischer Erkrankungen wie Fibromyalgie, chronische Müdigkeit und myofasziale Schmerzsyndrome, bei denen unser gesamtes körperlich-geistiges System in die Knie geht, geht darauf zurück.

Stress und das Verdauungssystem

Einen besonders starken Einfluss hat chronischer Stress auf das Verdauungssystem. Das Verdauungssystem ist sozusagen die Frontlinie der Interaktion mit der Außenwelt, da es alles verarbeitet, was wir essen und trinken. Und nicht nur das, es spielt auch eine entscheidende Rolle bei der Aufrechterhaltung unseres körperlich-geistigen Gleichgewichts, da es über den Vagusnerv in einem ständigen Informationsaustausch mit dem Gehirn steht.

Der Grad, bis zu dem ein Verdauungssystem funktionsfähig bleibt, hängt von unserem Stresspegel ab. Da unser Stresssystem ursprünglich entstanden ist, um uns vor Gefahren zu schützen, stellt der Körper alle nicht zwingend lebensnotwendigen Funktionen in Stresssituationen faktisch ein. Das betrifft auch das Verdauungssystem – weshalb wir, wenn wir nervös sind, zu Übelkeit neigen oder aufhören zu essen.

Wenn die Verdauung chronisch unter Druck steht, weil das gesamte physisch-mentale System aus der Balance geraten ist, dann verliert sie ihre Fähigkeit zur effektiven Nährstoff- und Mineralienaufnahme und zur Entsorgung der Giftstoffe und Abfallprodukte aus unserem Körper. Dies kann nicht nur Krankheiten des Verdauungstraktes wie das Reizdarmsyndrom (RDS) und Morbus Crohn verursachen, sondern auch Störungen des Immunsystems, die den ganzen Körper betreffen, wie zum Beispiel Allergien, Hautausschläge und Autoimmunerkrankung.

Ein eingeschränktes Verdauungssystem beeinträchtigt auch die Funktionsfähigkeit des Vagusnervs und damit zahlreiche wichtige Körperfunktionen wie das Sprechen, die Atmung, die Herzfrequenz und die Leberfunktion.

Der Kreislauf aus Stress und Schmerzen

Jeder physische Schmerz löst eine Stressreaktionen aus – unabhängig davon, ob er direkt auf ein schädigendes Ereignis wie einen Unfall folgt oder auf eine chronische Reizung von überstrapazierten Muskeln und Faszien zurückgeht. Das ist zunächst einmal eine gute Sache, da diese Stressantwort den Körper dazu veranlasst, alle für die Wiederherstellung nötigen Prozesse in Gang zu setzen.

Sobald es den Schaden in den Griff bekommen hat, geht unser körperlich-geistiges-System wieder in den Normalbetrieb über, und die Stressreaktion wird abgestellt. Wie wir jedoch gesehen haben, passiert es häufig, dass unser System davon ausgeht, dass der Schaden weiterhin besteht, und den Faszien den Impuls gibt, ihn zu reparieren.

Anfänglich kommt unser System noch mit diesen Veränderungen zurecht, indem es minutiöse Korrekturen an der Gewebezusammensetzung und der Haltung vornimmt. Wenn die Faszien jedoch nach und nach ihre Geschmeidigkeit einbüßen und sich verhärten, belastet das den Körper zusätzlich, und ein Teufelskreis wird in Gang gesetzt: Der anhaltende Schmerz,

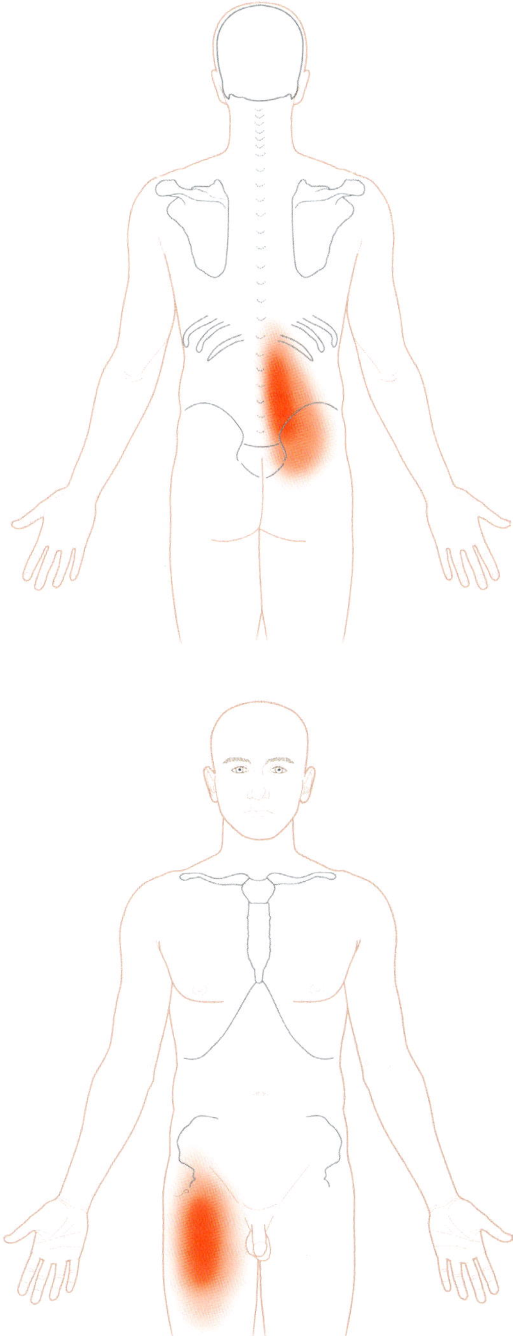

Ein Schmerzmuster, das für Triggerpunkte im großen Lendenmuskel (Musculus psoas major) typisch ist.

der von der veränderten Gewebestruktur verursacht wird, erzeugt chronische Stressreaktionen.

Im Laufe der Zeit verändert das unser körperlich-geistiges Gesamtsystem: Die Verhältnisse in dem einst ausgewogenen, sich selbst regulierenden System werden instabil. Irgendwann genügt der kleinste zusätzliche Stress als Auslöser für die Verstärkung bestehender Schmerzen oder ihre Ausbreitung in andere Körperregionen. Es kann ausreichen, dass Sie versuchen, den Schmerz zu ignorieren oder Ihnen gesagt wird, dass Sie eben »einfach damit leben müssen« – und schon ist ein Stresspegel erreicht, der Ihre Probleme über die ursprünglichen chronischen Schmerzen hinaus verschlimmert.

Der aus anhaltenden Schmerzen resultierende Stress hat darüber hinaus einen degenerativen Effekt auf das Nervensystem, da er die Fähigkeiten des Körpers zur Bewältigung von weiteren Schmerzen und Belastungen reduziert. Dies kann eine latente Entzündungsreaktion in den Faszien auslösen, die in letzter Konsequenz zu den oben beschriebenen stressbedingten Beschwerden führt.

Da in unserem Körper alles miteinander verbunden ist, stellen chronische physische Schmerzen eine ebenso chronische psychische Belastung dar. Menschen mit chronischen Schmerzen entwickeln mit erhöhter Wahrscheinlichkeit stressbedingte psychische Erkrankungen wie Ängste und Depression. Diese Störungen sind ebenfalls Teil der Endlosspirale aus Schmerzen und Stress, die für das Fortbestehen so vieler chronischer Schmerzkrankheiten verantwortlich ist (siehe Kapitel 6).

Körpertherapeutische Methoden wie Myofascial Release, die zur Behandlung gereizter und verhärteter Faszien geeignet sind, wirken positiv auf die Stressreaktionen und tragen auf diese Weise dazu bei, den Teufelskreis zu durchbrechen und die Symptome zu lindern.

Die Bedeutung von Triggerpunkten

Wenn im Körper fasziale Restriktionen bestehen, dann bilden sich in Bereichen mit verhärtetem oder verspanntem Gewebe Triggerpunkte.

Ein Triggerpunkt ist ein abgegrenzter Bereich der faszialen Beschränkung innerhalb des Weichgewebes. Wenn Sie Druck auf ihn ausüben, kann sich ein Triggerpunkt abhängig davon, wo er sich befindet, wie alles Mögliche anfühlen – die Bandbreite reicht vom Sandkorn bis zu einem kleinen Golfball. Triggerpunkte sind das, was Menschen oft als »Knoten« in ihren Muskeln bezeichnen.

Einen Triggerpunkt zu drücken, löst entweder an der Stelle selbst Schmerzen oder andere Symptome aus oder überträgt – ebenso typisch – die Schmerzen und die Symptome, einem spezifischen, wiedererkennbaren Muster entsprechend, in einen anderen Bereich des Körpers.

Diesen Zusammenhang nutzt die myofasziale Therapie. Schmerzen im unteren Rücken können zum Beispiel durch Triggerpunkte im *Musculus psoas major* (großer Lendenmuskel) in der Hüfte verursacht werden. Wenn Sie auf die Triggerpunkte in den großen Lendenmuskeln sanften, anhaltenden Druck ausüben, werden diese gelockert, was die Schmerzen und Symptome im Rücken lindert, ohne dass dieser Bereich direkt behandelt wird. Aus diesem Grund behandeln Myofascial-Release-Therapeuten oft andere Stellen als diejenigen, an denen Sie den Schmerz spüren. Das kann bei der Behandlung chronischer Schmerzen einen überaus beruhigenden und damit nützlichen Einfluss haben, da manche Schmerzpatienten große Angst vor einer Behandlung der Bereiche haben, die unmittelbar von den Schmerzen betroffen sind.

Wenn Sie das Prinzip der Triggerpunkte und der Schmerzübertragung verstehen, dann können Sie auch nachvollziehen, warum die Selbsthilfeübungen, die wir in diesem Buch vorstellen, nicht immer dort ansetzen, wo Sie den Schmerz fühlen.

Der Zusammenhang zwischen Faszien und chronischen Schmerzen

In diesem Kapitel haben wir uns angesehen, was mit den Faszien geschieht, wenn sie geschädigt sind und welche Faktoren Faszienschädigungen verursachen können. Es hat sich gezeigt, dass zwischen Faszienschädigungen und der Entwicklung chronischer Schmerzen ein enger Zusammenhang besteht, denn:

- Faszienschädigungen beeinträchtigen die Balance in unserem körperlich-geistigen Gesamtsystem.
- Faszienschädigungen verändern im Laufe der Zeit die Funktionen des Nervensystems.
- Chronische Schmerzen entstehen aus einer Kombination aus Veränderungen des Nervensystems und chronischen Stressreaktionen.

Kapitel 6

»[Schmerz ist] eine unangenehme sensorische und emotionale Erfahrung, die mit tatsächlichen oder potenziellen Gewebeschädigungen in Zusammenhang steht oder im Sinne einer solchen Schädigung beschrieben wird.«

The International Association for the Study of Pain (IASP)

WIE CHRONISCHE SCHMERZEN ENTSTEHEN

In diesem Kapitel erfahren Sie,

- wie die »normale« Schmerzreaktion des Körpers abläuft,
- wie diese fehlschlagen kann und Schmerzen sich chronifizieren,
- was das mit den Faszien zu tun hat.

Einführung

Lassen Sie uns kurz noch einmal zu der Definition chronischer Schmerzen aus Kapitel 1 zurückkehren: »Wir definieren chronische Schmerzen als Schmerzen, die über die normale Dauer des Genesungsprozesses hinaus bestehen oder die im Zusammenhang mit nicht heilbaren Erkrankungen auftreten«, so die Chronic Pain Policy Coalition.

Wir wissen, dass das Wesen chronischer Schmerzen darin besteht, dass sie länger andauern, als sie in Hinblick auf die zugrundeliegende Ursache andauern sollten. Bevor wir uns der Frage zuwenden, warum chronische Schmerzen bestehen bleiben, müssen wir uns daher damit befassen, wie und warum Schmerzen überhaupt entstehen.

Was sind Schmerzen?

Laut der oben aufgeführten Definition der International Association for the Study of Pain (IASP), der Internationalen Vereinigung für Schmerzstudien, sind Schmerzen das, was wir als Schmerzen erleben. Nehmen wir zum Beispiel an, Sie treten barfuß auf einen spitzen Stein: Erstens spüren Sie etwas, das aus dem Rahmen des Gewohnten fällt. Zweitens stellen Sie eine Assoziation her, also eine gedankliche Verknüpfung, und Ihr Verstand benennt das, was Sie spüren, als Schmerz. Damit haben Sie soeben eine emotionale Erinnerung geschaffen, auf die Sie sich beziehen, wenn Sie künftig ähnlichen Situationen begegnen. Das bedeutet, die Erzeugung von Schmerz geschieht in einem zweistufigen körperlich-geistigen Prozess. Schmerz ist eine notwendige und natürliche Reaktion auf etwas potenziell Schädliches. Problematisch wird es, wenn die Schmerzreaktion fehlerhaft abläuft und in einen chronischen Zustand mündet.

Die »normale« Schmerzreaktion (Kurzversion)

Die folgende Abbildung zeigt die Mechanismen der Schmerzreaktion. Sie wird in erster Linie durch das Nervensystem aktiviert und gesteuert, obwohl die Faszien ebenfalls daran beteiligt sind. Die Aufgabe der Schmerzreaktion ist es, uns vor potenziellen Schäden zu beschützen und, falls eine Schädigung auftritt, den Reparaturprozess einzuleiten.

Gehen wir den Ablauf der Schmerzreaktion im Detail durch. Nehmen wir an, Sie stoßen sich die große Zehe am Bettpfosten. Die normale Schmerzreaktion läuft folgendermaßen ab:

- Nervenendigungen in den Faszien, die als Nozizeptoren bezeichnet werden, werden durch den Aufprall der

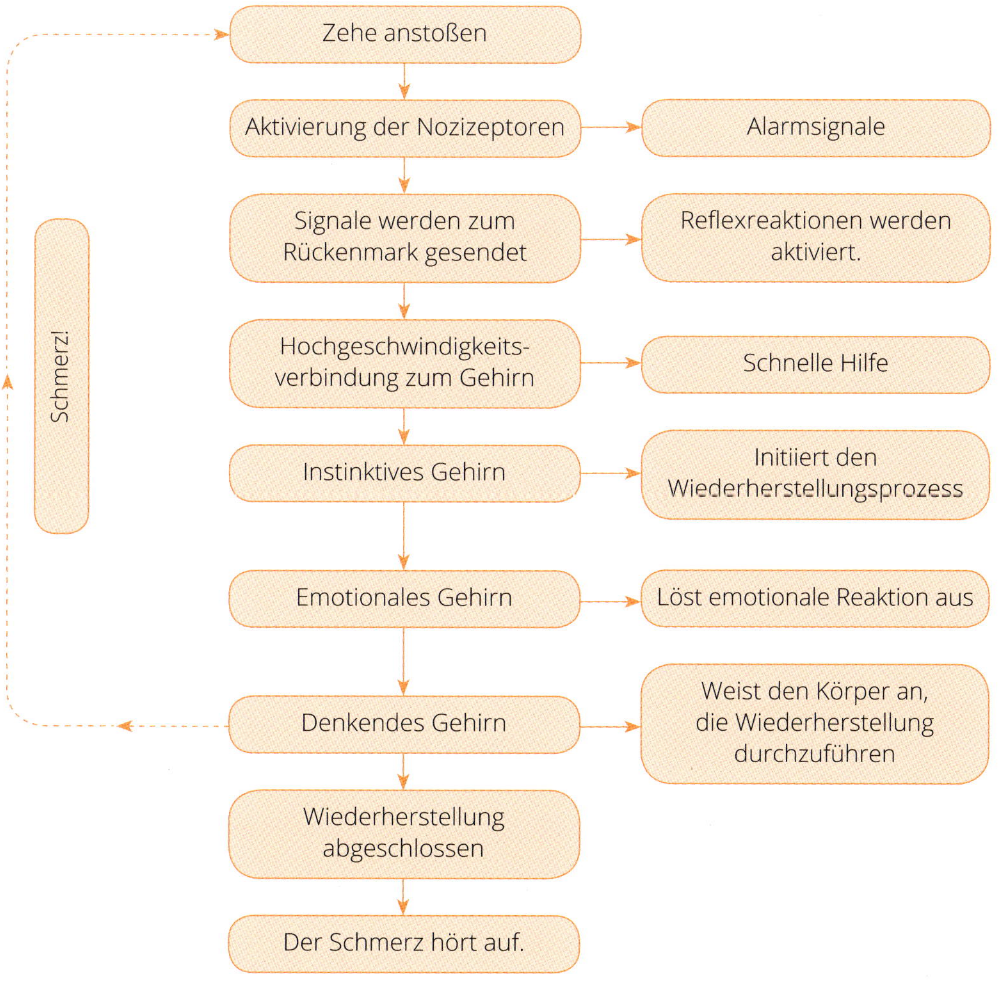

Die normale Schmerzreaktion

Zehe zusammengedrückt. Nozizeptoren werden nur durch ungewöhnliche Situationen aktiviert, in denen ein Schaden entstehen kann – ihre Aufgabe ist es, Alarm zu schlagen.

- Die Nozizeptoren übermitteln ihr Alarmsignal entlang der Nerven, die über das Rückenmark von den Zehen bis zum Gehirn verlaufen.
- Wenn das Alarmsignal das Rückenmark erreicht, löst es zum Schutz zunächst eine schnelle Reflexreaktion aus.
- Die Reflexreaktion besteht darin, dass Sie Ihre Zehe vom Bett wegbewegen und sie aus der Gefahrenzone entfernen.
- Das Signal setzt seinen Weg nach oben über spezielle, besonders schnelle Fa-

sern des Rückenmarks – eine Art »Überholspur« – fort, die sicherstellen, dass es so schnell wie möglich im Gehirn ankommt – denn in diesem Moment geht der Körper davon aus, dass jeder zusätzliche Schaden potenziell lebensgefährlich ist.

- Das Signal erreicht den ersten Bereich des Gehirns, das instinktive Gehirn. Man bezeichnet es auch als »Reptiliengehirn«, da es der älteste Bereich unseres Gehirns ist.
- Die Reaktion des instinktiven Gehirns besteht darin, den Körper zu veranlassen, möglicherweise beschädigtes Gewebe in Ihrer Zehe wiederherzustellen. Es leitet außerdem im ganzen Körper eine Reihe von unbewussten Reaktionen ein, die dazu dienen, Sie vor weiteren Gefahren zu schützen. Diesen Reaktionen widmen wir uns an späterer Stelle im Detail.
- Das Alarmsignal wird zur nächsten Gehirnregion weitergeleitet, in das sogenannte »limbische System« oder emotionale Gehirn.
- Das emotionale Gehirn erzeugt eine erste emotionale Basisreaktion – zum Beispiel Wut, Angst oder Tränen. Welche Emotion es wählt, ist individuell verschieden und hängt von Ihrer persönlichen Bibliothek gespeicherter Emotionen ab.
- Das Alarmsignal setzt seinen Weg in den letzten Bereich Ihres Gehirns fort, in das denkende Gehirn, also den Kortex.
- Erst, wenn das Alarmsignal das denkende Gehirn erreicht, wird das Signal als Schmerz interpretiert. Erst in diesem Moment setzt Ihre bewusste Wahrnehmung ein. Obwohl erst eine Millisekunde vergangen ist, seit das auslösende Ereignis stattgefunden hat, wurde schon eine ganze Reihe unbewusster Reaktionen ausgelöst.
- Das denkende Gehirn führt nun einen schnellen Scan der gespeicherten Erinnerungen durch, um zu sehen, ob darunter eine ist, die zur aktuellen Situation passt.
- Hat es eine Übereinstimmung gefunden, ruft es eine damit verbundene Emotion ab, da das Gehirn Erinnerungen anhand der damit verknüpften Emotionen ordnet (Sie können sich das wie eine Notiz vorstellen, die Sie an einem Ordner anbringen). Dann weist das denkende Gehirn das emotionale Gehirn an, die betreffende Emotion zu starten.
- Findet es keine Übereinstimmung, dann erzeugt das denkende Gehirn eine neue Erinnerung und eine damit verbundene Emotion und speichert beide gemeinsam für zukünftige Bezugnahmen ab. Es verknüpft die gewählte Emotion mit den Umständen, unter denen Sie sich Ihre Zehe gestoßen haben. Wenn Sie sich zum Beispiel gerade mit Ihrem Part-

ner gestritten haben, als es passiert ist, dann wird Ihr Gehirn die Gefühle, von denen die Auseinandersetzung begleitet war, gemeinsam mit der Erinnerung daran, dass Sie sich die Zehe angestoßen haben, speichern.

- Von jetzt an wird diese Emotion jedes Mal, wenn Sie sich Ihre Zehe anstoßen, Ihre Reaktion steuern.
- Das denkende Gehirn ist auch dafür zuständig, dem Körper zu sagen, dass er die Wiederherstellung der verletzten Struktur durchführen soll.
- Zu dem Prozess gehört unter anderem, dass das Gehirn einen Strom schmerzlindernder Chemikalien durch das Rückenmark nach unten sendet. Das ist der Grund dafür, dass man im Moment der Verletzung oft gar keine besonders starken Schmerzen verspürt.
- Nach einer Weile gehen diese schmerzlindernden Chemikalien zur Neige. Jetzt übernehmen schmerzverstärkende Chemikalien die Regie: Sie sorgen dafür, dass Sie den verletzten Bereich während des Heilungsprozesses nicht benutzen.
- Im normalen Verlauf führt der Körper die Reparaturmaßnahmen durch, die Nozizeptoren beruhigen sich, und Ihr Körper nimmt seine normalen Alltagsaktivitäten wieder auf.
- Der Schmerz hört auf.

Wenn Schmerzen chronisch werden (Kurzversion)

In der folgenden Abbildung sind die Prozesse zu sehen, die bei der Entstehung chronischer Schmerzen ablaufen. Wir gehen von derselben Grundannahme wie im vorhergehenden Beispiel aus: Sie haben sich die große Zehe angestoßen. Manchmal schlägt der Wiederherstellungsprozess fehl, und es passiert Folgendes:

- Im Rahmen der Reparaturprozesse beginnen die Faszien in diesem Bereich, zusätzliche Kollagenfasern anzulagern – eine normale Reaktion der Faszien bei Verletzungen (siehe Kapitel 5). Obwohl der Körper die Wiederherstellung abschließt, hat die verdickte Faszie einen Teil ihrer Gleitfähigkeit eingebüßt. Das bedeutet, dass das Gewebe nicht mehr in den Zustand vor der Verletzung zurückkehren kann.
- Als Folge bleiben die Nozizeptoren in diesem Bereich zusammengedrückt und fahren damit fort, über das Rückenmark Alarmsignale ans Gehirn zu senden.
- Bereits nach einer wenige Tage andauernden faszialen Restriktion verdoppelt sich die Anzahl der Nozizeptoren im betroffenen Bereich; damit sind sie in der Lage, die doppelte Menge an Alarmsignalen zu senden.

- Die Nozizeptoren reagieren nun auch wesentlich empfindlicher auf die Gefahr künftiger Schäden, weshalb sie manchmal grundlos aktiviert werden.
- Da die Alarmsignale nun jedoch keinen echten Neuigkeitswert mehr haben und als nicht lebensbedrohlich eingestuft wurden, werden sie den langsamen Fasern im Rückenmark zugeteilt – aus dem Alarm wird eher ein Nörgeln.
- Auf ihrem Weg durch das Rückenmark nach oben passieren die Signale wiederum das instinktive und emotionale Gehirn und erreichen schließlich das denkende Gehirn.
- Da sie sich nun langsamer und in einer beständigen Welle voranbewegen, haben die Alarmsignale mehr Zeit, um im instinktiven und emotionalen Gehirn Reaktionen auszulösen. Sie lösen insbesondere wiederholt die Freisetzung von Stresshormonen aus und bewirken Emotionen, die mit Stress in Zusammenhang stehen, wie Ängste und Depressionen.
- Sobald diese Signale das denkende Gehirn erreichen, lösen sie auch die mit der angestoßenen Zehe verknüpften Emotionen wieder und wieder aus.
- Mit der Zeit verstärkt die Wiederholung die emotionale Erinnerung – etwa Wut oder was auch immer die ursprüngliche Emotion war. Sie wird zu einem erlernten Verhalten, einem neuen Daseinsmodus. Auf diese Weise »erlernt« unser körperlich-geistiges System chronische Schmerzen und die damit verknüpfte Emotion.
- Die sich wiederholenden Alarmsignale von der Zehe zum Gehirn verändern das Rückenmark auch physisch. Anstatt schmerzstillender Chemikalien werden nur schmerzverstärkende weitergeleitet. Die Schmerzbotschaft wird kontinuierlich verstärkt.
- Diesen Prozess bezeichnet man als Sensibilisierung. Sie erzeugt Veränderungen im ganzen Körper; dazu gehören auch die Schwächung des Immunsystems und eine erhöhte Empfindlichkeit gegenüber Schmerzen, zwei Aspekte, die charakteristisch für chronische Schmerzen sind.
- Die chronischen Schmerzen haben zur Folge, dass wir unseren Körper anders benutzen, da die verletzten Faszien weitere Einschränkungen nach sich ziehen, die sich entlang der neuen Spannungslinien im Körper ausbreiten. Dadurch verändern sich unsere Körperhaltung und unser Gleichgewicht, was weitere Schmerzen verursachen kann.
- Gleichzeitig verändert der andauernde Schmerz unsere Emotionen. Wir werden reizbar und vielen Dingen gegenüber weniger tolerant, was uns letztendlich nur noch ängstlicher und depressiver macht.
- Wir sind in den chronischen Schmerzkreislauf eingetreten.

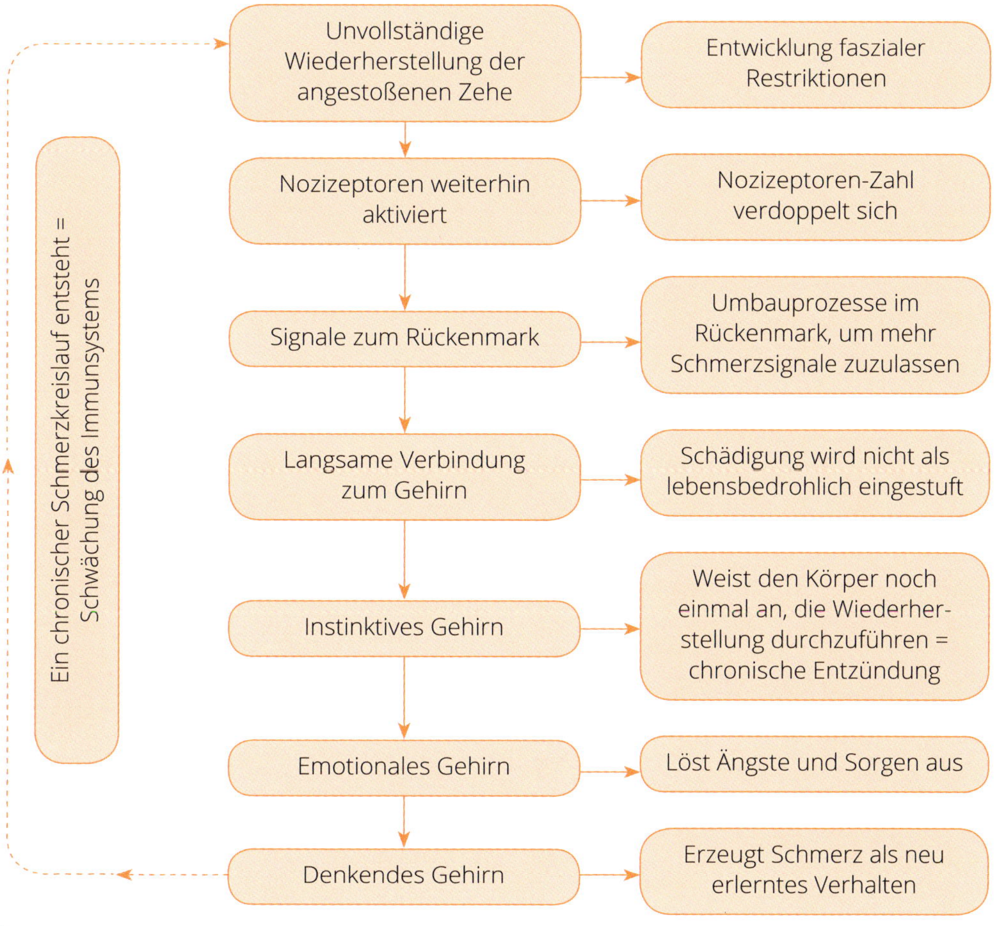

Wenn Schmerzen chronisch werden

Soweit die Kurzversion – wenn Sie zu denjenigen Lesern gehören, denen diese Erklärung für die Entstehung und Chronifizierung von Schmerzen ausreichen, überspringen Sie einfach die nächsten Unterkapitel und steigen Sie bei Kapitel 7 wieder ein. Dort geht es darum, wie wir aus dem Schmerzkreislauf aussteigen können. Wenn Sie sich jedoch eingehender über den chronischen Schmerzkreislauf informieren möchten, lesen Sie weiter.

Die »normale« Schmerzreaktion (ausführliche Version)

In diesem Abschnitt werden wir uns die Strukturen und Prozesse genauer ansehen, die an der Erzeugung von normalen Schmerzen beteiligt sind.

Nervenendigungen und Rezeptoren

Es gibt keine speziellen Schmerzsensoren im Körper, sondern lediglich Sensoren, deren Aufgabe es ist, verschiedene Veränderungen, die dem Körper wiederfahren können, aufzunehmen. Das sind die Nervenendigungen.

In allen Körpergeweben sind Millionen von Nervenendigungen eingebettet, von denen jede eine hoch spezialisierte Aufgabe beim Erkennen bestimmter Reize hat. Einige nehmen Hitze und Kälte wahr, andere leicht streifenden Druck, wieder andere starken, anhaltenden Druck und die nächsten ermöglichen uns die Propriozeption (das heißt, sie liefern uns Informationen über unsere Bewegungen und unsere Position in Bezug auf den Raum und andere Dinge). Für unser Verständnis für Schmerz ist eine Reihe von Sensoren entscheidend, die erkennen, ob wir mit etwas Schädlichem konfrontiert sind, das umfasst zum Beispiel Chemikalien, Hitze, Druck, Verletzungen und Reizungen.

Diese Sensoren werden als Nozizeptoren bezeichnet (»nocere« stammt aus dem Lateinischen und bedeutet »schaden« – erinnern Sie sich an den Nocebo-Effekt aus Kapitel 3?). In den Faszien befinden sich zehnmal mehr Nozizeptoren als in jedem anderen Gewebe unseres Körpers. Das bedeutet, dass jede potenzielle Schädigung unseres Körpers durch ein Zusammenspiel des faszialen Systems mit dem Nervensystem wahrgenommen wird.

Nozizeptoren reagieren nicht auf normale, alltägliche Ereignisse. Sie reagieren nur auf etwas Außergewöhnliches oder wenn sich normale Bedingungen zu schädlichen wandeln. Ein Nozizeptor springt nicht darauf an, wenn wir uns wie gewohnt bewegen oder trainieren; aber er reagiert, wenn wir einen Muskel oder Gelenk überdehnen oder mit dem Sprunggelenk umknicken.

Die Aufgabe eines Nozizeptors ist es, Informationen über gesundheitsschädliche Bedingungen aufzunehmen und an das Gehirn weiterzuleiten, damit dieses darauf reagieren und für unsere Sicherheit sorgen kann.

Wenn Sie Ihre Nozizeptoren in Aktion erleben wollen, trommeln Sie mit Ihren Fingern auf eine harte Oberfläche. Wenn Sie leicht klopfen, spüren Sie nur den Druck der Oberfläche. Bei kräftigeren Schlägen können Sie irgendwann leichte Schmerzen wahrnehmen – das bedeutet, dass Sie gerade die Nozizeptoren in Ihren Fingerspitzen aktiviert haben.

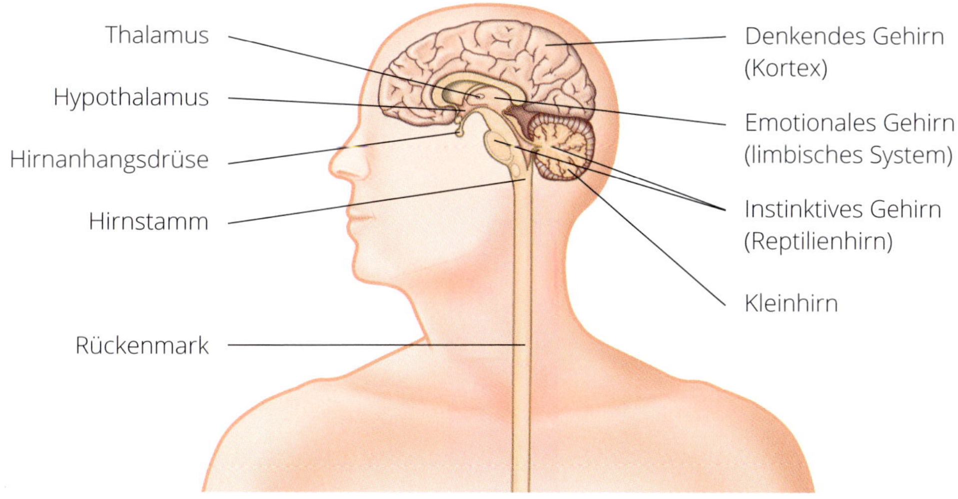

Das Gehirn besteht aus verschiedenen Bereichen, die sich zu verschiedenen Zeitpunkten der Menschheitsgeschichte entwickelt haben.

Das Gehirn

Unser Gehirn ist eine durchschnittlich 1,3 Kilogramm schwere Masse aus weichem Nervengewebe in unserem Schädel. Das Gehirn ist die Nervensteuerzentrale des Körpers; es empfängt Signale von den Nervenrezeptoren und dem faszialen System im gesamten Körper und verarbeitet sie. Das Gehirn ist zuständig für unsere Erinnerung, unsere Emotionen, unser Gleichgewicht und lebenswichtige Funktionen, die unbewusst ablaufen – etwa die Atmung und der Kreislauf.

Das Gehirn besteht aus verschiedenen Teilen, die sich zu verschiedenen Zeitpunkten der menschlichen Evolution entwickelt haben. Der älteste Bereich, das instinktive Gehirn, steuert die unbewusst ablaufenden Funktionen, die uns am Leben erhalten; der zweite ist das emotionale Gehirn, das sich, wie der Name schon sagt, um die Emotionen kümmert. Der modernere, für Denken und Erinnerungen zuständige Teil unseres Gehirns ist der Kortex. Wie in dem Diagramm zur normalen Schmerzreaktion (siehe Seite 99) zu erkennen ist, sind all diese Bereiche des Gehirns an der Schmerzreaktion beteiligt.

Gehirn und Geist

Anders als das Gehirn, das aus physischer Materie besteht, ist der Geist etwas eher Feinstoffliches. Der Geist hat keine feste physische Gestalt; er besteht aus der Energie, die das Gehirn in Form von elektrischen Signalen durchfließt.

Ganzheitlich betrachtet, sind Gehirn und Geist aufs Engste miteinander verbunden, da die geistigen Prozesse nur auf Basis der physischen Leitungen und Verbindungsstellen erfolgen können.

Vielleicht hilft es Ihnen, das Konzept zu verstehen, wenn Sie sich klar machen, dass Sie Ihre geistigen Prozesse – Ihr Denken – jederzeit verändern können, da diese nicht physisch existieren, sondern nichts als eine Ansammlung elektrischer Ladungen sind. Ihr Gehirn hingegen können Sie nicht ohne Weiteres verändern; es sei denn, seine physische Struktur wird durch Operationen, Drogen oder eine Verletzung verändert.

Wenn unser Gehirn eine neue Erfahrung speichert, zum Beispiel einen neuen Schmerz, dann werden zunächst bestimmte Verbände von Gehirnzellen, die man Neuronen nennt, gleichzeitig aktiviert. Dabei bleiben sie für ein paar Sekunden miteinander verbunden. Durch Wiederholung werden diese Verbindungen verstärkt, es bilden sich neuronale Pfade, und eine neue Erinnerung entsteht. In der Summe entsprechen unsere Nervenbahnen unserer Art zu lernen – sie sind das Resultat unserer Gewohnheiten und des für uns typischen Verhaltens in bestimmten Situationen.

Vereinfacht lässt sich dieser gesamte Prozess auf eine kurze Formel bringen: Neuronen, die gleichzeitig aktiviert werden, verknüpfen sich.

Wenn wir vom Gehirn sprechen, meinen wir die physische Struktur in unserem Kopf und die neuralen Pfade. Wenn wir jedoch vom Geist sprechen, meinen wir die mentalen Prozesse, denen unsere Gedanken, Erinnerungen und Gefühle entstammen, die wir in diese neuronalen Pfade einbauen.

Neurotransmitter

Neuronen leiten Signale entlang der Nervenbahnen, indem sie sie wie beim Staffellauf von einer Zelle zur nächsten reichen. Jedes Mal, wenn ein Signal von einer Zelle zur anderen gereicht wird, muss es einen mikroskopisch kleinen Spalt überqueren, die Synapse. Die Signale werden von Neurotransmittern über diese Lücke befördert.

Neurotransmitter sind natürliche chemische Botenstoffe, die Körperfunktionen an- oder abschalten. Es gibt viele verschiedene Arten von Neurotransmittern – von einigen haben Sie möglicherweise schon einmal gehört.

In der Tabelle auf Seite 107 sind die Neurotransmitter und chemischen Stoffe, die an Schmerzreaktionen beteiligt sind, aufgeführt. Darunter gibt es eine Reihe von »guten Stoffen«, die dafür sorgen, dass wir uns besser fühlen, und die unser Schmerz-

Neurotransmitter	Rolle
Adrenalin (auch als Epinephrin bezeichnet)	unser »Beschleunigungshormon«
Cortisol	Stresshormon – löst Stressreaktionen aus
Dopamin	verstärkt angenehme Gefühle und ist bei Suchtverhalten im Spiel
Serotonin	verstärkt angenehme Gefühle – Serotoninmangel trägt zu Depressionen bei
Endorphine	Die körpereigenen Schmerzhemmer blockieren die Freisetzung der Substanz P (siehe unten).
Enkephaline	hemmen ebenfalls die Ausschüttung der Substanz P und haben einen schmerzhemmenden Effekt, der 200-mal stärker ist als der von Morphin
Substanz P	verstärkt die Schmerzempfindung und wird als Reaktion auf Verletzungen und Schädigungen freigesetzt
Bradykinin	Wirkstoff, der die Schmerzempfindlichkeit steigert und bei Gewebsschädigungen freigesetzt wird
Zytokin	Botenstoff, der die Kommunikation von Zelle zu Zelle im Rahmen der Immunantwort unterstützt und Zellen dazu anregt, sich zur Bekämpfung von Entzündungen, Infektionen und Traumata in davon betroffene Bereiche zu begeben

Neurotransmitter, die an der Entstehung und den Auswirkungen von Schmerzreaktionen beteiligt sind

empfinden modulieren, wenn der Schmerz erstmalig auftritt. Einige der Stoffe sind für die Übermittlung und Steigerung von Schmerzen zuständig; damit übernehmen sie lebenswichtige Schutzfunktionen.

Die normale Schmerzreaktion

Kehren wir zurück zu unserem Beispiel der angestoßenen Zehe. Eine derartige Verletzung veranlasst die lokalen Nozizeptoren dazu, Alarmsignale auszulösen und durch das Nervensystem zum Gehirn zu senden. Jede Gewebeschädigung führt zur Freisetzung von Bradykinin, eines Hormons, das die Nozizeptoren zur Ausschüttung anderer Schmerzhormone, die als Substanz P bezeichnet werden, anregt. Die Substanz P ist ein schmerzverstärkendes Hormon, das das Alarmsignal auf seinem Weg zum Gehirn intensiviert.

Wenn die Alarmsignale das Gehirn erreichen, lösen sie, wie wir bereits gesehen haben, eine Kette von Aktionen und damit verbundenen Emotionen aus. Sobald das Gehirn die Botschaft als Schmerzsignal erkannt hat, schickt es einen Strom schmerzstillender Hormone wie Endorphine und Enkephaline über das Rückenmark nach unten, um die Substanz-P-Signale zu dämpfen, die die Nozizeptoren nach oben gesandt haben.

Das kann dazu führen, dass Sie zunächst keinen Schmerz spüren; aber wenn der Körper seinen Vorrat an Endorphinen und Enkephalinen aufgebraucht hat, während weiterhin die Substanz P freigesetzt wird, setzt der Schmerz wieder ein und wird stärker.

Das Gehirn setzt darüber hinaus den Wiederherstellungsprozess in Gang, indem es Zytokine dazu anregt, »Reparaturteams« in den geschädigten Bereich zu schicken. Der einleitende Wiederherstellungsprozess umfasst auch Entzündungen; diese sind ein Mittel, um zu verhindern, dass Sie die betroffene Körperregion nutzen: Wenn Ihre Zehe anschwillt, werden Sie sie aller Wahrscheinlichkeit nach beim Gehen weniger belasten.

Abhängig von dem Ausmaß der Gewebeschädigung kann der Wiederherstellungsprozess zwischen ein paar Tagen und einer Woche dauern. Nach seinem Abschluss sind die normalen Gewebsfunktionen wiederhergestellt, und alles geht wieder seinen gewohnten Gang: Der Schmerz ist verschwunden.

Wie normale Schmerzen chronisch werden

Um in letzter Konsequenz zu verstehen, wie und warum normale Schmerzen chronisch werden können, müssen wir uns mit der Frage befassen, wie sich Faszien in Reaktion auf Schädigungen verändern und wie unbewusste Prozesse in unserem körperlich-geistigen System unsere Schmerzreaktionen steuern.

Unbewusste Reaktionen

Wenn wir über unbewusste Prozesse sprechen, müssen wir klarstellen, dass es nicht darum geht, was passiert, während Sie schlafen. Gemeint sind die lebenswichtigen Funktionen, die in unserem Körper ablaufen, ohne dass wir bewusst daran denken müssen, sie auszuführen. Dazu gehören unsere Atmung, der Herzschlag, die Verdauung und viele weitere Vorgänge. Dazu gehören auch viele Verhaltensweisen, derer wir uns gar nicht bewusst sind, die aber unser Verhalten in bestimmten Situationen steuern.

Das Unbewusste ist sehr stark, ganz unabhängig davon, ob wir dessen gewahr sind. Unsere unbewussten Prozesse und Funktionen übertreffen allein schon zahlenmäßig unsere bewussten Gedanken

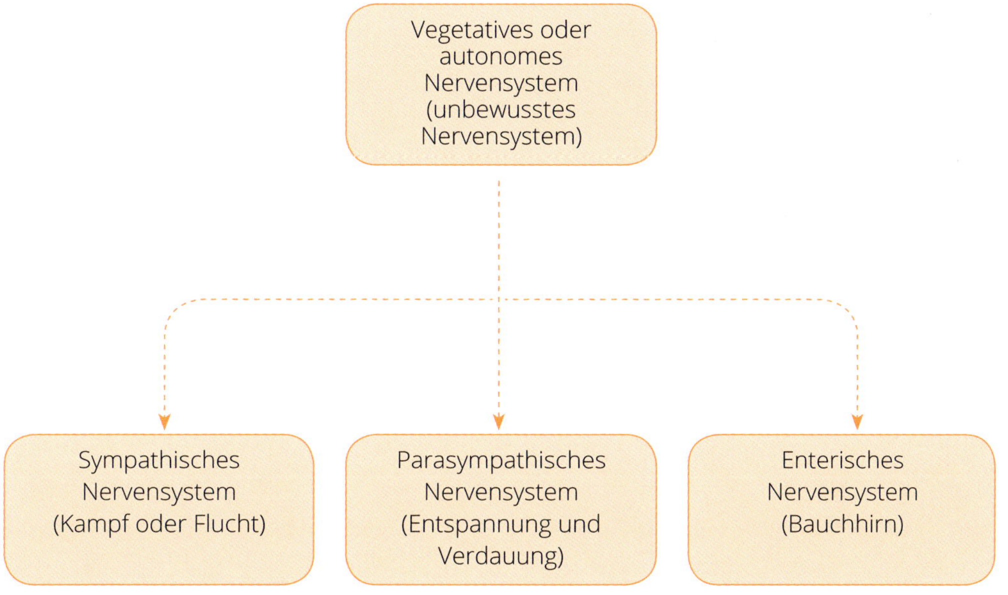

Das unbewusste Nervensystem

im Verhältnis von einer Million zu eins; bevor wir überhaupt anfangen haben, über einen möglichen ersten Schritt nachzudenken, haben diese Prozesse längst stattgefunden. Falls Sie also der Auffassung sind, Sie hätten in Ihrem Körper das Sagen, dann sollte Sie das noch einmal überdenken.

Das Diagramm oben zeigt unser unbewusstes Nervensystem. Dieses ist in drei Bereiche untergliedert:

- Das enterisches Nervensystem, auch »Bauchhirn« genannt
- Das sympathische Nervensystem, das für unsere Kampf-oder-Flucht-Reaktion zuständig ist
- Das parasympathische Nervensystem mit seinem Fokus auf Erholung und Verdauung

Im Bauchhirn oder enterischen Nervensystem finden sich fünfmal mehr Neuronen als im Rückenmark. Es arbeitet selbstständig, unabhängig vom Gehirn und von anderen Teilen des Nervensystems, wobei es jedoch über den Vagusnerv mit dem Gehirn in Verbindung steht.

Das Bauchhirn produziert eine Reihe von Neurotransmittern und ist für mehr als 90 Prozent des Serotonins und 50 Prozent des Dopamins im Körper verantwortlich. Es steuert außerdem die Verdauungsfunktionen.

Hier ist außerdem unser Bauchgefühl angesiedelt, unser sechster Sinn, dessen unbewusste Reaktionen auf emotionale Situationen sich physisch in unserer Bauchgegend bemerkbar machen, lange bevor unser Verstand und unsere Vernunft auf den Plan treten. Wenn wir unserem Bauchgefühl folgen, liegen wir erfahrungsgemäß meist richtig.

Innerhalb des unbewussten Nervensystems arbeiten der Sympathikus (Kampf oder Flucht) und der Parasympathikus (Entspannung und Verdauung) mit dem Bauchgehirn Hand in Hand. Sympathikus und Parasympathikus arbeiten antagonistisch – also als Gegenspieler –, um das Gleichgewicht im gesamten Organismus, das als Homöostase bezeichnet wird, aufrecht zu erhalten.

Das System ist menschheitsgeschichtlich sehr alt: Die Kampf-oder-Flucht-Reaktion entwickelte sich ursprünglich, um uns die Fähigkeit zu geben, angemessen auf lebensbedrohliche Extremsituationen zu reagieren – zum Beispiel, wenn Menschen in prähistorischen Zeiten von einem Säbelzahntiger angegriffen wurden. Sie ermöglicht es uns, entweder gegen den Tiger zu kämpfen oder schnell wegzurennen.

Im Kampf-oder-Flucht-Modus werden spezifische Körperreaktionen ausgelöst, um Sie handlungsbereit zu machen. Durch die Freisetzung von Adrenalin und Cortisol steigen die Atem- und Herzfrequenz, die Blutgefäße transportieren vermehrt Sauerstoff und Nährstoffe in Ihre Muskeln, Ihr Blick fokussiert sich, und Ihr Kurzzeitgedächtnis meldet sich vorübergehend ab. Auch alle anderen Körperfunktionen, die in diesem Moment nicht zwingend nötig sind – etwa die Verdauung –, werden eingestellt.

Die Entspannungsreaktion ist das genaue Gegenteil der Kampf-oder-Flucht-Reaktion. Wenn der Parasympathikus aktiv ist, verlangsamen sich die Herz- und Atemfrequenz, die Muskeln entspannen sich und innere Organe wie der Verdauungstrakt arbeiten ganz normal. Dieser Teil unseres unbewussten Nervensystems ist am aktivsten, wenn wir schlafen.

Gesteuert werden diese beiden Bereiche des Unbewussten von Ihrem instinktiven Gehirn. Abhängig von externen und internen Auslösern – den modernen Äquivalenten des Säbelzahntigers – wechselt es zwischen dem Anspannungs- und Entspannungszustand. Wenn Sie morgens spät dran sind und sich beeilen müssen, um den Bus zu erwischen, setzt eine Kampf-oder-Flucht-Reaktion ein, um Ihnen den nötigen Energieschub zu geben. Sobald Sie sich im Bus auf Ihren Sitzplatz fallen lassen, setzt die Entspannungsreaktion ein und sorgt dafür, dass Sie sich wieder beruhigen.

So weit so gut. Allerdings ist unser instinktives Gehirn nicht besonders gut für das Leben in der modernen Welt gerüstet – es tut sich schwer damit, zwischen echter und wahrgenommener Gefahr zu unterscheiden. Wenn Sie sich also Sorgen über Ihren Job, Ihre Beziehung oder Ihre Finanzen machen, wird ebenso eine Kampf-oder-Flucht-Reaktion ausgelöst, wie es der Fall ist, wenn Sie zum Bus rennen oder einem Säbelzahntiger gegenüberstehen würden. Sowohl Stress als auch chronische Schmerzen ziehen eine Kampf-oder-Flucht-Reaktion nach sich. Ständige Sorgen, Dauerstress und anhaltende Schmerzen setzen einen Kreislauf sich wiederholender Kampf-oder-Flucht-Reaktionen in Gang.

Wenn »gute« Schmerzen zu »schlechten« werden

Der Hauptunterschied zwischen normalen und chronischen Schmerzen ist, dass beim chronischen Schmerz der Körper noch lange nach Abschluss des Heilungsprozesses denkt, dass eine Schädigung vorliegt.

Wie Sie aus Kapitel 5 wissen, können fasziale Restriktionen Haltungsveränderungen und Dysbalancen nach sich ziehen, die wiederum den chronischen Schmerz aufrechterhalten. Fasziale Einschränkungen erzeugen eine Rückkopplungsschleife zwischen dem betroffenen Gewebe und dem Gehirn. Der Strom der Botschaften bewegt sich im Kreis, und der Schmerz wird zum Normalzustand.

Unbewusste Reaktionen tragen auch zur Aufrechterhaltung von chronischen Schmerzen bei. Der Schmerz veranlasst das instinktive Gehirn dazu, wiederholt eine Kampf-oder-Flucht-Reaktion auszulösen, weil es nicht in der Lage ist, zwischen Schmerzen und anderen Bedrohungen zu unterscheiden. Dauerhaft im Kampf-oder-Flucht-Modus zu sein, verursacht chronischen Stress.

In der Folge leiden Sie an chronischen Schmerzen *und* an chronischem Stress. Wenn sich Ihr ganzer Körper dauerhaft im Kampf-oder-Flucht-Modus befindet, erhöhen sich die Muskelspannung und die Herzfrequenz, und die Verdauung wird langsamer. Nach einer gewissen Zeit geht Ihrem Körper die Energie aus und er verfällt in einen Zustand der Erschöpfung. Er kann nicht mehr ausreichend Adrenalin und Cortisol produzieren – eine sogenannte Adrenal-Fatigue (Nebennieren-Müdigkeit) setzt ein.

Sehr wahrscheinlich beeinträchtigen all diese Schmerzen, der Stress und das dauerhaft erhöhte Aktivitätslevel Ihren Schlaf, was bedeutet, dass Ihr Körper nicht ausreichend Zeit zur Entspannung bekommt, um wieder aufzutanken und sich zu regenerieren. Dadurch verstärken sich Ihre faszialen Restriktionen, was wiederum die Zahl der ans Gehirn versandten Alarmbotschaften erhöht und die Belastung noch mehr ansteigen lässt.

Obendrein arbeitet Ihre Verdauung nicht richtig, weshalb Ihr Körper nicht zu einer ausreichenden Produktion der Wohlfühlhormone Dopamin und Serotonin in der Lage ist. Die Folge ist, dass Sie neben den Schmerzen und dem Stress auch anfällig für Depressionen werden. Ihr Verstand reagiert darauf mit zusätzlichen Ängsten und Sorgen.

Durch diese gestörten Rückkopplungsfunktionen geraten Sie in eine Spirale aus chronischen Schmerzen, Stress und Erschöpfung.

Was das mit den Faszien zu tun hat

Faszien sind das am weitesten ausgedehnte zusammenhängende Gewebe im Körper und eng in alle unbewussten Prozesse eingebunden.

Sie besitzen mehr Nozizeptoren als jedes andere Gewebe. Die Wahrscheinlichkeit, dass Faszien im Falle einer Schädigung mit einer übermäßigen Bildung von Reparaturgewebe reagieren, ist größer als bei anderen Geweben, ebenso wie die, dass sie von den im Gehirn ablaufenden Stressreaktionen beeinträchtigt werden.

Die Körperanspannung als Teil der Kampf-oder-Fluchtreaktion ist auf Reaktionen in Ihren Faszien zurückzuführen. Die natürliche Antwort jeder Zelle auf eine bedrohliche Situation ist es, sich zusammenzuziehen. Diese Kontraktion spielt sich im faszialen Netzwerk in und um jede Zelle herum ab.

Wiederholte Stressbotschaften führen zu einer dauerhaften Anspannung der Faszien. Erinnern Sie sich an das EZM, den wichtigsten flüssigen Bestandteil der Faszien: Sind die Faszien gespannt, wird etwas von der Flüssigkeit herausgedrückt, und im Rest sammeln sich Toxine in einer ungesunden Konzentration an.

Schon eine Reduktion des EZM-Flüssigkeitsgehalts von zwei Prozent reicht aus, um weitreichende Veränderungen in der EZM und in den Faszien zu verursachen.

Unter ungünstigen Bedingungen hat das, was als kleine Unannehmlichkeit angefangen hat, als Sie Ihre Zehe angestoßen haben, das Potenzial, sich zu einem Kreislauf von chronischen Schmerzen und Stress zu entwickeln, der Ihre Fasziengesundheit und alle Funktionen in Ihrem Körper beeinträchtigt.

Deswegen muss der Prozess der Rückkehr zu einer normalen, schmerzfreien Funktion damit beginnen, dass die Fasziengesundheit wiederhergestellt wird. Das können Sie erreichen, indem Sie Ihren Faszien bewusst Aufmerksamkeit widmen sowie durch fasziale Selbsthilfeübungen sowie Myofascial Release.

Das waren die wichtigsten Informationen in diesem Kapitel:

- Der normale Schmerz ist ein gesunder, natürlicher Prozess, bei dem der Körper Gewebeschädigungen erkennt und das Gewebe wiederherstellt.
- Chronischer Schmerz entwickelt sich, wenn die fasziale Wiederherstellung fehlschlägt, was Veränderungen im gesamten Körper verursacht.
- Die Wiederherstellung der Fasziengesundheit ist der Schlüssel zur Rückkehr zur normalen, schmerzfreien Funktion.

Kapitel 7

»Myofascial Release ist eine manuelle Körperarbeitstechnik zur Behandlung der Faszien auf der Grundlage eines positiven Verständnisses der Energien und Emotionen, auf denen die physische Gesundheit aufbaut.«

Meine Definition

WAS IST MYOFASCIAL RELEASE?

In diesem Kapitel erfahren Sie

- ein wenig über die manuelle Therapie Myofascial Release (MFR),
- was myofasziales »Unwinding« ist und wie es funktioniert,
- wie dieses Wissen genutzt werden kann, um Ihnen effektive Selbsthilfetechniken an die Hand zu geben.

Einführung

Wir haben bereits gesehen, dass viele Wissenschaftler mittlerweile die Rolle des Skelettsystems und der Muskeln im Körper neu überdenken. Das Skelett wird nicht mehr zwangsläufig als die Struktur, die den Körper stützt und an dem die Muskeln hängen, betrachtet. Es sind mehr die Verbindungen zwischen den Muskeln statt der Muskeln selbst, die die Bewegung lenken.

Faszien werden zunehmend als die zentrale Stützstruktur des Körpers anerkannt und als dasjenige Instrument, das Energie und Bewegungen dirigiert und Botschaften zwischen Systemen übermittelt.

Myo + fascial + Release

»Myofascial« bezieht sich auf eine neue Sichtweise auf den Körper. Der Wortteil »myo-« stammt aus dem Griechischen und bedeutet »Muskel«. Gemeinsam bilden die Muskeln und das Fasziennetz fast das gesamte Weichgewebe im menschlichen Körper.

Dieses Weichgewebe kann geschädigt werden, in ihm können Zugspannungen

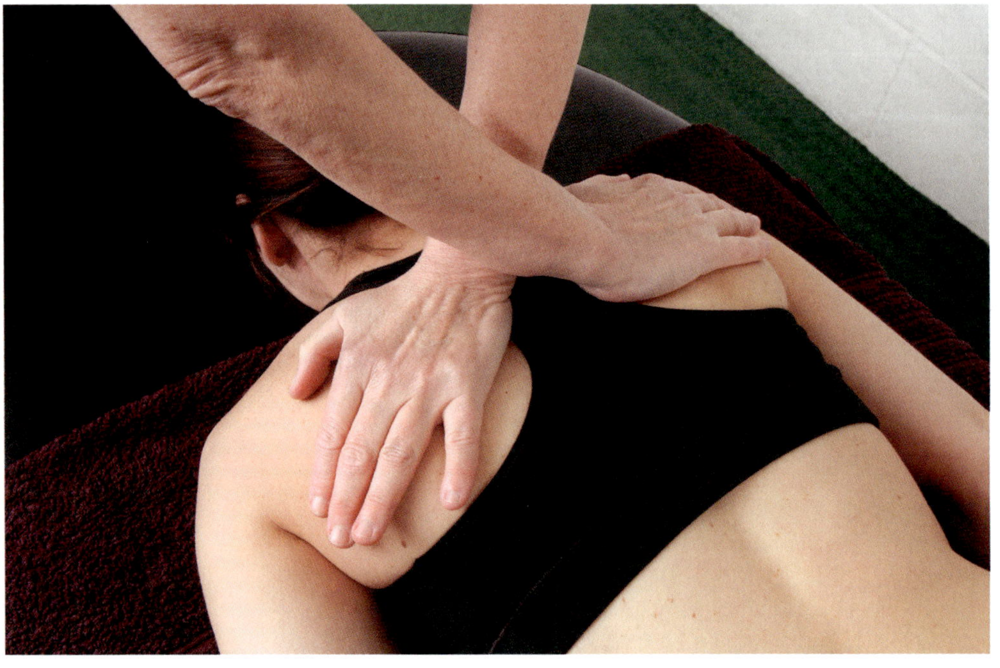

Myofascial Release ist eine schonende Methode der manuellen Therapie, mit der sich fasziale Restriktionen, die Schmerzen verursachen, lösen lassen.

und Einschränkungen entstehen, die zu Schmerzen führen. »Release« bedeutet »lösen« oder »befreien« und verweist auf die schonende Art, in der Myofascial Release mit der natürlichen Beschaffenheit der Faszie arbeitet, um diese Spannungen und die Einschränkungen zu lösen und das körperliche Gleichgewicht, die Bewegungsfähigkeit und Gesundheit wiederherzustellen.

Als eine schonende Methode der manuellen Therapie, die die bekannten physischen und energetischen Eigenschaften der Faszien nutzt, ist Myofascial Release (MFR) eine effektive ganzheitliche Behandlungsoption für vielen Arten von Schädigungen, Narbengewebe und chronischen Schmerzkrankheiten.

Wie Myofascial Release wirkt

Es gibt drei Ebenen, auf denen Myofascial Release wirkt:

- Sie löst auf der ganz konkreten körperlichen Ebene Einschränkungen in Muskeln und Faszien.
- Auf physiologischer Ebene (also auf der Ebene der Körperfunktionen) entspannt sie das Nervensystem und hebt die Schmerzsignale auf.
- Auf emotionaler Ebene hilft sie dem körperlich-geistigen System, sich von den infolge von Stress oder Schädigungen gespeicherten Erinnerungen und Emotionen zu befreien.

Myofascial Release ist eine schonende Methode der manuellen Körperarbeit, mit deren Hilfe sich die normale Beweglichkeit des Körpers wiederherstellen lässt, indem Einschränkungen gelöst werden, die durch Dehydrierung und Verhärtungen das Verkleben der Faszien bewirkt haben. Wenn sich die Faszien lösen, löst sich auch das damit verklebte Muskelgewebe.

Myofasziale Restriktionen können auf verschiedene Formen körperlicher und emotionaler Traumata zurückgehen. In den meisten Fällen liegt eine Kombination körperlicher und emotionaler Traumata vor.

Im Rahmen der Myofascial Release übt der Therapeut mit den Händen leichten, anhaltenden Druck auf die Hautoberfläche aus, der durch die Faszien geleitet wird und tief im Gewebe Veränderungen bewirkt. Die Kombination von Wärme und anhaltendem Druck ermöglicht es der Faszie, wieder in einen gesunden, geschmeidigen Zustand zurückzukehren – das hängt mit einer besonderen Eigenschaft der Faszien, der Thixotropie, zusammen (siehe Kapitel 4).

Der Faszientherapeut nutzt einfach nur die natürliche Eigenschaft der Faszien, unter dem Einfluss eines angemessenen

Maßes an Druck und bei der richtigen Temperatur zu »schmelzen« – das bedeutet nichts anderes, als dass sich Verhärtungen lösen. Darüber hinaus ist wissenschaftlich nachgewiesen, dass über die Hände eines ausgebildeten Therapeuten piezoelektrische Schwingungsenergie in einer Frequenz übermittelt werden kann, die den natürlichen Heilungsprozess unterstützt – der Therapeut fungiert sozusagen als eine Art menschliches TENS-Gerät (ein Gerät für transkutane elektrische Nervenstimulation). Diese Schwingungsenergien lockern eingeschränktes Gewebe, sodass sich die Faszien wieder mit Flüssigkeit füllen können, sich lösen und wieder verschiebbar werden.

Dieser Prozess nimmt die unnatürlichen Spannungen und den Druck von den Muskeln, Knochen, Nerven und Organen, die andernfalls die Nervenrezeptoren aktivieren und zur Vermehrung anregen würden. Auf diese Weise ist es möglich, den chronischen Schmerzkreislauf zu unterbrechen.

Neben der Abschwächung der Schmerzreaktion wirkt Myofascial Release effektiv bei der Auflösung von Narbengewebe. Durch Myofascial Release können die überschüssigen Kollagenfasern, die sich im Zuge des Heilungsprozesses gebildet haben, wieder aufgenommen werden oder sich geordnet an das umliegende Gewebe anlagern, was der Wiederherstellung der normalen Flexibilität und Beweglichkeit dient.

Auf der physiologischen Ebene entspannt Myofascial Release das Nervensystem. Es wurde viel daran geforscht zu beweisen, dass allein schon der Akt des »Handauflegens«, also die Berührung selbst, einen heilsamen Effekt haben kann, wenn sie achtsam und einfühlsam ausgeführt wird. Berührung und schonende Bewegung beruhigen den Körper und den Geist und helfen dabei, Schmerzsignale auszuschalten. Myofasziale Berührung aktiviert zudem das für Ruhe und Entspannung zuständige parasympathische Nervensystem und lindert Anspannungen und Ängste, die mit einer erhöhten Schmerzempfindlichkeit einhergehen.

Auf der emotionalen Ebene trägt Myofascial Release dazu bei, emotionale Traumata zu lindern oder zu lösen. Wie in Kapitel 6 ausgeführt, übermittelt der Körper alle ungewöhnlichen körperlichen und mentalen Vorkommnisse an das Gehirn, wo diese in einem Bereich, dem denkenden Gehirn, zusammen mit einer damit verbundenen Emotion gespeichert werden. Myofascial Release löst durch das »Unwinding« – also das »Freiwinden« der Faszien – nicht nur Gewebseinschränkungen. Im Zuge dieses Prozesses kann unser körperlich-geistiges System auch unangemessene gespeicherte Emotionen loslassen.

Angesichts seines Potenzials, tiefgehende Veränderungen in unserem Körper-Geist-System auszulösen, ist Myofascial Release mehr als nur eine manuelle Behandlungstechnik; sie ist ein umfassendes therapeutisches Konzept. Manche bezeichnen Myofascial Release als das fehlende Bindeglied der Gesundheitspflege oder als Medizin für das 21. Jahrhundert – denn Myofascial Release bietet Erklärungsansätze und Behandlungsmöglichkeiten für chronische Schmerzen und andere Krankheiten, denen Ärzte bislang oft ratlos gegenüberstanden und bei denen sie den Betroffenen nicht zu helfen vermochten.

Myofascial Unwinding

Myofascial Unwinding ist ein natürliches Verfahren zum Lösen der Faszien, durch das physische Beschränkungen aufgelöst und damit verknüpfte Emotionen aus dem Körper-Geist-System freigesetzt werden können.

Jede Schädigung und jedes Trauma erzeugen fasziale Restriktionen, die im Laufe der Zeit zu Haltungsungleichgewichten, ungünstigen Verhaltensmustern und weiteren Symptomen führen. Mit diesen sind die Emotionen verknüpft, von denen der ursächliche Unfall oder die Umstände, die das Problem verursacht haben, begleitet war und die Ihr System gespeichert hat.

Wie wirksam Myofascial Unwinding ist, unterscheidet sich von Mensch zu Mensch und hängt weniger von den tatsächlichen körperlichen Schmerzen ab als von der Bereitschaft des jeweiligen körperlich-geistigen Gesamtsystems, alte Verhaltensmuster und Gewohnheiten loszulassen, die zur Aufrechterhaltung der derzeitigen Symptome beitragen. Die Fähigkeit zum Loslassen entspringt weniger bewussten Anstrengungen, sondern ist eher ein unbewusster Vorgang, der dem Körper und dem Geist Raum zu Entspannung und Heilung gibt.

Die Verhaltensmuster, die sich aus faszialen Restriktionen entwickeln, sind erlernte Verhaltensweisen – wenn es dem Betroffenen gelingt, sich von diesen zu befreien, kann sich auch der Körper »freiwinden« und entspannen. Geschieht das, dann lösen sich körperliche und emotionale Einschränkungen gleichermaßen – das ist der Kern des Myofascial Unwinding.

Man muss sich diesen Prozess des Unwinding – also des »Freiwindens« von Gewebe – und der Veränderung wie das schichtweise Vorgehen beim Schälen einer Zwiebel vorstellen. Mit jeder Schicht durchlaufen die Betroffenen während der Behandlung eine Regression durch alle Phasen der Symptomentstehung, bis sie an den Ursprungsschmerz gelangen, mit dem alles begonnen hat. Sie sind oft überrascht angesichts der Vertrautheit, mit der sie ihren alten Schmerz begrüßen und im Anschluss loszulassen imstande sind.

Viele Menschen reagieren mit Irritation auf die Kraft einer derart sanften und bedächtigen Therapie. Manche durchleben sie während der Behandlung alte Erinnerungen noch einmal, und häufig ist das Lösen der Faszien von unwillkürlichen Zuckungen und Bewegungen sowie von Emotionen begleitet. In der Regel werden diese Erfahrungen jedoch nicht als störend empfunden, sondern als positiv, als ein Loslassen.

Oft führt die Behandlung zu einem tiefen Entspannungszustand, obwohl sie von »guten« Schmerzen begleitet ist. Das Gefühl der Entlastung, die die Menschen während einer Myofascial-Release-Sitzung erfahren, ist nur der Anfang; vielfach setzt sich der körperlich-geistige Entspannungs- und Lösungsprozess noch tage- und wochenlang fort.

Mitunter jedoch durchläuft jemand den körperlichen Prozess des Unwinding und spürt, wie die Beweglichkeit Schritt für Schritt wiederhergestellt wird, aber der schmerzlindernde Effekt bleibt aus. Das kann daran liegen, dass der Betreffende zu einem so hohen Grad auf den Schmerz fokussiert ist, dass sein körperlich-geistiges System auf das Unwinding reagiert, indem es sich selbst an die Schmerzgrenze treibt. In solchen Fällen spüren die Betroffenen oft erst dann ein Gefühl der Entlastung, wenn es gelingt, ihnen ihre neue Normalität auf eine Art begreifbar zu machen, dass sie den gesamten Vorgang bewusst realisieren.

Durch den Prozess des Unwinding kann eine große Bandbreite von Gefühlen freigesetzt werden – das kann sich unter Umständen wie die Fahrt in einer Achterbahn anfühlen. Das ist jedoch völlig normal; es ist gut, dass etwas in Bewegung gerät, und es ist ein Zeichen dafür, dass Ihr Gesamtsystem auf die Behandlung anspricht und zu seinem ursprünglichen Gleichgewicht zurückkehrt.

Es liegt eine gewisse Ironie darin, dass es dem Körper bei jeder Art von chronischen Schmerzen ungeheure Mengen an Energie abfordert, die körperlichen Einschränkungen, die diese Schmerzen verursachen, aufrechterhalten. Ebenso viel Energie kostet ihn die Aufrechterhaltung der Schmerzwahrnehmung. Wird diese gestaute Energie durch die Gewebsentlastung freigesetzt, spüren Betroffene in der Regel einen enormen körperlichen Energieschub, begleitet von einem Gefühl der Leichtigkeit. Diese Effekte treten meist bereits zu einem frühen Zeitpunkt der Behandlung ein. Sie können also sicher sein, dass Sie sich auf eine positivere Zukunft zubewegen, selbst wenn das Lösen der einzelnen Schichten schmerzhaft ist.

Was bedeutet das für Selbsthilfe bei chronischen Schmerzen?

Das Wissen und die Qualitäten, die Myofascial Release zu einer so wirksamen manuellen Therapie machen, können in leicht angepasster Form für die Entwicklung ebenso effektiver Selbsthilfetechniken genutzt werden. Durch Einbeziehung der Faszien und der Prozesse der Schmerzwahrnehmung sind Sie in der Lage, fasziale Restriktionen innerhalb Ihres Körpers selbstständig zu lösen und wieder in ein körperlich-geistiges Gleichgewicht zu kommen.

Zu wissen, wie der Unwinding-Prozess abläuft und was sich dadurch erreichen lässt, kann Sie in Ihrem persönlichen Veränderungsprozess unterstützen und Ihnen helfen, Freunde und Angehörige in Ihrem Heilungsprozess einzubeziehen.

Mit ein wenig Übung und Geduld können Sie lernen, mit Ihren Faszien zu arbeiten und Ihren persönlichen Lösungsprozess erfahren – immer im Wissen, dass Ihr körperlich-geistiges System nur das loslässt, was Sie bremst.

Behalten Sie dabei folgende Dinge in Erinnerung:

- Ihre Faszien bilden ein stützendes dreidimensionales Netzwerk, das sich durch den ganzen Körper zieht.
- Ihre Faszien streben von Natur aus danach, im Gleichgewicht zu bleiben und sich ungehindert bewegen können.
- Sanfter, anhaltender Druck gibt Ihren Faszien Raum, um sich freizuwinden – und ermöglicht es Ihnen, wieder zu Ihrem eigentlichen, schmerzfreien Selbst zurückzukehren.

Kapitel 8

»Das Leben ist die Summe all unserer Entscheidungen.«

Albert Camus

MIT SELBSTHILFE CHRONISCHE SCHMERZEN ÜBERWINDEN

In diesem Kapitel erkunden wir

- die Anwendung dessen, was Sie jetzt über Faszien wissen,
- wie Sie einem ganzheitlichen Ansatz folgen können, um sich von Ihren chronischen Schmerzen zu befreien,
- Wege zur Verbesserung Ihrer Fasziengesundheit und Ihres allgemeinen Gesundheitszustandes.

Sie haben die Wahl

Oft kommen mehrere Lebensereignisse zusammen und erzeugen fasziale Restriktionen, die chronische Schmerzkrankheiten nach sich ziehen. Jeder von uns hat seine ganz individuelle Geschichte und eine einzigartige Kombination von Lebenserfahrung, körperlichen Schädigungen und Veränderungen, emotionalen Reaktionen und Gewohnheiten. Zusammengenommen bilden sie unser mentales und physisches Selbst.

Sehr eng gefasste medizinische Ansätze, wie medikamentöse Behandlungen und Operationen, bleiben bei chronischen Schmerzerkrankungen häufig wirkungslos. Manchmal verschlimmern sie die Beschwerden sogar. In vielen Fällen wird uns dann gesagt, dass wir damit eben leben müssen. Es liegt also an uns, eine ganzheitlichere Lösung zu finden und uns selbst zu helfen.

Ich habe mich für die Spezialisierung zur Myofascial-Release-Therapeutin entschieden, weil dieser Behandlungsansatz der sinnvollste unter allen ist, die ich ausprobiert habe und in denen ich ausgebildet wurde, und weil er die besten Resultate erbringt. Im Laufe meiner langjährigen Praxiserfahrung wurde mein Glaube an einen ganzheitlichen, faszienorientierten Ansatz bei der Behandlung chronischer Schmerzen immer wieder belohnt, wenn Klienten, die bereits jede Hoffnung aufgegeben hatten oder von der Schulmedizin für unheilbar erklärt worden waren, wieder gesund wurden und in der Lage waren, ein Leben ohne Schmerzen zu führen. Es gibt zwei Dinge, die für meine Klienten neben der eigentlichen manuellen Therapie besonders wichtig waren:

- Eine Erklärung zu erhalten, wie chronische Schmerzen entstehen
- Einfache Möglichkeiten der Selbsthilfe an die Hand zu bekommen

Das vorliegende Buch habe ich mit dem Ziel geschrieben, die Informationen und Selbsthilfetechniken, die meinen Klienten am besten geholfen haben, mit einem größeren Kreis von Menschen zu teilen.

Wissen ist Macht. Wenn Sie mein Buch bis hierhin gelesen haben, dann wissen Sie schon sehr viel über die faszinierende Welt der Faszien und darüber, wie Ihr körperlich-geistiges System funktioniert. Sie sind nicht länger ein Patient, der passiv darauf wartet, was ihm als Nächstes widerfährt. Sie sind ein selbstbestimmtes Individuum, das positive Veränderungen bewirken kann, die Ihrem Leben von nun an eine neue Wendung geben werden.

In diesem Buch liegt der Fokus auf der Tatsache, dass Sie einzigartig und individuell sind, und ebenso einzigartig sind daher Ihre derzeitigen Schmerzen. Ebenfalls einzigartig ist Ihr Weg zur Heilung – und Sie sind es, der ihn gehen muss.

In der Einzigartigkeit jeder Lebensreise liegt der Grund dafür, dass ich keinen allgemeingültigen Plan erstellt habe, dem Sie nun folgen sollen. Gemäß diesem ganzheitlichen Prinzip habe ich stattdessen viele unterschiedlichste Aspekte der Heilung berücksichtigt, und ich gebe Ihnen verschiedene Optionen, damit Sie eine informierte Entscheidung treffen und das herausgreifen können, was sich für Sie richtig anfühlt. Auf diese Weise schaffen Sie die besten Voraussetzungen dafür, dass Ihr körperlich-geistiges System wieder ins Gleichgewicht kommt und Sie sich endgültig von Ihren Schmerzen befreien. Als ein selbstbestimmtes Individuum haben Sie die Wahl.

Es kann sein, dass Sie auf Ihrem Weg zur Heilung auf andere Ideen und Ansätze stoßen, die sich sinnvoll in das Puzzle einfügen, in diesem Buch aber nicht erwähnt sind. Wenn sich etwas davon für Sie richtig anfühlt, dann trifft sehr wahrscheinlich zu – denken Sie an das, was Sie über die Faszien und das Bauchgefühl gelernt haben!

Faszienwissen anwenden

Faszien befinden sich überall in Ihrem Körper; sie sind das Bindegewebe, das alles in Ihren Körper miteinander verknüpft. Alles, was Sie tun, jede Bewegung, die Sie machen (oder nicht machen), jeder Gedanke, den Sie denken, hat einen Einfluss auf Ihre Faszien.

Vor dem Hintergrund dieses Wissens können Sie sich dafür entscheiden, mehr Bewusstsein für Ihre Faszien zu entwickeln. Damit meine ich nicht, dass Sie unendlich viele Beiträge und Bücher über Faszien lesen sollen, sondern schlage Ihnen lediglich vor, sich einen Moment lang Ihren Faszien zuzuwenden und wahrzunehmen, wie glücklich und gesund sie sich anfühlen. Erinnern Sie sich an Kapitel 4: Allein schon die Tatsache, dass Sie Ihre Faszien beobachten und ihnen Beachtung schenken, wird deren Verhalten ändern. Indem Sie Ihr Bewusstsein für fasziale Zusammenhänge schärfen, stoßen Sie positive Veränderungen in Ihrem Körper an.

… im Ruhezustand

Wenn Sie sich eine Zeitlang nicht bewegt haben, vielleicht weil Sie gerade an Ihrem Schreibtisch sitzen, schließen Sie Ihre Augen, damit Sie sich besser auf sich selbst konzentrieren können, und nehmen Sie wahr, an welchen Stellen Sie Verspannungen oder Verhärtungen spüren. Vielleicht spüren Sie irgendwo einen leichten Schmerz, oder Sie haben das Gefühl, dass etwas nicht ganz in Ordnung ist. Hier beginnen sich fasziale Restriktionen zu bilden.

Faszienfreundlich denken

Machen Sie diese einfache mentale Übung, um Ihre faszialen Emotionsmuster kennenzulernen (wenn Sie möchten, dann nehmen Sie den folgenden Text mit einem Audiogerät auf, damit Sie die Wirkung der Übung ohne Unterbrechung erfahren):

Setzen Sie sich einige Minuten lang ruhig hin, konzentrieren Sie sich auf Ihre Atmung. Erlauben Sie Ihrem Atem, langsamer zu werden, bis er ruhig und gleichmäßig wird. Spüren Sie, wie Ihr Atem durch Ihre Nase und Ihren Mund hinein und hinaus fließt. Nehmen Sie wahr, wie sich Ihr Körper anfühlt – Ihr Atemrhythmus, Ihre Herzfrequenz, Ihre Arme und Beine – alles wird ruhig und entspannt.

Stellen Sie sich nun einen friedvollen Ort vor – vielleicht liegen Sie am Strand in der Sonne, oder Sie durchstreifen einen Wald. Was auch immer Ihnen in den Sinn kommt: Es ist gut, wie es ist. Erlauben Sie sich, einige Minuten über diesen Ort nachzudenken, und bitten Sie Ihren Geist, ihn sich so realistisch wie nur möglich auszumalen – vielleicht können Sie sich vorstellen, dass Sie sich dort aufhalten: dass Sie die Farben sehen und den Klang der Wellen oder das Rascheln der Blätter unter Ihren Füßen hören.

Wenden Sie sich wieder Ihrer Körperwahrnehmung zu und nehmen Sie wahr, wie sich alles anfühlt: Ihre Atem- und Ihre Herzfrequenz, Ihre Arme und Beine.

Wie viel ruhiger und entspannter als zuvor fühlen Sie sich jetzt? Welche Emotionen nehmen Sie wahr?

Stellen Sie sich nun eine andere Szenerie vor, einen Anlass aus der letzten Zeit, bei dem Sie sich ängstlich und gestresst gefühlt haben – vielleicht ist etwas an Ihrem Arbeitsplatz vorgefallen, oder Sie hatten Streit mit jemandem. Was auch immer Sie sich vorstellen: Es ist gut, wie es ist. Erlauben Sie sich, einige Minuten über diese Szenerie nachzudenken, und bitten Sie Ihren Geist, sie so realistisch wie nur möglich auszumalen – stellen Sie sich selbst vor, wie Sie sich in diesem Moment gefühlt und was Sie gesagt haben.

Wenden Sie sich wieder Ihrer Körperwahrnehmung zu und nehmen Sie wahr, wie sich alles anfühlt: Ihre Atem- und Ihre Herzfrequenz, Ihre Arme und Beine.

Wo verspüren Sie jetzt Verspannungen? Welche anderen Empfindungen können Sie in Ihrem Körper spüren? Welche Emotionen nehmen Sie wahr?

Bevor Sie die Übung abschließen, gönnen Sie sich einige Momente der Ruhe, in denen Sie ruhig und gleichmäßig atmen, damit Ihr Körper sich noch einmal entspannen kann.

Stellen Sie sich die fließende Beschaffenheit der Faszien vor und versuchen Sie den betreffenden Teil des Körpers zu bewegen, wenn auch nur in geringem Umfang. Nehmen Sie wahr, was passiert. Nehmen Sie war, wie sich die Empfindung verändert und löst.

… in Bewegung

Suchen Sie sich eine beliebige Bewegung aus, vielleicht wie Sie nach dem Teekessel greifen oder sich strecken, um an den Küchenschrank zu gelangen. Verlangsamen Sie Ihre Bewegung – unabhängig davon, in welcher Geschwindigkeit Sie sich bewegen. Stellen Sie sich vor, wie sich alle Fasern bei dieser Bewegung dehnen, anpassen, sich durch das fasziale Netzwerk ausbreiten, Verbindungen herstellen und Energie freisetzen, während Ihre extrazelluläre Flüssigkeit im Fluss ist.

Während Sie sich so weit wie möglich dehnen, nehmen Sie das feine Kribbeln und die Wärme wahr, die anzeigen, dass sich Ihre Faszien lockern und lösen.

… in Bezug auf Ihr Denken

Angstgefühle und Gefühle der Ruhe wechseln sich im Laufe eines Tages ab; meistens bemerken wir erst im Nachhinein, wie uns ein bestimmtes Gefühl beeinflusst hat. Sie wissen jetzt, dass emotionale Reaktionen unbewusst ablaufen und dass sie einen Einfluss auf Ihre Faszien haben. Je stärker Sie sich Ihrer Reaktionsmuster bewusst werden, desto leichter wird es Ihnen fallen, Ihre Emotionen in eine faszienfreundlichere Richtung zu verändern.

Diese einfache Übung hilft Ihnen, die Kraft Ihrer Emotionen und die Wirkung, die sie auf Ihre Faszien haben, wahrzunehmen. Angst und Stress können fasziale Spannungen erzeugen, oft in Bereichen, von denen Sie das niemals gedacht hätten. Manchmal genügen schon diese Emotionen, um die gewohnten chronischen Schmerzsymptome auszulösen.

Ebenso entspannen und lösen sich die Faszien, wenn Sie ruhig und entspannt sind und Gefühle wie Glück oder Freude verspüren – es ist tatsächlich so einfach.

Sie können die Übung, bei der Sie sich »Ihren« Ort der Entspannung vorstellen, so oft durchführen, wie Sie möchten. Mit jedem einzelnen Mal unterstützen Sie Ihre Faszien dabei, neue, positive und entspannte Gewohnheiten anzunehmen. Und für das nächste Mal, wenn Sie sich gestresst fühlen oder Angst haben, haben Sie ein Werkzeug zur Hand, mit dem Sie Ihren Faszien helfen, diese negativen Emotionen loszulassen.

Der langfristige Lösungsansatz

Wir wissen bereits, dass in unserem körperlich-geistigen System alles miteinander verbunden ist. Wir wissen, dass wir ein kompliziertes und vielschichtiges, selbstregulierendes fasziales Rückmeldesystem haben. Dieses System wird von unseren Emotionen erheblich beeinflusst, wie Sie während der soeben absolvierten Übung festgestellt haben werden.

Wenn Sie daran glauben, dass Sie sich selbst heilen und Ihre Schmerzen beseitigen können, wird Ihr Körper darauf reagieren, indem er den Heilungsprozess beschleunigt und die Schmerzempfindungen reduziert. Sind Sie hingegen davon überzeugt, dass Sie in Ihrem Schmerz gefangen sind und es für Sie keine Chance auf eine Heilung gibt, dann wird Ihr Körper ebenfalls entsprechend reagieren.

Dieses selbstregulierende Placebo- und Nocebosystem zu verstehen, ist eine unerlässliche Voraussetzung, um Ihr körperlich-geistiges System wieder in einen Zustand des Gleichgewichts zu bringen. Je mehr Sie wirklich an die Möglichkeit Ihrer Heilung glauben, desto positiver wird Ihre Genesung verlaufen.

Wichtig für den Heilungsprozess ist es, dass Sie verstehen, dass es keine schnelle Lösung für chronische Schmerzen gibt. Das mag für manchen enttäuschend sein, entspricht aber den Tatsachen. Viel zu oft machen sich Menschen abhängig von Ärzten und hoffen, dass irgendein neues Medikament oder ein neues Behandlungsverfahren eine sofortige Wunderheilung bewirken wird. Auch jenseits der Schulmedizin gibt es viele Ansätze, die diese Mentalität der schnellen Lösung fördern. So kommt es, dass manche Menschen in der Hoffnung auf den schnellen Heilungserfolg von einem Ansatz zum nächsten springen.

Die körperliche und mentale Realität ist jedoch, dass Sie eine langfristige Perspektive einnehmen müssen, wenn Sie Ihre Gesundheit in den Griff bekommen wollen. Sich in ein schmerzfreies Leben zu bewegen bedeutet, ein Gleichgewicht in und zwischen allen Aspekten Ihres Lebens anzustreben – nicht nur in einem oder zwei Teilbereichen. Nur so können Sie sicherstellen, dass aus Veränderungen zum Positiven neue, machtvolle mentale, körperliche und emotionale Gewohnheiten werden. Sobald Sie verstehen, dass Sie die Kraft in sich haben, die Veränderungen, die Sie sich wünschen, herbeizuführen, brauchen Sie nicht viel mehr als Ihren Entschluss, um Ihr Ziel zu erreichen.

Die Zellen in Ihrem Körper sind so beschaffen, dass sie sich beständig ersetzen und erneuern. Um Ihre Faszien zu verändern, sind ungefähr sechs Monate regelmäßiger Körperarbeit nötig. In diesem Zeitraum können Sie das überschüssige, verfestigte Kollagen abbauen, die Flexibilität in Ihrem Elastin wiederherstellen und Ihre Gewebe wieder ausreichend mit Flüssigkeit versorgen. Ebenso allmählich wie die Verklebungen in Ihrem Körper entstanden sind, können sie gelöst werden. Arbeiten Sie mit Ihrem Körper, um Ihre Faszien durch die regelmäßige Ausführung gesunder Stretching- und Bewegungsübungen zu lockern. Das ist der langfristige Ansatz.

Dieses langfristige Prinzip auf Ihr körperlich-geistiges System anzuwenden, bedeutet, dass Sie mit verschiedenen Techniken auf mehreren Ebenen gleichzeitig arbeiten. Denn ebenso einzigartig wie Sie sind, ist auch die Kombination von Techniken, die für Sie infrage kommen.

In Kapitel 10 finden Sie eine Auswahl effektiver Selbsthilfemaßnahmen, Stretchings und Übungen, die ich jeden Tag benutze und an meine Klienten weitergebe. Es handelt sich um einfache Dinge, die jeder ausführen kann und die meine Klienten besonders hilfreich finden.

Aber zuerst wenden wir uns einigen Grundprinzipien der ganzheitlichen Gesundheitsförderung zu. Es ist sehr wahrscheinlich, dass Sie einige dieser Empfehlungen schon einmal gehört haben – jetzt haben Sie die Chance, sie aus einer faszialen Perspektive noch einmal in Erwägung zu ziehen. Mit dem, was Sie nun über Faszien wissen und darüber, wie Sie Ihre fasziale Gesundheit verbessern können, werden Sie diese Ideen in einem anderen Licht betrachten und herausfinden, an welche Stelle Ihres ganzheitlichen Puzzles für ein gesundes Leben ohne Schmerzen sie passen.

Faszienfreundliche Atmung

Wenn wir über Atmung sprechen, meinen wir eigentlich die Bedeutung einer korrekten Atmung für unsere Gesundheit. Es wurde bereits viel über richtiges Atmen geschrieben, insbesondere über achtsames Atmen und Meditation. Um den Zusammenhang zwischen der Atmung und den Faszien hervorzuheben, werde ich an dieser Stelle von »Faszienatmung« sprechen. Zudem werde ich über die übliche allgemeine Zusicherung, dass tiefes Atmen gut für Sie ist, hinausgehen, um Ihnen nachvollziehbar zu erklären, wie Faszienatmung geht und warum es eine so wirkungsvolle Technik ist.

Atmen ist lebenswichtig. Unser Atem ist eng mit den zwei Grundzuständen unseres Daseins verbunden: dem Entspannungszustand des Parasympathikus und der Kampf-oder-Flucht-Reaktion des Sympathikus (siehe Kapitel 6). Wenn wir unter Stress und chronischen Schmerzen leiden, verbringen wir zu viel von unserer Zeit im Kampf-oder-Flucht-Modus. Im Kampf-oder-Flucht-Modus verändert sich unsere Atmung: Sie wird flach, spielt sich hauptsächlich im oberen Teil des Brustkorbs ab; einige Muskeln in unserem Nacken sind ebenfalls in die Atmung mit einbezogen. Obwohl dies in Gefahrensituationen hilfreich ist, erhöht es unseren Stresslevel und das Risiko chronischer Atemwegserkrankungen wie Asthma, wenn wir andauernd auf diese Art atmen.

Von einer faszienorientierten Perspektive aus betrachtet, trägt flaches Atmen zu Spannungen in den Geweben im Nacken, den Schultern und im oberen Brustkorb bei. Der Körper ringt darum, in alle Bereiche ausreichend Sauerstoff zu liefern und Kohlendioxid als Abfallprodukt der Atmung zu beseitigen. In der Folge sammeln sich nach und nach immer mehr Giftstoffe und Verklebungen in den Faszien an, was zu stärkeren Einschränkungen und Schmerzen führt.

Faszienatmung hilft, dem entgegenzuwirken. Faszienatmung aktiviert den Ruhepart unseres Nervensystems, den Parasympathikus. Indem Sie regelmäßig Faszienatmung praktizieren, bilden Sie Ihren Körper und Ihren Geist für eine ruhigere und entspanntere Art des Seins aus. Das ist der Fasziengesundheit sowohl kurz- als auch langfristig förderlich.

Faszienatmung trägt unter anderem zur Veränderung der Gehirnwellen bei. Durch Faszienatmung gelangen Sie in eine Art entspannten Dämmerzustand zwischen Wachen und Schlaf. In diesem Zustand sind Sie bei wachem Bewusstsein, aber ermöglichen Ihrem Körper gleichzeitig, sich auszuruhen, zu entspannen und sich zu regenerieren.

Faszienatmung fördert zudem die gesunde Funktion des Vagusnervs (siehe Kapitel 5). Der Vagusnerv zieht sich weitläufig durch den Körper und innerviert den Hals, die Lungen, das Herz und das Verdauungssystem. Er steht auch in Kontakt mit anderen Nerven, die mit sozialen Interaktionen wie Blickkontakt, Sprache, dem Wiedererkennen und Verstehen von Gesichtsausdrücken und Stimmen in Zusammenhang stehen.

Die Gesundheit des Vagusnervs hängt mit dem sogenannten vagalen Tonus zusammen, das heißt, mit der Stärke der Vagus-Reaktion. Wenn Sie über einen hohen vagalen Tonus verfügen, haben Sie einen gesunden Vagusnerv. Das verbessert Ihre Fähigkeit, mit Stress zurechtzukommen, stärkt Ihr Immunsystem, intensiviert Ihre Fähigkeit zur sozialen Interkation und Ihr Einfühlungsvermögen. Es hat außerdem eine positive Auswirkung auf Ihr Erinnerungsvermögen und die Konzentrationsfähigkeit. Typisch bei niedrigem vagalem Tonus sind hingegen schlechte Laune, Depressionen und chronische Entzündungen, die chronische Krankheiten wie Diabetes oder einen Herzinfarkt nach sich ziehen können, und ein geringes Maß an sozialer Interaktion.

Anleitung für die Faszienatmung

Begeben Sie sich in einen ruhigen Raum, in dem Sie ungestört sind und sich entspannen können, und machen Sie es sich im Sitzen oder im Liegen bequem. Wenden Sie sich Ihrer Atmung zu und nehmen Sie wahr, wo und wie Sie atmen. Atmen Sie durch Ihre Nase, Ihren Mund oder durch beides? Bewegt sich Ihr Brustkorb, während Sie atmen, oder fühlt sich Ihre Atmung eng und flach an?

Wenn Sie das erste Mal Faszienatmung praktizieren, kann es hilfreich sein, die Handinnenflächen auf Ihre unteren Rippen zu legen. Auf diese Weise können Sie wahrnehmen, wie sich Ihr Brustkorb bewegt, wenn Sie atmen. Wenn Ihr Zwerchfell angespannt ist, also beim Einatmen, dann bewegen sich Ihre Rippen nach außen und leicht in Richtung Ihres Kopfes. Beim Ausatmen senken sie sich leicht nach innen und nach unten in Richtung Ihrer Füße. Probieren Sie es im Vorfeld einige Male aus, um in den Händen und im Körper ein Gefühl dafür zu entwickeln. Das Ziel der Faszienatmung ist es, vorwiegend den unteren Brustkorb zu bewegen, indem Sie mit Ihrem Zwerchfell atmen.

Dann fangen Sie an, in einem Sieben-zu-elf-Muster zu atmen: Atmen Sie ein und zählen Sie dabei bis sieben; beim Ausatmen zählen Sie bis elf. Am Ende des Ausatmens halten Sie kurze inne, bevor Sie wieder einatmen. Dieser Ruhepunkt vertieft die körperliche Entspannung.

Falls Sie bemerken, dass Sie am Ende der Aus- oder Einatmung zu kämpfen haben oder dass Sie das Ende der Ausatmung erzwingen müssen, dann passen Sie einfach die Zählung so an, dass es für Sie angenehm ist. Achten Sie jedoch darauf, dass das Ausatmen immer länger ist als das Einatmen, da dies den Ruhepart des Nervensystems, den Parasympathikus, stimuliert. Das Wichtigste ist, dass Sie sich während der gesamten Übung wohlfühlen und entspannt sind und nichts forcieren oder überstürzen – nehmen Sie einfach nur Ihre Atmung und die Pausen dazwischen wahr.

Üben Sie die Faszienatmung zunächst fünf Minuten täglich. Wenn sich Ihr Körper daran gewöhnt hat, können Sie das Zählen beim Ein- und Ausatmen anpassen, bis Sie es bis zum Sieben-zu-elf-Rhythmus schaffen. Erhöhen Sie allmählich die Dauer der Übung auf 10 bis 15 Minuten. Um den Entspannungseffekt zu maximieren, können Sie die Faszienatmung mit der Dehnübung mit Handtuch (siehe Kapitel 10) kombinieren.

1921 entdeckte der Arzt Otto Loewi, dass sich durch eine Stimulation des Vagusnervs die Herzfrequenz verringern lässt und die Ausschüttung bestimmter Neurotransmitter angeregt wird, die uns helfen, zur Ruhe zu kommen.

Es gibt viele Wege, die Gesundheit Ihres Vagusnervs zu verbessern, zum Beispiel körperliches Training und das Lernen neuer Dinge, aber eine der wirkungsvollsten Möglichkeiten ist die Faszienatmung. Bei dieser Art von Atmung kann Ihr Körper nicht im Kampf-und-Flucht-Modus bleiben, sondern muss in den Entspannungsmodus wechseln. Dieser Effekt spielt eine wichtige Rolle bei der Entspannung Ihrer Faszien und ermöglicht es Ihrem Körper, aus der chronischen Schmerzreaktion auszusteigen.

Wenn Sie regelmäßig Faszienatmung praktizieren, werden Sie schon bald die positiven Auswirkungen wahrnehmen. Sie bekommen damit ein machtvolles Instrument zur Bewältigung jeder künftigen stressigen Situation an die Hand. Wenn Sie sich zum Beispiel am Arbeitsplatz oder während einer Prüfung gestresst fühlen, genügen ein paar Minuten Faszienatmung im Vorfeld, um Ihr Nervensystem zu beruhigen, sich zu konzentrieren und Sie in eine gute Ausgangsposition für die Erfüllung Ihrer Aufgabe zu bringen.

Faszienfreundliche Ernährung

Dies ist kein Buch über Ernährung, und ich werde Ihnen keinen Plan für eine gesunde Ernährungsweise vorgeben. Mir geht es darum, Ihnen anhand einiger Eckpunkte zu erklären, wie das, was Sie essen und trinken, Ihre Faszien beeinflusst. Wir wissen bereits, dass Faszien im Wesentlichen aus Proteinen und Wasser bestehen. Diese gelangen vor allem durch das, was Sie mit Ihrer Nahrung aufnehmen, in Ihren Körper.

Immer wieder Wasser

Es wurde bereits viel über Wasser geschrieben – vielleicht zu viel. Und die offiziellen Empfehlungen haben sich im Laufe der Zeit so oft verändert, dass uns allen vergeben sei, wenn wir unsicher sind, wann und wie viel wir trinken sollten. Während es unter bestimmten Umständen durchaus möglich ist, zu viel Wasser zu trinken, trinkt praktisch gesehen jeder von uns zu wenig.

Von einer faszialen Perspektive aus betrachtet sind Ihre Faszien verklebt, wenn Sie chronische Schmerzen haben. Wenn Ihre Faszien verklebt sind, sind sie dehydriert. Und wenn Ihre Faszien dehydriert sind, ist Ihr gesamter Körper dehydriert. Ein Absinken des körperlichen Wasserhaushalts um zwei Prozent genügt, um die Leistung aller Körpersysteme zu beeinträchtigen. Die meisten Menschen, die chronische Schmerzen haben, sind auch chronisch dehydriert.

Die Beziehung zwischen verklebten Faszien und Dehydration ist ein Teufelskreis. Manchmal setzt die Dehydrierung ihn in Gang: Die Faszie ist zu trocken, weshalb sie zäh und pappig wird und schließlich verklebt. Manchmal kommt es zu Verletzungen, die buchstäblich das Wasser aus den Faszien herausdrücken, so als würde man den Badeschwamm zusammenpressen, was zu weiteren Einschränkungen führt – und so geht es immer weiter.

Wenn Sie neben Ihren übrigen Selbsthilfemaßnahmen, Stretchings und Körperübungen etwas dafür tun möchten, Ihre Faszien zu rehydrieren, dann sollten Sie pro Tag eineinhalb bis zwei Liter Wasser trinken. Es geht in diesem Zusammenhang wirklich nur um Wasser: Alles, was Koffein enthält, wie Kaffee oder Tee, wirkt harntreibend und wird Sie nur noch mehr dehydrieren, ebenso Alkohol. Zuckerhaltige Getränke wie Softdrinks können Ihre Gewebe ebenfalls dehydrieren. Diätgetränke sind nicht besser, da der Zucker durch Chemikalien ersetzt wurde, die auf den Körper toxisch wirken und Gesundheitsprobleme verursachen können.

Darum ist es wichtig, dass Sie Wasser trinken. Es liegt bei Ihnen, ob Sie Wasser aus der Leitung oder aus Wasserflaschen, gefiltertes Wasser, stilles oder mit Kohlensäure versetztes vorziehen. Sie können das Wasser mit frisch gepresster Limette oder Zitrone aufpeppen oder einen Teil davon durch Kräutertees ersetzen – das bleibt ganz Ihrer Entscheidung überlassen.

Falls Sie mir nicht glauben, wie groß der Einfluss einer ausreichenden Flüssigkeitsversorgung ist, probieren Sie es zehn Tage lang in Kombination mit der Myofascial Release. Sie werden anfangs vielleicht oft zur Toilette müssen, das liegt aber nur daran, dass das dehydrierte Gewebe nicht das ganze Wasser aufnehmen kann, dass Sie Ihrem Körper zuführen. Wenn Sie Ihre Faszien jedoch dehnen und lösen, werden Ihre Gewebe allmählich dazu in der Lage sein, mehr Flüssigkeit zu speichern. Sobald es so weit ist, werden Sie merken, dass Sie sich besser fühlen: Sie werden weniger müde sein und mehr Energie haben. Ihr Körper wird effektiver an seiner Entgiftung arbeiten, und Ihre Bewegungen werden sich flüssiger anfühlen.

Essen für die Faszien

Wie jeder andere Teil des Körpers sind die Faszien auf eine gesunde Ernährung angewiesen, um wachsen und sich wiederherstellen zu können. Proteine sind die Bausteine der Faszien, aber daneben brauchen sie Energie in Form von Kohlenhydraten und Mineralien, um die Körperprozesse, in die sie eingebunden sind, anzutreiben. Wenn wir diese Stoffe nicht über eine gesunde Ernährung zu uns nehmen, dann fehlen sie unserem Körper.

- Stellen Sie Ihre Mahlzeiten auf der Basis von stärkehaltigen Kohlenhydraten zusammen. An sich machen stärkehaltige Kohlenhydrate wie Kartoffeln, Brot, Reis, Nudeln und Getreide nicht dick; es sind die Art der Zubereitung und die Dinge, die wir hinzugeben, die dick machen. Essen Sie wegen des höheren Ballaststoffgehalts vorzugsweise Vollkornprodukte und Kartoffeln mit Haut. Stärkehaltige Kohlenhydrate sollten ein Drittel einer Mahlzeit ausmachen.
- Essen Sie viel Obst und Gemüse. Die Empfehlung für Obst und Gemüse heißt »fünf am Tag« – damit sind fünf Portionen gemeint –, aber hier gilt: je mehr desto besser. Achten Sie jedoch darauf, sie auf eine gesunde Art zu essen – also weder mit einem Berg Sahne noch in Butter schwimmend.
- Essen Sie fetten Fisch. Fisch ist eine hervorragende Proteinquelle und enthält viele Vitamine und Mineralien, die wesentlich für das Funktionieren der Faszien sind.
- Schränken Sie den Verzehr von gesättigten Fettsäuren, Industriezucker und Salz ein. Gesättigte Fettsäuren verstopfen unsere Arterien, Industriezucker ist ein Gift und Salz kann den Blutdruck erhöhen. Diese Dinge sollten Sie nur in Maßen konsumieren, da ein Zuviel sich negativ auf die Fasziengesundheit auswirkt. So gut wie alle Nahrungsmittel, die aus der Packung kommen, enthalten Fett, Industriezucker und Salz, selbst solche, bei denen Sie das nicht erwarten würden.

Eine gute Regel ist, bei der Ernährung bevorzugt auf möglichst naturbelassene Lebensmittel zu setzen. Bereiten Sie Ihre Mahlzeiten selbst zu, wann immer es geht. Denken Sie daran, dass alles, was aus der Packung kommt, in irgendeiner Weise industriell verarbeitet wurde; schränken Sie darum den Verzehr von Fertigprodukten ein.

Die Grundlagen der Fasziengesundheit

Die Empfehlungen in diesem Kapitel gehen auf das zurück, was wir bereits über die Faszienanatomie wissen. Sie alle dienen der wirkungsvollen Verbesserung der Fasziengesundheit.

In den nächsten Kapiteln befassen wir uns mit konkreten Selbsthilfemaßnahmen für bestimmte Bereiche des Körpers und für spezifische chronische Schmerzkrankheiten.

Kapitel 9

»Muskel- und Skeletterkrankungen stellen eine immense Belastung dar – jedes Jahr konsultieren 20 Prozent der Bevölkerung wegen einer Muskel- und Skeletterkrankung einen Allgemeinarzt.«

Professor John Newton, Chief Knowledge Officer (CKO) von Public Health England

TYPISCHE CHRONISCHE SCHMERZERKRANKUNGEN

In diesem Kapitel habe ich eine Auswahl von Krankheiten zusammengestellt, die bei meinen Klienten häufig diagnostiziert wurden. Ich behandele allerdings weit mehr Menschen, die keine Diagnose haben, sondern einfach an Schmerzen in bestimmten Körperregionen leiden. Daher habe ich dieses Kapitel nach Körperregionen und den dort häufig diagnostizierten chronischen Schmerzkrankheiten geordnet. Auf diese Weise können Sie entweder nach einer bestimmten Körperregion oder nach einer Diagnose suchen – oder Sie lesen das Kapitel einfach ganz.

Chronische Schmerzkrankheiten – eine Einführung

Der Großteil der chronischen Schmerzkrankheiten geht auf Muskel-Skelett-Erkrankungen zurück, also auf Situationen, in denen fasziale Restriktionen zu Ungleichgewichten und Störungen in Muskeln, Knochen und damit verbundenen Strukturen wie Sehnen und Bändern führen.

Die Diagnose kann von einem Allgemeinarzt gestellt worden sein oder von einem Facharzt – in vielen Fällen stellen die Betroffenen aber auch irgendwann eine Selbstdiagnose.

Dass ich gegenüber manchen medizinischen Diagnosen bei chronischen Schmerzkrankheiten skeptisch bin, habe ich bereits in Kapitel 1 dargelegt. Dass Sie Schmerzen in einer bestimmten Körperregion haben, bedeutet nicht zwangsläufig, dass Sie eine bestimmte Erkrankung haben. Dennoch kann eine Diagnose ein guter Ausgangspunkt sein.

In der folgenden Liste ist erst die jeweilige Körperregion aufgeführt, dann folgen die jeweiligen Erkrankungen, die bei Beschwerden in dieser Körperregion häufig diagnostiziert werden. Unter jeder dieser Erkrankungen habe ich die wesentlichen Punkte für ihr Verständnis aus medizinischer Sicht und aus einer faszienorientierten Perspektive zusammengefasst.

Alle Selbsthilfemaßnahmen, Dehnübungen und myofasziale Ballübungen, die ich bei den Erkrankungen erwähne, werden in Kapitel 10 detailliert beschrieben. Die Vorschläge sind als ein erster Ausgangspunkt zu verstehen. Wenn irgendeine andere Übung Sie besonders anspricht und Sie sie als hilfreich empfinden, dann spricht nichts dagegen, sie zu absolvieren – aber damit befassen wir uns in Kapitel 10 eingehender.

Rufen Sie sich in Erinnerung, was wir in Kapitel 5 besprochen haben: Dass Sie in einem bestimmten Teil Ihres Körpers Schmerzen empfinden, heißt nicht, dass dort auch die Wurzel des Problems liegen muss. Alle Selbsthilfemaßnahmen, Dehnübungen und myofaszialen Ballübungen in diesem Buch zielen auf Aspekte ab, die die Probleme mit hoher Wahrscheinlichkeit verursachen, und nicht immer auf die Stelle, an der die Schmerzempfindung auftritt.

Kopf und Nacken: Kopfschmerzen, Migräne und chronischer Spannungskopfschmerz

Typische Symptome

Kopfschmerzen und Migräne wirken sich bei Menschen unterschiedlich aus. Der grundlegende Unterschied zwischen beiden ist, dass bei Kopfschmerzen – wie der

Name schon sagt – die Schmerzen im Kopf das vorherrschende Symptom sind, während die Symptome bei Migräne Übelkeit, Erbrechen, Licht- und Lärmempfindlichkeit, Sehstörung und Schwindelgefühle umfassen können; daneben gibt es Migräneformen, die nicht von Kopfschmerzen begleitet sind.

Kopfschmerzen können ebenfalls in unterschiedlichen Erscheinungsformen auftreten, darunter als pochende oder stechende Schmerzen, Druckschmerzen, stechende Augenschmerzen oder dumpfer Schmerz im Hintergrund.

Medizinische Behandlungsansätze

Medizinische Behandlungsansätze beschränken sich meist auf die medikamentöse Behandlung, um die Symptome zu maskieren – also zu verdecken – oder zu lindern.

Erklärung aus faszienorientierter Sicht

Sowohl Kopfschmerzen als auch Migräne können durch Faszienrestriktionen im Nacken, in den Schultern und im Kopfbereich ausgelöst oder verstärkt werden. In vielen Fällen verursachen diese Restriktionen unnatürliche Spannungen in den Muskeln dieser Regionen, insbesondere in den Muskeln im Nacken und den Schultern, die mit den Schädelknochen verbunden sind. Manchmal liegen die Restriktionen auch tiefer in den Hirnhäuten und Rückenmarkshäuten, also den Faszienschichten, die das Gehirn und das Rückenmark umgeben.

Faszienübungen

Die faszialen Selbsthilfemaßnahmen, die zu empfehlen sind, zielen darauf ab, das gesamte geistig-körperliche System zu entspannen und dadurch sowohl in den Faszien als auch im Nervensystem Spannungen abzubauen.

Sie wundern sich vielleicht darüber, was die Faszienhocke bei Kopfschmerzen und Migräne ausrichten soll, aber meiner Erfahrung nach haben viele Menschen mit diesen Beschwerdebildern auch Einschränkungen in der Hüfte, die zu ihren Symptomen beitragen.

Fasziales Dehnen

Bei den empfehlenswerten faszialen Dehnübungen liegt der Schwerpunkt auf dem Rücken, dem Nacken und den Schultern. Dazu kommt eine Dehnübung für die Halsvorderseite, da viele Menschen mit Kopfschmerzen und Migräne auch unter Gesichts- und Kieferverspannungen leiden, die zu ihren Symptomen beitragen.

Selbstbehandlung mit dem Faszienball

Bei den empfohlenen Übungen mit dem Faszienball liegt der Fokus auf dem Abbau der Spannungen im Nacken, einer häufigen Schmerzursache, und im Rücken, von wo aus die Spannungen in den Kopf und den Nacken aufsteigen können.

Allgemeine Faszienübungen	Fasziales Dehnen	Selbstbehandlung mit dem Faszienball
alle	D1, D2, D3	B1, B2, B3

Ausführung der faszialen Dehnübungen und Selbstbehandlung mit dem Faszienball: langsam, sanft und mindestens je 90 bis 120 Sekunden

Kopf und Nacken: Nackenschmerzen, Schiefhals (Torticollis), Schleudertrauma

Typische Symptome

Auch wenn es sich von selbst versteht: Bei Nackenschmerzen wird der Schmerz anders als bei Kopfschmerzen im Nacken spürbar. Nackenschmerzen gehen häufig mit Bewegungssteife oder eingeschränkten Bewegungsradien einher, insbesondere beim Wenden des Kopfes zur Seite.

Nackenschmerzen werden oft als nagende Schmerzen beschrieben oder als beständiges Bedürfnis, sich zu strecken und zu dehnen, um die Beschränkungen, die den Schmerz verursachen, zu lösen. Bei manchen Menschen ist bei Nackenbewegungen ein knirschendes Geräusch zu hören (Krepitation), das von den Spannungen in den Muskeln und Faszien herrührt.

Torticollis ist die medizinische Bezeichnung für den Schiefhals, der entsteht, wenn Sie sich den Hals verrenken und er in einem schmerzhaften Winkel verbleibt. Beim Schleudertrauma handelt es sich um eine Verletzung der Weichgewebe im Nacken, die üblicherweise durch einen plötzlichen Aufprall, zum Beispiel bei einem Auffahrunfall, verursacht wird. Viele Menschen fügen sich allerdings selbst ein Schleudertrauma bei, indem sie zum Beispiel die Höhe einer Bordsteinkante falsch einschätzen und dann so hart landen, dass der Stoß von den Füßen bis zum Nacken hochwandert.

Medizinische Behandlungsansätze

Die medizinische Behandlung von Nackenschmerzen erfolgt üblicherweise medikamentös, durch Wärmeanwendungen, Halskrausen und eventuell Physiotherapie.

Erklärung aus faszienorientierter Sicht

Nackenschmerzen treten auf, wenn die Faszien und Muskeln im Bereich des Nackens und der Schultern eingeschränkt sind. Neben dem Schleudertrauma ist häufig langes Sitzen am Computer die Ursache; die Faszien spannen sich an, um das Gewicht des vorgebeugten Kopfes zu halten. Dadurch werden die Muskeln verspannt und schwach und die Nerven in dem betreffenden Gebiet gereizt. Ein Schleudertrauma kann sich über viele Jahre im Körper festsetzen, bevor Schmerzen auftreten. Häufig besteht eine Verbindung zu Dysbalancen im Becken.

Faszienübungen

Die empfohlenen Faszienübungen zielen darauf ab, das gesamte körperlich-geistige System zu entspannen und dadurch sowohl in den Faszien als auch im Nervensystem Spannungen abzubauen. Faszienhocken entspannen das Becken und bringen es wieder ins Gleichgewicht.

Fasziales Dehnen

Bei den empfehlenswerten faszialen Dehnübungen liegt der Schwerpunkt auf dem Rücken, dem Nacken und den Schultern. Dazu kommt eine Dehnübung für die Halsvorderseite, da viele Menschen mit Nackenschmerzen auch unter Gesichts- und Kieferverspannungen leiden, die zu ihren Symptomen beitragen.

Selbstbehandlung mit dem Faszienball

Bei den empfohlenen Übungen mit dem Faszienball liegt der Fokus auf dem Abbau der Spannungen im Nacken und in den Schultern sowie im Rücken, wo oft Spannungen sitzen, die in den Kopf und den Nacken hinaufziehen.

Allgemeine Faszienübungen	Fasziales Dehnen	Selbstbehandlung mit dem Faszienball
alle	D1, D2, D3	B1, B2, B3

Ausführung der faszialen Dehnübungen und Selbstbehandlung mit dem Faszienball: langsam, sanft und mindestens je 90 bis 120 Sekunden

Kopf und Nacken: Tinnitus

Typische Symptome

Tinnitus sind Ohrgeräusche, die die Betroffenen als Klingeln, Summen, Brummen, Knistern, Pfeifen, Zischen oder Rauschen beschreiben. Nachts oder wenn weniger Umgebungsgeräusche vorhanden sind, verschlimmern sie sich oft. Bei manchen Menschen tritt Tinnitus haltungsabhängig auf, das heißt, er verstärkt sich bei bestimmten Kopf- oder Halspositionen. Bei anderen ist er spannungsabhängig, und sie können ihre Symptome durch Zusammenbeißen der Zähne oder Entspannung des Kiefers beeinflussen.

Medizinische Behandlungsansätze

Die medizinische Behandlung von Tinnitus umfasst Ohrspülungen zur Entfernung von überschüssigem Ohrenschmalz, Verhaltenstherapie oder Counselling, um zu lernen, mit den Symptomen umzugehen, und der Einsatz von Gegengeräuschen oder Musik, um den Tinnitus zu übertönen und tinnitusbedingten Schlafstörungen entgegenzuwirken.

Erklärung aus faszienorientierter Sicht

Liegen keine anderen Ursachen wie zum Beispiel ein Hörsturz zugrunde, dann ist ein Tinnitus in der Regel auf fasziale und muskuläre Einschränkungen im Nacken-, Schulter- und Kopfbereich zurückzuführen. Die Faszienlinien in diesen Regionen und die Ansatzpunkte der Muskeln laufen an der Schädelbasis und den Knochen am äußeren Gehörgang zusammen. Wie bei allem, was mit den Faszien zusammenhängt, können Probleme in anderen Körperregionen – etwa Beschränkungen im Rücken oder in der Hüfte – zu den Beschwerden beitragen.

Faszienübungen

Die empfohlenen Faszienübungen zielen darauf ab, das gesamte geistig-körperliche System zu entspannen und dadurch sowohl in den Faszien als auch im Nervensystem Spannungen abzubauen. Faszienhocken entspannen das Becken und bringen es wieder ins Gleichgewicht.

Fasziales Dehnen

Bei den empfehlenswerten faszialen Dehnübungen liegt der Schwerpunkt auf dem Rücken, dem Nacken und den Schultern. Dazu kommt eine Dehnübung für die Halsvorderseite und die Brustregion, da Spannungen in diesen Bereichen zusätzlichen Druck auf die Gewebe, die zum Ohr führen, verursachen können.

Selbstbehandlung mit dem Faszienball

Bei den empfohlenen Übungen mit dem Faszienball liegt der Fokus auf dem Abbau der Spannungen im Nacken und in den Schultern, die die häufigste Schmerzursache sind, sowie im Rücken, wo oft Spannungen sitzen, die in den Kopf und den Nacken hinaufziehen.

Allgemeine Faszienübungen	Fasziales Dehnen	Selbstbehandlung mit dem Faszienball
alle	D1, D2, D3	B1, B2, B3

Ausführung der faszialen Dehnübungen und Selbstbehandlung mit dem Faszienball: langsam, sanft und mindestens je 90 bis 120 Sekunden

Kopf und Nacken: Temporomandibuläre Dysfunktion (TMD) und Kiefergelenksschmerzen

Typische Symptome

Temporomandibuläre Dysfunktion (TMD, auch craniomandibuläre Dysfunktion = CMD) und Kiefergelenksschmerzen können sehr intensiv sein. Der Schmerz kann im Kiefergelenk selbst empfunden werden, aber ebenso in den Zähnen, im Gesicht, den Ohren, im Nacken oder im Kopf. Zusätzlich zu den Schmerzen treten bei vielen Betroffenen Knack- oder Reibelaute auf, wenn sie ihren Kiefer bewegen, manche haben Probleme beim Essen oder beim Öffnen und Schließen des Mundes.

Kiefergelenksbeschwerden sind oft durch Stress und nächtliches Zähneknirschen (Bruxismus, siehe rechts) verursacht, können aber auch als Folgeerscheinung zahnärztlicher Behandlungen auftreten, bei denen der Mund über einen längeren Zeitraum geöffnet war.

Medizinische Behandlungsansätze

Die zahnmedizinische Behandlung von TMD umfasst oft die Verordnung einer Aufbissschiene, was allerdings zu einer Verschlimmerung der Beschwerden führen kann, da ihr Einsatz die Stellung des Kiefergelenks und damit die Spannungsverhältnisse im Kiefer verändert.

Die medizinische Behandlung erfolgt weiterhin durch Medikamente, Cortisoninjektionen oder Relaxanzien. In manchen Fällen erfolgt ein chirurgischer Eingriff zur Behandlung von Funktionsstörungen des Gelenks.

Erklärung aus faszienorientierter Sicht

TMD und Kieferschmerzen haben ihre Ursache in Restriktionen der Faszienmechanik des Kiefers, die insbesondere die Kaumuskulatur beeinträchtigen. Sind diese Gewebe verspannt, können sie den Kiefer in eine falsche Position bringen, die außerdem Druck auf die Gelenkzwischenscheiben verursacht. Einschränkungen im Kiefer bedeuten, dass Ihre Zähne zusammengepresst werden, was zu Kieferpressen oder Zähneknirschen (Bruxismus) führen kann – beides tritt insbesondere nachts auf. Manchmal verändert auch eine Zahnbehandlung oder eine Nachtschiene die natürliche Bisslage; auch hierdurch können fasziale Restriktionen entstehen. Allerdings ist die Hauptursache von TMD Stress, der manche Menschen dazu veranlasst, immer wieder unbewusst die Zähne zusammenzubeißen, bis die Faszien verkleben.

Faszienübungen

Die empfohlenen Faszienübungen zielen darauf ab, das gesamte geistig-körperliche System zu entspannen und dadurch sowohl in den Faszien als auch im Nervensystem Spannungen abzubauen. Faszienhocken entspannen das Becken, das bei einer Fehlstellung des Kiefers häufig ebenfalls falsch ausgerichtet ist, und bringen es wieder ins Gleichgewicht.

Fasziales Dehnen

Bei den empfohlenen faszialen Dehnübungen liegt der Schwerpunkt auf dem Rücken, dem Nacken und den Schultern. Dazu kommt eine Dehnübung für die Halsvorderseite und die Brustregion, da Spannungen in diesen Bereichen zusätzlichen Druck auf die Gewebe, die in den Kiefer hineinziehen, verursachen können.

Selbstbehandlung mit dem Faszienball

Bei den empfohlenen Übungen mit dem Faszienball liegt der Fokus auf dem Abbau der Spannungen im Nacken, die die häufigste Schmerzursache bilden, sowie im Rücken, wo oft Spannungen sitzen, die in den Kopf und den Nacken hinaufziehen.

Allgemeine Faszienübungen	Fasziales Dehnen	Selbstbehandlung mit dem Faszienball
alle	D1, D2, D3	B1, B2, B3

Ausführung der faszialen Dehnübungen und Selbstbehandlung mit dem Faszienball: langsam, sanft und mindestens je 90 bis 120 Sekunden

Nacken, Brust und Arme: RSI – Thoracic-Outlet-Syndrom

Typische Symptome

Das Thoracic-Outlet-Syndrom (auch: Schultergürtel-Kompressionssyndrom) tritt an der oberen Brustkorböffnung auf (obere Thoraxapertur), also im Raum zwischen dem Schlüsselbein und der ersten Rippe oben am Brustkorb.

Diesen Bereich durchlaufen die Nerven des sogenannten Armgeflechts (*Plexus brachialis*) und Blutgefäße auf dem Weg zwischen Hals und Achselhöhle. Darüber hinaus drängen sich auch einige Nackenmuskeln in diesem Bereich, die mit der ersten und zweiten Rippe verbunden sind.

Beim Thoracic-Outlet-Syndrom ist das Gefäßnervenbündel in diesem Bereich zusammengepresst, was typische RSI-Symptome verursacht, darunter Taubheit, Schmerzen und ein Gefühl der Schwäche irgendwo zwischen der Schulter und den Fingern. Manchmal führt die Kompression der Blutgefäße auch zu Schwellungen und Verfärbungen des Armes und der Hand.

Medizinische Behandlungsansätze

Die Behandlung des Thoracic-Outlet-Syndroms umfasst Medikamente, Physiothe-

Repetitive strain injury (RSI): ein Wort zum RSI-Syndrom

Repetitive Strain Injury (RSI – wörtlich: »Schädigung durch wiederholte Belastung«) ist ein umstrittener Begriff. Es ist eine Sammelbezeichnung für verschiedene durch Überbelastung entstandene Beschwerden. Da die Ursache oft stereotype Bewegungen im Rahmen beruflicher Tätigkeiten sind, ist RSI insbesondere bei Arbeitgebern unbeliebt, die daraus resultierende Haftungs- und Entschädigungsansprüche fürchten. Mediziner mögen den Begriff oft ebensowenig, weil sie ihre Diagnosen lieber auf konkreter benannte Erkrankungen einengen.

Daher hängt es stark von dem Behandlungsansatz des Arztes ab, den Sie konsultieren, und von den Begleitumständen, ob Sie die Diagnose »RSI« erhalten. Auch ob bei Ihnen ein konkreter benanntes Überlastungssyndrom diagnostiziert wird, und wenn ja, welches, hängt von Ihrem Arzt und den Symptomen ab, die an diesem Tag im Vordergrund stehen.

In Wirklichkeit handelt es sich bei allen Arten des RSI-Syndroms um Verletzungen durch Überbelastung, die auf berufliche oder private Aktivitäten zurückzuführen sind. Die Symptome können sich täglich ändern und umfassen die ganze Bandbreite von Beschwerden, die unter den weiter unten in diesem Kapitel aufgelisteten, mit den verschiedensten Bezeichnungen versehenen Krankheiten aufgeführt sind. Lassen Sie sich daher bei der Auswahl Ihrer Übungen mehr davon leiten, wo Sie an diesem Tag Einschränkungen und Schmerzen spüren, als sich zwanghaft an die Übungen zu halten, die Sie unter einer bestimmten Krankheitsbezeichnung finden.

rapie und in einigen Fällen auch operative Eingriffe, bei denen ein Teil der ersten Rippe entfernt wird, um den Druck von den Strukturen zu nehmen.

Erklärung aus faszienorientierter Sicht

Ein Thoracic-Outlet-Syndrom kann auf einen Unfall mit einem starken Aufprall – etwa einen Autounfall – zurückgehen, aber in den meisten Fällen tritt es infolge einer Fehlhaltung auf, die typischerweise bei langer Arbeit am Computer eingenommen wird. Durch die hängenden Schultern und die vorgeneigte Position des Kopfes wird die Brustregion komprimiert. Die durch die schlechte Haltung und die vielen Stunden vor dem Bildschirm oder einem Handheld-Gerät verursachten faszialen Restriktionen halten den Körper in dieser ungünstigen Position fest.

Aus faszienorientierter Sicht ist »Thoracic-Outlet-Syndrom« eine sehr eingeschränkte Diagnose, da das Problem nie auf die obere Brustkorböffnung beschränkt ist. In der Regel liegt bei jedem von RSI-Symptomen Betroffenen eine ganze Kette faszialer Verklebungen vom Kopf über den Nacken, die Schultern, die Brust und den oberen Rücken bis zu den Armen und Händen vor.

Faszienübungen

Die empfohlenen Faszienübungen zielen darauf ab, das gesamte geistig-körperliche System zu entspannen und dadurch sowohl in den Faszien als auch im Nervensystem Spannungen abzubauen. Die Dehnübung mit Handtuch ist besonders geeignet, um die Brust- und Schulterregion zu öffnen und den Druck im Bereich der oberen Thoraxapertur zu lindern.

Fasziales Dehnen

Bei den empfehlenswerten faszialen Dehnübungen liegt der Schwerpunkt auf dem Nacken, den Schultern und den Körperseiten, die ebenfalls beeinträchtigt sein können. Dazu kommt eine Dehnübung am Türrahmen, die hilft, den Brustkorb zu öffnen.

Selbstbehandlung mit dem Faszienball

Bei den empfohlenen Übungen mit dem Faszienball liegt der Fokus auf dem Abbau der Spannungen im Nacken und in den Schultern, die die häufigste Schmerzursache bilden, sowie im Rücken, wo oft Spannungen sitzen, die in die Arme hineinziehen. Ich habe auch eine Übung zur Entspannung der Achselregion vorgesehen, weil der *Musculus plexus brachialis* (siehe Seite 144) von der oberen Brustkorböffnung über die Achsel zum Arm hinunter verläuft. Diese Region ist häufig chronisch verspannt, wenn die Arme über Stunden hinweg gebeugt sind, wenn Sie an der Computertastatur sitzen oder eine Maus bedienen. Darüber hinaus finden Sie in Kapitel 10 eine Übung zum Lösen der Spannungen in den Händen, die sich als Einstieg in eine Sequenz von Entspannungsübungen bis hinauf zur Brustregion eignet.

Allgemeine Faszienübungen	Fasziales Dehnen	Selbstbehandlung mit dem Faszienball
alle	D1, D5, D6	B2, B4, B6

Ausführung der faszialen Dehnübungen und Selbstbehandlung mit dem Faszienball: langsam, sanft und mindestens je 90 bis 120 Sekunden

Nacken, Brust und Arme: RSI – Golferarm und Tennisellbogen

Typische Symptome

Die medizinischen Bezeichnungen für den Golfer- und Tennisarm (beziehungsweise -ellbogen) lauten *Epicondylitis ulnaris humeri* und *Epicondylitis radialis humeri.* Diese Begriffe verweisen auf die Sehnenansätze von Muskeln des Unterarms am Knochen des Oberarms, die bei diesen Erkrankungen typischerweise gereizt sind. Es kommt vor, dass beide Erkrankungen gleichzeitig vorliegen, und sie können auch auftreten, ohne dass Sie jemals einen Golfplatz betreten oder einen Tennisschläger berührt haben – tatsächlich ist die Ursache bei nur fünf Prozent der Betroffenen die Ausübung einer dieser Sportarten.

Zu den häufigsten Symptomen gehören Schmerzen an der Innen- oder Außenseite des Ellbogens, Schmerzen und Schwächegefühle im Unterarm, Schwierigkeiten beim Greifen oder beim Drehen des Handgelenks, zum Beispiel wenn Sie an einem Türknauf drehen.

Medizinische Behandlungsansätze

Die medizinische Behandlung eines Golfer- oder Tennisarms umfasst den Einsatz von Schienen oder Bandagen um den Ellbogen oder am Unterarm, die dazu dienen, den Druck vom Ellbogen zu nehmen sowie entsprechende chirurgische Eingriffe.

Erklärung aus faszienorientierter Sicht

Golfer- und Tennisarm sind Überlastungserkrankungen, die durch das übermäßige Ausführen wiederholter Bewegungen der Unterarmmuskulatur verursacht sind. Die Unterarmmuskulatur besteht aus einer Reihe kleiner Muskeln, die auf relativ kleinem Raum dicht zusammengedrängt sind. Aufgrund ihrer geringen Größe ermüden sie schnell und werden durch wiederholte Bewegungen wie Tippen oder Schreinerarbeiten gereizt. Das verursacht fasziale Veränderungen, die zum Verkleben der Muskeln zu einem einzigen gereizten Gewebeklumpen führen. Die stetig wiederholte Bewegung der Unterarme lässt auch die Armnerven und deren Faszienhüllen ermüden und gereizt werden; dadurch entsteht ein faszialer Spannungszustand, der sich vom Nacken bis zu den Fingern zieht.

Faszienübungen

Die empfohlenen Faszienübungen zielen darauf ab, das gesamte geistig-körperliche System zu entspannen und dadurch sowohl in den Faszien als auch im Nervensystem Spannungen abzubauen. Die Dehnübung mit Handtuch ist besonders geeignet, um die Brust- und Schulterregion zu öffnen und die Armnerven zu entlasten, die komprimiert und gereizt sein können.

Fasziales Dehnen

Bei den empfohlenen faszialen Dehnübungen liegt der Schwerpunkt auf Nacken und Armen, um diese Regionen zu entlasten. Dazu kommt eine Dehnübung am Türrahmen, die den Druck von dem Bereich der oberen Brustkorböffnung nimmt.

Selbstbehandlung mit dem Faszienball

Bei den Übungen mit dem Faszienball liegt der Fokus auf dem Abbau der Spannungen im Nacken, der Achselregion, den Unterarmen und Händen entlang des Verlaufs der Armnerven. Es ist nicht empfehlenswert, den Ball direkt an den Ellbogen einzusetzen, weil das erstens unglaublich schmerzvoll ist und jeden Versuch, die Region zu entspannen, zunichtemacht, und weil die Ellbogen zweitens nur schmerzen, weil die Spannung in den Muskeln und Faszien, die mit ihnen verbunden sind, zu hoch ist – wenn Sie die Muskeln und Faszien entspannen, erledigt sich das Problem mit den Ellbogen von selbst.

Allgemeine Faszienübungen	Fasziales Dehnen	Selbstbehandlung mit dem Faszienball
alle	D1, D4, D5	B2, B4, B5

Ausführung der faszialen Dehnübungen und Selbstbehandlung mit dem Faszienball: langsam, sanft und mindestens je 90 bis 120 Sekunden

Nacken, Brust und Arme: RSI – Karpaltunnelsyndrom und Tendinitis

Typische Symptome

Der Karpaltunnel ist eine knöcherne Engstelle im Handgelenk, durch die der Mediannerv und die Handsehnen verlaufen. Manchmal entzünden sich die Sehnen in diesem Tunnel – eine solche Sehnenentzündung nennt man Tendinitis – und drücken dann auf den Nerv.

Das verursacht Symptome wie Schmerzen, Taubheitsgefühle, Kribbeln und Kraftverlust in den Händen und Fingern, gelegentlich auch im Unterarm.

Medizinische Behandlungsansätze

Ein Karpaltunnelsyndrom wird durch einen Test diagnostiziert, bei dem die Leitgeschwindigkeit des Nervs untersucht wird. Dazu werden Elektroden unterhalb und oberhalb des Karpaltunnels angebracht und elektrische Spannung angelegt; geht ein Teil des Signals auf dem Weg verloren, dann bedeutet das, dass der Mediannerv beeinträchtig ist. Um den Druck von den betroffenen Strukturen zu nehmen, wird häufig ein chirurgischer Eingriff empfohlen. Andere Behandlungsansätze sind das Ruhigstellen der Hand durch eine Schiene, Cortisoninjektionen oder eine Kombination von beidem.

Erklärung aus faszienorientierter Sicht

In den meisten Fällen, in denen ein Karpaltunnelsyndrom diagnostiziert wurde, liegt gar kein Problem am Karpaltunnel selbst vor. Stattdessen quetschen fasziale Restriktionen weiter oben am Körper, insbesondere im Nacken, in der Brust und der Achselregion, die Armnerven, was die typischen Symptome verursacht.

In der Regel entstehen die Symptome wie bei allen anderen RSI-Syndromen durch den übermäßigen und einseitigen Gebrauch von Muskeln, die leicht ermüden und gereizt werden. Die Hauptursachen sind Computerarbeit und körperliche Tätigkeiten, die mit feinen Bewegungen der Hände und Handgelenke einhergehen. Viele Menschen haben sich unnötigen Operationen unterzogen und Injektionen verabreicht bekommen, oder ihre Handgelenke wurden mit störenden Schienen oder Bandagen ruhiggestellt, obwohl dort gar nicht die Ursache der Probleme lag.

Faszienübungen

Die empfohlenen Faszienübungen zielen darauf ab, das gesamte geistig-körperliche System zu entspannen und dadurch sowohl in den Faszien als auch im Nervensystem Spannungen abzubauen. Die Dehnübung mit Handtuch ist besonders geeignet, um die Brust- und Schulterregion zu öffnen und die Armnerven zu entlasten, die komprimiert und gereizt sein können.

Fasziales Dehnen

Bei den empfohlenen faszialen Dehnübungen liegt der Schwerpunkt auf Nacken und Armen, um Anspannungen in diesen Regionen zu lindern.

Selbstbehandlung mit dem Faszienball

Bei den Übungen mit dem Faszienball liegt der Fokus auf dem Abbau der Spannungen im Nacken, den Armen und den Händen entlang des Verlaufs der Armnerven.

Allgemeine Faszienübungen	Fasziales Dehnen	Selbstbehandlung mit dem Faszienball
alle	D1, D2, D4	B2, B5, B6

Ausführung der faszialen Dehnübungen und Selbstbehandlung mit dem Faszienball: langsam, sanft und mindestens je 90 bis 120 Sekunden

Nacken, Brust und Arme: RSI – Morbus Dupuytren und schnellender Finger

Typische Symptome

Bei Morbus Dupuytren (auch: Dupuytren-Kontraktur) und schnellender Finger (auch: Tendovaginitis stenosans, Schnappfinger oder Triggerfinger) handelt es sich um Erkrankungen, die die Finger und Daumen betreffen: Ein oder mehrere Finger oder der Daumen werden steif und schwer beweglich; in einigen Fällen bleiben sie in einer klauenähnlichen Position. Manchen Betroffenen ist es zeitweise möglich, die Finger oder den Daumen zu strecken und zu beugen (oft ist das mit einem knallenden oder knackenden Geräusch verbunden), bei anderen bleiben sie dauerhaft steif. Eine häufige Begleiterscheinung ist ein Knötchen in der Handfläche, am Ansatz des betroffenen Fingers.

Die Erkrankung ist normalerweise nicht mit Schmerzen verbunden, jedoch mit Bewegungseinschränkungen.

Medizinische Behandlungsansätze

Die medizinische Behandlung besteht in der Regel in einem chirurgischen Eingriff, um die Sehne des betroffenen Fingers zu entlasten. Dieses Vorgehen ist jedoch meist nicht langfristig erfolgreich; oft tritt die Krankheit erneut auf.

Erklärung aus faszienorientierter Sicht

Wie nicht anders zu erwarten, sind beide Erkrankungen eine Folge von Überlastungen der Arme und Hände, die zu einer Verdickung der Faszien führen; besonders betroffen sind in diesem Fall die Handflächen und die Muskeln und Faszien in den Unterarmen. Mit zunehmender Einschränkung der Unterarme können die Sehnen nicht mehr ungehindert in den Faszien gleiten, um die Finger zu beugen und zu strecken. Sie werden pappiger, schwerer beweglich und verkleben dann möglicherweise endgültig. An Stellen, an denen die Faszien in den Händen und Fingern immer wieder zur erhöhten Kollagenbildung angeregt werden, können sich als eine Art Narbengewebe Knötchen bilden

Die faszienorientierte Behandlung dieser Erkrankungen ähnelt der von Narbengewebe: Indem die Einschränkungen in Handflächen und Unterarm beseitigt werden, wird der Körper dazu angeregt, das überschüssige Gewebe wieder zu absorbieren und die normale Beweglichkeit von Unterarm, Hand und Fingern wiederherzustellen.

Faszienübungen

Die empfohlenen Faszienübungen zielen darauf ab, das gesamte geistig-körperliche System zu entspannen und dadurch sowohl in den Faszien als auch im Nervensystem Spannungen abzubauen. Die

Dehnübung mit Handtuch ist besonders geeignet, um die Brust- und Schulterregion zu öffnen und die Hand- und Armnerven zu entlasten, die komprimiert und gereizt sein können.

Fasziales Dehnen

Bei den empfohlenen faszialen Dehnübungen liegt der Schwerpunkt auf Nacken und Armen, um Anspannungen in diesen Regionen zu lindern.

Selbstbehandlung mit dem Faszienball

Bei den Übungen mit dem Faszienball liegt der Fokus auf dem Abbau der Spannungen in der Achselregion, den Armen und Händen, um die überschüssige Kollagenbildung zu beseitigen.

Allgemeine Faszienübungen	Fasziales Dehnen	Selbstbehandlung mit dem Faszienball
alle	D1, D2, D4	B4, B5, B6

Ausführung der faszialen Dehnübungen und Selbstbehandlung mit dem Faszienball: langsam, sanft und mindestens je 90 bis 120 Sekunden

Schultern: Verletzungen der Rotatorenmanschette und Frozen Shoulder (adhäsive Kapsulitis)

Typische Symptome

Die Schulter ist ein Kugelgelenk, das von Muskeln, Bändern und Faszien in der flachen Gelenkpfanne gehalten wird, was ihm Rotationsbewegungen in einem großen Umfang ermöglicht. Die Schattenseite dieser hohen Beweglichkeit ist, dass die Schulter sehr anfällig für Verletzungen der Weichgewebe ist. Am höchsten ist das Verletzungsrisiko für die Muskeln der Rotatorenmanschette, die diesen großen Bewegungsumfang zulassen. Symptome bei Verletzungen der Rotatorenmanschette reichen von dumpfen Schmerzen beim Schlafen auf der betroffenen Seite über Bewegungseinschränkungen und stechende Schmerzen bei bestimmten Bewegungen, weil die Gewebe eingeschränkt oder eingeklemmt sind.

Frozen Shoulder (auch: adhäsive Kapsulitis oder schmerzhafte Schultersteife) ist eine Erkrankung, bei der die Gewebekapsel um das Schultergelenk verklebt. Das geschieht üblicherweise schleichend über Monate und Jahre hinweg; während dieser Zeit kann die Schulter verschiedene Stadien von »frierend« über »gefroren« bis zum »Auftauen« durchlaufen. Im schlimmsten Fall verursacht die Frozen Shoulder ständige starke Schmerzen, die sich bei Bewegung verschlimmern, sowie gravierende Bewegungseinschränkungen in alle Richtungen. Besonders häufig betroffen sind Frauen mittleren Alters.

Medizinische Behandlungsansätze

In medizinischer Hinsicht weiß man wenig über die Entstehung der Frozen Shoulder. Die Behandlung kann chirurgische Eingriffe zur Dekompression des Schultergelenks umfassen sowie verschiedene Maßnahmen, die generell bei Schultererkrankungen angewandt werden wie Medikamentengaben und Cortisoninjektionen.

Erklärung aus faszienorientierter Sicht

Verletzungen der Rotatorenmanschette können durch Sportverletzungen verursacht sein, meist sind sie jedoch auf Überbeanspruchung durch Bürotätigkeiten und körperliche Arbeit zurückzuführen. Das gilt grundsätzlich auch für die Frozen Shoulder, wobei in diesem Fall noch über Jahre angestaute Stressbelastungen hinzukommen, was in der Summe im mittleren Alter zum Auftreten von Beschwerden führt, die mit Einschränkungen der Beweglichkeit einhergehen.

Im Zusammenhang mit der Frozen Shoulder kommt es häufig zu Fehldiagnosen, wenn keine Verklebungen oder Verwachsungen im Schultergelenk vorliegen. Jedoch sind die Symptome auf fasziale Restriktionen in den Stützgeweben, die das Gelenk umgeben, zurückzuführen. Aufgrund des normalerweise hohen Grades der Beweglichkeit der Schulter kann jede Einschränkung selbst bei Nichtnutzung schwere Schmerzen hervorrufen – es genügt schon die durch das Gewicht des Armes auftretende Zugwirkung.

Dasselbe gilt für Verletzungen der Rotatorenmanschette; bei beiden Erkrankungen können die Faszien und Muskeln buchstäblich miteinander verkleben, was zu den für beide Krankheiten typischen Bewegungseinschränkungen und Schmerzen führt.

Faszienübungen

Die empfohlenen Faszienübungen zielen darauf ab, das gesamte geistig-körperliche System zu entspannen und dadurch sowohl in den Faszien als auch im Nervensystem Spannungen abzubauen. Die Dehnübung mit Handtuch ist bei Schultererkrankungen nicht zu empfehlen, da die Ausführung meist zu schmerzhaft ist. Faszienhocken unterstützen die Entspannung und Neuausrichtung der Hüfte, die durch die Fehlhaltung der Schultern und des Nackens häufig ebenfalls aus der Balance geraten ist.

Fasziales Dehnen

Bei den empfohlenen faszialen Dehnübungen liegt der Schwerpunkt auf dem Nacken, dem Rücken und den Körperseiten, um Anspannungen in diesen Regionen zu lindern. Unter Umständen müssen Sie sich, je nach der Beweglichkeit der betroffenen Schulter, erst langsam an diese Übungen herantasten (siehe Kapitel 10).

Selbstbehandlung mit dem Faszienball

Bei den geeigneten Übungen mit dem Faszienball liegt der Fokus auf dem Abbau der Spannungen im Nacken, im Rücken und in der Achselregion, da es in diesen Bereichen bei diesen Erkrankungen in der Regel zu Einschränkungen und Spannungen kommt. Achten Sie darauf, stets eine Haltung einzunehmen, in der Sie die Übungen problemlos durchführen können, denn der Druck kann manchmal sehr intensiv werden, insbesondere rund um die Achseln, wo Einschränkungen der Rotatorenmanschetten am häufigsten auftreten.

Allgemeine Faszienübungen	Fasziales Dehnen	Selbstbehandlung mit dem Faszienball
alle	D1, D2, D6	B1, B3, B4

Ausführung der faszialen Dehnübungen und Selbstbehandlung mit dem Faszienball: langsam, sanft und mindestens je 90 bis 120 Sekunden

Rücken und Beckenregion: Schmerzen im oberen, mittleren oder unteren Rücken, Bandscheibenvorwölbungen oder -vorfälle

Typische Symptome

Die häufigste Form von Rückenschmerzen sind Schmerzen im unteren Rücken, obgleich überall vom Nacken bis hinunter zur Hüfte Schmerzen auftreten können. Manchmal sind Rückenschmerzen auf andere Krankheiten oder auf eine Bandscheibenvorwölbung beziehungsweise einen -vorfall zurückzuführen, aber in den meisten Fällen gibt es keine eindeutige medizinische Ursache. Bei einer Vorwölbung oder einem Prolaps drücken die Bandscheiben an der Stelle auf die Nerven, wo diese das Knochenmark verlassen und in andere Köperregionen führen.

Am häufigsten passiert das im unteren Rücken, weil dieser Bereich die meiste Last trägt. Ein Bandscheibenvorfall im unteren Rücken löst in der Regel Ischiasschmerzen aus – dabei handelt es sich um ein Symptom, nicht um eine eigenständige Erkrankung – und Schmerzen, Kribbeln und Taubheitsgefühle, die durch das Gesäß und die Leistengegend in das Bein und den Fuß ausstrahlen. Diese Form von Ischialgie ist mit unerbittlichen, starken Schmerzen verbunden, die sowohl den Schlaf als auch alle Alltagsaktivitäten beeinträchtigen.

Bei anderen, unspezifischen Rückenschmerzen tritt gelegentlich eine Kombination von Schmerzen im Rücken selbst und Ischiasschmerzen auf.

Medizinische Behandlungsansätze

Bei der medizinischen Behandlung stehen Medikamente und physiotherapeutische Übungen an erster Stelle; häufig wird auch abgewartet, denn die meisten Bandscheibenprobleme verschwinden binnen acht Wochen von selbst. Bei anhaltenden Schmerzen wird dann ein MRT-Scan durchgeführt, um festzustellen, ob ein Bandscheibenprolaps vorliegt; das übliche Vorgehen bei einem Prolaps ist eine Operation.

Erklärung aus faszienorientierter Sicht

Bandscheibenvorfälle sind aus faszienorientierter Perspektive außerordentlich interessant. Denn so ein Vorfall geschieht selten spontan, sondern ist in der Regel die Folge von Überbeanspruchung, Haltungsproblemen und Stress, die zu Anspannungen in den Faszien und anderen Geweben in der Hüft- und Rückenregion führen, die sich so lange steigern, bis schließlich die Bandscheibe aus ihrer normalen Lage herausgepresst wird. Es ist, als würden Sie ein mit Marmelade gefülltes Gebäckteilchen zerquetschen, bis die Füllung herausquillt – die »Marmelade« ist in diesem Fall das Zentrum der Bandscheibe, das dann auf die Nerven drückt und Schmerzen verursacht.

Für gewöhnlich sind Rückenschmerzen das Vorstadium eines Bandscheibenvorfalls, sodass jeder, der an Rückenschmerzen leidet, schnellstmöglich Gegenmaßnahmen ergreifen sollte.

Schmerzen im unteren Rücken werden meist von den faszialen und daraus resultierenden muskulären Restriktionen in den Hüften und der Leistenregion verursacht; den Hauptanteil daran hat ein Muskel in der vorderen Schicht der hinteren Hüftmuskulatur, der *Musculus psoas major* oder »großer Lendenmuskel«. Er ist der stärkste Hüftbeuger des Menschen und ermöglicht es uns, die Beine zu heben; Spannungen in diesen Geweben können dazu führen, dass die Hüftknochen zu nah zueinander gepresst werden. Das kann Schmerzen im Iliosakralgelenk hervorrufen und die gesamte Struktur aus dem Gleichgewicht ziehen, sodass die Faszien und Muskeln im Rücken die gesamte Last tragen müssen, ohne dabei von den normalen Stützgeweben unterstützt zu werden. In diesem Sinne kann man Rückenschmerzen als ein aus Überbeanspruchung resultierendes Problem betrachten.

Faszienübungen

Die empfohlenen Faszienübungen zielen darauf ab, das gesamte geistig-körperliche System zu entspannen und dadurch sowohl in den Faszien als auch im Nervensystem Spannungen abzubauen. Faszienhocken unterstützen die Entspannung und Neuausrichtung der Hüfte, die bei Rückenproblemen immer ihre natürliche Ausrichtung verloren hat.

Fasziales Dehnen

Bei den faszialen Dehnübungen liegt der Schwerpunkt auf dem Rücken und den Hüften, um Anspannungen in diesen Regionen zu lindern. Die Wirbelsäulenrotation im Liegen verbessert die Rotationsfähigkeit im unteren Rücken.

Selbstbehandlung mit dem Faszienball

Bei den geeigneten Übungen mit dem Faszienball liegt der Fokus auf dem Abbau der Spannungen im Rücken, im Gesäß und in den Hüftseiten, da Spannungen in diesen Bereichen zur Entstehung von Schmerzempfindungen im Rücken beitragen.

Allgemeine Faszienübungen	Fasziales Dehnen	Selbstbehandlung mit dem Faszienball
alle	D6, D7, D8	B3, B7, B8

Ausführung der faszialen Dehnübungen und Selbstbehandlung mit dem Faszienball: langsam, sanft und mindestens je 90 bis 120 Sekunden

Rücken und Beckenregion: Ischialgie und Piriformis-Syndrom

Typische Symptome

Ischialgie (Ischiasschmerzen) sind uns bereits weiter oben begegnet. Ischialgie ist eigentlich ein Symptom, obwohl es häufig als Diagnose auftaucht. Das Piriformis-Syndrom kann sich sowohl in Form von Ischiasschmerzen äußern als auch in Form von Schmerzen im Gesäß, denn genau dort, in der tiefen Schicht der Hüftmuskulatur, befindet sich der *Musculus pirifomis.* Die Besonderheit des *Musculus pirifomis* liegt darin, dass der Ischiasnerv bei den meisten Menschen durch ihn hindurch oder in seiner Nähe verläuft, sodass Spannungen im Muskel den Nerv zusammenpressen. Die aus dieser Erkrankung resultierenden Schmerzen können, ebenso wie Ischialgie selbst, fälschlicherweise auf einen Bandscheibenvorfall schließen lassen.

Medizinische Behandlungsansätze

Die Behandlung der Ischialgie und des Piriformis-Syndroms erfolgt in der Regel medikamentös, mit Cortisoninjektionen, Physiotherapie und, in seltenen Fällen, durch einen chirurgischen Eingriff zur Entlastung des Ischiasnervs.

Erklärung aus faszienorientierter Sicht

Das Piriformis-Syndrom wird durch Verspannungen der Gesäßfaszien verursacht, die den Muskel und den Ischiasnerv zusammendrücken. Fast immer ist das von Spannungen in den Faszien und anderen Geweben rund um die Hüfte begleitet, was zu einem Haltungsungleichgewicht führt. Bei Männern tritt diese Fehlhaltung oft durch den einseitigen »Portmonnaiedruck« auf, weil viele ihre Geldbörse gewohnheitsmäßig in einer ihrer Gesäßtaschen mit sich tragen, auch während sie sitzen. Das Piriformis-Syndrom tritt häufig bei Sportlern auf, ist aber gleichzeitig eine typische durch Bewegungsmangel verursachte Erkrankung, die sehr verbreitet bei Menschen ist, die ihren Lebensunterhalt im Sitzen verdienen – etwa Büroangestellte oder Fahrer.

Faszienübungen

Die empfohlenen Faszienübungen zielen darauf ab, das gesamte geistig-körperliche System zu entspannen und dadurch sowohl in den Faszien als auch im Nervensystem Spannungen abzubauen. Faszienhocken unterstützen die Entspannung und Neuausrichtung der Hüfte, die bei Rückenproblemen immer eine Fehlhaltung einnimmt.

Fasziales Dehnen

Bei den faszialen Dehnübungen liegt der Schwerpunkt auf dem Rücken, den Hüften und den Beinen, um Anspannungen in diesen Regionen zu lindern. Die Wirbelsäulenrotation im Liegen verbessert die Rotationsfähigkeit im unteren Rücken und lindert den Druck auf die Gesäßmuskulatur.

Selbstbehandlung mit dem Faszienball

Bei den geeigneten Übungen mit dem Faszienball liegt der Fokus auf dem Abbau der Spannungen im Gesäß, in den Beinen und in den Hüftseiten, da Spannungen in diesen Bereichen zur Entstehung von Schmerzempfindungen im Gesäß beitragen.

Allgemeine Faszienübungen	Fasziales Dehnen	Selbstbehandlung mit dem Faszienball
alle	D7, D8, D10	B7, B8, B9

Ausführung der faszialen Dehnübungen und Selbstbehandlung mit dem Faszienball: langsam, sanft und mindestens je 90 bis 120 Sekunden

Rücken und Beckenregion: Chronisches Beckenschmerzsyndrom (CPPS), abakterielle Prostatitis

Typische Symptome

Das chronische Beckenschmerzsyndrom (CPPS) tritt sowohl bei Männern als auch bei Frauen auf. Die medizinischen Ursachen für diese Erkrankung sind nicht bekannt. Bei Frauen geht man davon aus, dass es von Endometriose, Myomen (Gebärmuttergeschwulsten), dem Reizdarmsyndrom oder anderen Erkrankungen ausgelöst wird. Bei Männern ist die Ursachenlage noch unklarer.

Die Symptome des CPPS gleichen sich bei Männern und Frauen: Es können allgemeine Schmerzen in der Beckenregion auftreten – sowohl innen also auch außen –, Schmerzen im Gesäß und im unteren Rücken, daneben häufiger Harndrang, Schmerzen und Probleme bei der Blasenentleerung und beim Stuhlgang oder Schmerzen im Genitalbereich; bei Männern können Schmerzen beim Ejakulieren hinzukommen. Die Schmerzen können sowohl dumpf sein als auch brennend oder stechend wie bei einem Stromstoß.

Abakterielle Prostatitis ist eine Diagnose, die Männer häufig erhalten, wenn sie einige oder mehrere der oben aufgeführten Symptome aufweisen, die auf eine Prostatainfektion hinweisen, aber eine solche Infektion bei ihnen nicht vorliegt.

Medizinische Behandlungsansätze

Beide Krankheiten werden mehr nach dem Gießkannenprinzip behandelt. Männern werden meist wiederholt Antibiotika verabreicht, obwohl gar keine Infektion vorliegt. Sowohl Frauen als auch Männer bekommen Schmerzmittel, Physiotherapie und sogar psychotherapeutische Behandlungen verschrieben. Manchmal wird eine Bauchspiegelung (Laparoskopie) durchgeführt, bei der über einen Einstich durch die Bauchdecke ein Schlauch in die Bauchhöhle eingeführt wird, um dort nach möglichen Ursachen zu suchen (siehe auch Seite 159 zum Thema Narbengewebe). Bei Frauen werden sogar manchmal Totaloperationen der Gebärmutter durchgeführt, um das ganze Problem einfach wegzuschneiden. Das verschlimmert die Beschwerden jedoch meist, statt sie zu verbessern.

Aus medizinischer Sicht werden beide Erkrankungen überwiegend als nicht heilbar eingestuft.

Erklärung aus faszienorientierter Sicht

Meiner Meinung nach sind sowohl CPPS als auch abakterielle Prostatitis Sammeldiagnosen, die in Wirklichkeit bedeuten: »Wir haben keine Ahnung, was hier los ist.«

Bei Frauen können durchaus Endometriosen oder Myome vorliegen, aber diese sind nur Teil des Gewebes und können auf lang anhaltende fasziale Restriktionen im Uterus zurückgehen.

Die Ursache von CPPS und abakterieller Prostatitis sind allgemeine äußere fasziale Einschränkungen rund um die Hüfte, den unteren Rücken, in der Bauchgegend und an den Beinen und innere fasziale Restriktionen der Organe und des Beckenbodens. Die Beckenhöhle und die Bauchhöhle liegen übereinander, und beide sind vollgepackt mit Organen und tiefen Faszien. In Verbindung mit einem angespannten Beckenboden können diese Regionen so stark eingeschränkt werden, dass die Organe buchstäblich zerquetscht werden und anfangen, Probleme zu machen. In der Gebärmutter und den Eierstöcken können Schmerzen auftreten, Gewebswucherungen (zum Beispiel Myome) können sich bilden, und die Prostata kann ihre normale Funktionsfähigkeit einbüßen.

Fasziale Restriktionen in dieser Region können durch zu langes und häufiges Sitzen entstehen, durch mangelndes Dehnen sowie durch Ängste und Stress, die im Übrigen die wesentlichen Faktoren sind, die die Entstehung dieser Krankheiten begünstigen.

Faszienübungen

Die empfohlenen Faszienübungen zielen darauf ab, das gesamte geistig-körperliche System zu entspannen und dadurch sowohl in den Faszien als auch im Nervensystem Spannungen abzubauen. Faszienhocken unterstützen die Entspannung und Neuausrichtung der Hüfte, die bei Beckenproblemen immer aus dem Gleichgewicht gekommen ist.

Fasziales Dehnen

Bei den faszialen Dehnübungen liegt der Schwerpunkt auf den Hüftseiten oder der Hüftvorderseite, um dortige Anspannungen zu lindern. Die Wirbelsäulenrotation im Liegen entlastet die Hüfte ebenfalls.

Selbstbehandlung mit dem Faszienball

Bei den geeigneten Übungen mit dem Faszienball liegt der Fokus auf dem Abbau der Spannungen im Gesäß, in den Beinen und in den Hüftseiten, da Spannungen in diesen Bereichen zur Entstehung von Schmerzempfindungen in der Beckenregion beitragen.

Allgemeine Faszienübungen	Fasziales Dehnen	Selbstbehandlung mit dem Faszienball
alle	D6, D7, D8	B7, B8, B9

Ausführung der faszialen Dehnübungen und Selbstbehandlung mit dem Faszienball: langsam, sanft und mindestens je 90 bis 120 Sekunden

Rücken und Beckenregion: Chronische Bauchschmerzen

Typische Symptome

Chronische Bauchschmerzen können in Verbindung mit dem Reizdarmsyndrom (RDS) oder anderen Krankheiten des Verdauungstraktes auftreten, aber häufig gibt es keine eindeutige medizinische Ursache. Häufig ist es eine Begleiterkrankung des chronischen Beckenschmerzsyndroms (CPPS). Zu den Symptomen gehören ein dumpfer Grundschmerz, episodisch auftretende stechende Schmerzen und Krämpfe, Durchfall, Verstopfung, Blähungen und Säurereflux. Stress führt zu einer Verschlimmerung der Symptome.

Medizinische Behandlungsansätze

Die medizinische Behandlung erfolgt in der Regel durch eine Kombination von Schmerzmitteln und Säureblockern (Antazida).

Erklärung aus faszienorientierter Sicht

Eine der faszialen Hauptursachen chronischer Bauchschmerzen ist Narbengewebe von Operationen; dies tritt für gewöhnlich bei Frauen auf. Kaiserschnitte, Hysterektomie (Gebärmutterentfernungen) und das Entfernen von Endometriose-Gewebe und Myomen sind die häufigsten Bauch-OPs. Selbst wenn sie im Rahmen laparoskopischer Eingriffe oder, bei einer Gebärmutterentfernung, vaginal durchgeführt werden – allein aufgrund der Tatsache, dass etwas weggenommen wird, erfolgt die Bildung von Narbengewebe. Die durch Narbengewebe verursachte Zugspannung führt oft zu Anspannungen in der Hüfte und im Gesäß, da das Narbengewebe ganz buchstäblich alles näher zueinander zieht. Im Laufe der Zeit kann das weitere Schmerzerkrankungen nach sich ziehen, die damit scheinbar nicht in Zusammenhang stehen.

Sehr häufig wächst das Narbengewebe nach dem Eingriff, und über die folgenden Jahre lagert es sich in Form von Adhäsionen (Verklebungen und Verwachsungen) an andere innere Strukturen an; an diesem Punkt beginnt der Schmerz, sich zu intensivieren. In diesem Stadium ist keine medizinische Hilfe zu erwarten. Frauen wird oft mitgeteilt, der Eingriff sei doch erfolgreich gewesen und es gebe nichts zu klagen; oder ihnen wird gesagt, dass der Chirurg »nochmal da reingehen kann«, um das Narbengewebe herauszuschneiden (was natürlich zur Bildung von noch mehr Narbengewebe führt).

Es ist wohl keine Überraschung, dass Stress und Ängste, die durch die Schmerzen und/oder die Aussagen des Arztes entstehen, die Beschwerden oft noch verschlimmern.

Faszienübungen

Die empfohlenen Faszienübungen zielen darauf ab, das gesamte geistig-körperliche System zu entspannen und dadurch sowohl in den Faszien als auch im Nervensystem Spannungen abzubauen. Faszienhocken unterstützen die Entspannung und Neuausrichtung der Hüfte, die bei Problemen im Becken- und Bauchraum immer im Ungleichgewicht ist.

Fasziales Dehnen

Bei den faszialen Dehnübungen liegt der Schwerpunkt auf den Hüften und den Beinen, um Anspannungen zu lindern, die sich dort aufgebaut haben. Die Wirbelsäulenrotation im Liegen entlastet die Hüfte ebenfalls. Seien Sie bei abdominalem Narbengewebe (also Bauchnarbengewebe) vorsichtig mit den Übungen, da dieses sehr empfindlich auf Dehnbewegungen reagieren kann – gehen Sie also behutsam vor, in kleinen Schritten, und üben Sie häufig, um das Gewebe wiederaufzubauen.

Selbstbehandlung mit dem Faszienball

Bei den Übungen mit dem Faszienball liegt der Fokus auf dem Abbau der Spannungen im Gesäß, in den Beinen und in den Hüftseiten, da in diesen Bereichen Anspannungen entstehen können.

Allgemeine Faszienübungen	Fasziales Dehnen	Selbstbehandlung mit dem Faszienball
alle	D6, D7, D8	B7, B8, B9

Ausführung der faszialen Dehnübungen und Selbstbehandlung mit dem Faszienball: langsam, sanft und mindestens je 90 bis 120 Sekunden

Beine, Hüften und Füße: Knieschmerzen und Läuferknie

Typische Symptome

»Läuferknie« ist ein vager Sammelbegriff für allgemeine Knieschmerzen; in diesem Zusammenhang hört man auch die Bezeichnung »patellofemorales Schmerzsyndrom« (von Patella = Kniescheibe und »femoral« = zum Oberschenkel gehörig). Knieschmerzen können sich an der Innen- oder Außenseite des Knies bemerkbar machen, unter der Kniescheibe auftreten und manchmal sogar in der Kniekehle. Die Schmerzen können stechend sein oder dumpf und in Verbindung mit bestimmten Bewegungsabläufen auftreten, zum Beispiel wenn Sie von einem Stuhl aufstehen, in die Hocke gehen, sich hinknien, eine Treppe hinauf- oder hinablaufen, bergauf- oder bergabgehen. Die Beschwerden können auch mit einer Schwellung einhergehen, oder es entsteht ein knallendes oder knackendes Geräusch (Krepitation), wenn Sie das Knie bewegen. Manchmal entwickeln sich auch infolge einer Operation zur Reparatur geschädigter Bänder Schmerzen im Knie.

Medizinische Behandlungsansätze

Die medizinische Behandlung von Knieschmerzen umfasst das Vereisen der betroffenen Region, Medikamente, Cortisoninjektionen, Bandagen, Physiotherapie zur Kräftigung des Quadrizeps (des Muskels an der Oberschenkelvorderseite) oder Einlagen, um die Art, wie Ihre Füße Sie tragen, zu verändern.

Erklärung aus faszienorientierter Sicht

Manche Menschen überrascht es zu erfahren, dass von einem faszienorientierten Standpunkt aus eine der Hauptursachen für Knieschmerzen Dysbalancen und fasziale Restriktionen in der Hüfte sind. Unser Oberschenkelknochen ist so beschaffen, dass er beim Laufen und Rennen in unserem Hüftgelenk rotiert; er rotiert, wenn wir unser Bein heben und nach vorn bewegen, und rotiert zurück, wenn wir unseren Fuß auf dem Boden aufsetzen. Diese Rotationsbewegung stabilisiert das Bein beim Tragen der Last, indem sie das obere Ende des Beines buchstäblich in die Hüfte hineinschraubt.

Wenn in der Hüfte aufgrund von Überbeanspruchung oder Bewegungsmangel fasziale Einschränkungen entstehen – sei es durch exzessives Joggen oder zu vieles Sitzen – versucht unser Bein beim Gehen oder Laufen immer noch, eine Rotationsbewegung auszuführen, aber nun wird die Kraft ebenso, wie sie nach oben in die Hüfte geschraubt wird, das Bein entlang nach unten in das Knie übertragen. Indessen können fasziale Einschränkungen im Quadrizeps (den großen Oberschenkelmuskeln) die Kniescheibe, die in der Endsehne des Quadrizeps sitzt, bei Bewegungen nach links oder rechts rutschen lassen. Schließlich übertragen sich die Gangveränderungen nach unten und können zu Senkfüßen führen, da das Gewicht nun anders verteilt wird. Die faszialen Strukturen im Fußgewölbe gelten als die wesentliche Basis für unsere Körperhaltung. Wenn sich unser Fußgewölbe absenkt, kann das fatale Folgen für die gesamte Körperhaltung nach sich ziehen.

Faszienübungen

Die empfohlenen Faszienübungen zielen darauf ab, das gesamte geistig-körperliche System zu entspannen und dadurch sowohl in den Faszien als auch im Nervensystem Spannungen abzubauen. Faszienhocken unterstützen die Entspannung und Neuausrichtung der Hüfte, die bei Knieproblemen immer im Ungleichgewicht ist.

Fasziales Dehnen

Bei den faszialen Dehnübungen liegt der Schwerpunkt auf den Hüften, Beinen und Füßen, um Anspannungen zu lindern, die sich dort aufgebaut haben.

Selbstbehandlung mit dem Faszienball

Bei den Übungen mit dem Faszienball liegt der Fokus auf dem Abbau der Spannungen im Gesäß, in den Hüftseiten und den Beinen, da in diesen Bereichen Anspannungen entstehen können, die sich auf die Knie auswirken.

Allgemeine Faszienübungen	Fasziales Dehnen	Selbstbehandlung mit dem Faszienball
alle	D8, D9, D10	B7, B8, B9

Ausführung der faszialen Dehnübungen und Selbstbehandlung mit dem Faszienball: langsam, sanft und mindestens je 90 bis 120 Sekunden

Beine, Hüften und Füße: Schienbeinkantensyndrom

Typische Symptome

Das Schienbeinkantensyndrom (auch: Shin Splints) entsteht durch Überbeanspruchung, wenn Sie zu viel laufen oder gehen, insbesondere auf hartem Untergrund, mit schlecht sitzenden Schuhen, oder die Trainingsbelastung sehr abrupt steigern.

Symptome sind Schmerzen in den Schienbeinen, die in direkter Beziehung zur Trainingsbelastung stehen und sehr stechend werden können, wenn die Belastung gesteigert wird.

Medizinische Behandlungsansätze

Im Rahmen der medizinischen Behandlung wird Ruhe verordnet, das Kühlen der Schienbeine, Schmerzmittel und entzündungshemmende Medikamente. Das beste »Heilmittel« für das Schienbeinkantensyndrom ist es, die Aktivität, durch die es verursacht wurde, einzustellen.

Erklärung aus faszienorientierter Sicht

Das Schienbeinkantensyndrom ist mit Sicherheit auf Überbeanspruchung zurückzuführen, durch die der Schienbeinmuskel überlastet wurde.

Da dieser Muskel mittels der Faszien über die gesamte Länge am Schienbein fixiert ist, wird der Knochen ebenfalls gereizt, wenn der Muskel gereizt ist. Das bewirkt eine Verdickung der Faszien, da der Körper als Gegenmaßnahmen mehr Kollagen produziert, und kann zur Bildung von Mikronarben in den Geweben führen.

Faszienübungen

Die empfohlenen Faszienübungen zielen darauf ab, das gesamte geistig-körperliche System zu entspannen und dadurch sowohl in den Faszien als auch im Nervensystem Spannungen abzubauen. Faszienhocken unterstützen die Entspannung und Neuausrichtung der Hüfte, die bei Beinbeschwerden immer im Ungleichgewicht ist.

Fasziales Dehnen

Bei den faszialen Dehnübungen liegt der Schwerpunkt auf den Hüften, Beinen und Füßen, um Anspannungen zu lindern, die sich dort aufgebaut haben.

Selbstbehandlung mit dem Faszienball

Bei den Übungen mit dem Faszienball liegt der Fokus auf dem Abbau der Spannungen in den Hüften und Beinen, da in diesen Bereichen Anspannungen entstehen können. Eine Massage der Fußsohlen mit dem Faszienball unterstützt die Entspannung der Faszien und hilft bei der Wiederherstellung eines gesunden Fußgewölbes, was den Schienbeinmuskel entlastet, der das Fußgewölbe stützt.

Allgemeine Faszienübungen	Fasziales Dehnen	Selbstbehandlung mit dem Faszienball
alle	D8, D9, D10	B8, B9, B10

Ausführung der faszialen Dehnübungen und Selbstbehandlung mit dem Faszienball: langsam, sanft und mindestens je 90 bis 120 Sekunden

Beine, Hüften und Füße: Chronisches Kompartmentsyndrom und Wadenschmerzen

Typische Symptome

Das chronische Kompartmentsyndrom ist eine Erkrankung der Waden, die mit spezifischen Schmerzen einhergeht. Sie ist darauf zurückzuführen, dass durch Training der Blutfluss zu den Waden gesteigert wird, was ein normaler Vorgang ist, jedoch geben die Faszien, die die Muskeln umhüllen, in diesem Fall nicht nach und erlauben kein Anschwellen der Muskeln. Zu den Symptomen gehören brennende Schmerzen oder Krampfschmerzen, Taubheitsgefühle und Schwäche. Alle diese Symptome treten nur während des Trainings in Erscheinung und verschwinden wieder mit dessen Ende. Andere Arten von Wadenschmerzen können durch geringfügige Gewebeschäden, meist in der Folge von Überbeanspruchung, entstehen.

Medizinische Behandlungsansätze

Die medizinische Behandlung der Beschwerden umfasst Dehn- und Kräftigungsübungen sowie chirurgische Eingriffe, in deren Rahmen die betroffenen Faszien eingeschnitten oder entfernt werden.

Erklärung aus faszienorientierter Sicht

Die Waden sind eine der lasttragenden Strukturen des Körpers und übernehmen eine wichtige Rolle beim Rücktransport von Flüssigkeiten gegen die Schwerkraft nach oben in den Körper. Die Wadenmuskeln sind sehr kräftig, aber sehr straff von den Faszien umschlossen. Eine Überbeanspruchung der Waden durch Gewichtheben oder Laufen kann zur Entwicklung faszialer Restriktionen führen, die die Gleitfähigkeit des Gewebes beeinträchtigen. Aufgrund der Spannung können Wadenschmerzen und das chronische Kompartmentsyndrom entstehen. Kräftigungsübungen oder eine operative Spaltung der Faszien führen nur zu einer Verschlimmerung.

Faszienübungen

Die empfohlenen Faszienübungen zielen darauf ab, das gesamte geistig-körperliche System zu entspannen und dadurch sowohl in den Faszien als auch im Nervensystem Spannungen abzubauen. Faszienhocken unterstützen die Entspannung und Neuausrichtung der Hüfte, der Knie- und Sprunggelenke, die eine Ursache von Wadenproblemen sein können.

Fasziales Dehnen

Bei den faszialen Dehnübungen liegt der Schwerpunkt auf den Hüften, Beinen und Füßen, um Anspannungen zu lindern, die sich dort aufgebaut haben.

Selbstbehandlung mit dem Faszienball

Bei den Übungen mit dem Faszienball liegt der Fokus auf dem Abbau der Spannungen in den Hüften und Beinen, da in diesen Bereichen mit Sicherheit Anspannungen vorhanden sind. Ich habe zudem eine Massage der Fußsohlen mit dem Faszienball vorgesehen, da das dortige Gewebe über die Achillessehne unmittelbar mit der Wade verbunden ist und die Entspannung zur Entlastung der Waden beiträgt.

Allgemeine Faszienübungen	Fasziales Dehnen	Selbstbehandlung mit dem Faszienball
alle	D8, D9, D10	B8, B9, B10

Ausführung der faszialen Dehnübungen und Selbstbehandlung mit dem Faszienball: langsam, sanft und mindestens je 90 bis 120 Sekunden

Beine, Hüften und Füße: Plantarfasziitis und Fersensporn

Typische Symptome

Plantarfasziitis ist der medizinische Fachbegriff für die Verdickung und Reizung der Faszie an der Fußsohle (Plantarfaszie). Das kann Fersen- und Fußschmerzen verursachen, die morgens nach dem Aufstehen oder nach längerem Sitzen am stärksten sind. Obwohl es bei längerem Stehen schlimmer wird, kann Gehen die Schmerzempfindung lindern. Fersensporne sind kleine Knochenauswüchse, die unter anderem in Verbindung mit Plantarfasziitis in Erscheinung treten können. Manchmal regt die mit der Faszienverdickung einhergehende Spannung die Bildung von Knochenmaterial an. Fersensporne können bei Druckbelastung, etwa beim Gehen oder Stehen, sehr schmerzhaft sein, aber sie sind nicht immer die Schmerzursache.

Medizinische Behandlungsansätze

Im Rahmen der medizinischen Behandlung wird Ruhe verordnet, Cortisoninjektionen, Nachtschienen zum Dehnen der Plantarfaszie und Einlagen. Wenn die Beschwerden dadurch nicht verschwinden, wird auch empfohlen, die Faszie operativ vom Fersenbein zu trennen und Fersensporne zu entfernen.

Erklärung aus faszienorientierter Sicht

Die Plantarfaszie ist eine von Natur aus dicke oberflächliche Faszienschicht, die die tiefer gelegenen Strukturen des Fußes schützt. Die Besonderheit dieser Faszie (das trifft auch auf die oberflächliche Faszie der Handfläche zu) ist, dass sie sich nicht verschieben lässt. Stellen Sie sich vor, was passieren würde, wenn diese Faszien gleitfähig wären: Ihre Fußsohle würde ständig unter Ihnen wegrutschen, sodass Sie keinen sicheren Stand hätten, und Sie wären nicht in der Lage, Dinge festzuhalten, ohne sie fallen zu lassen. Eine Überbeanspruchung der Füße, etwa durch langes Stehen oder exzessives Gehen und Laufen, kann, wie wir weiter oben gesehen haben, zu Verspannungen in den Waden führen. Wenn das geschieht, spannt sich auch die Faszie in den Waden an und zieht an der Achillessehne, die an der Ferse ansetzt. Diese Spannungslinie setzt sich in der Plantarfaszie fort und zieht auch diese in eine gespannte Position. Durch diesen Zusatzdruck wird die Ferse gereizt. Daher setzt man zum Lösen der Faszien bei Plantarfasziitis gleichermaßen an der Wade wie am Fuß an.

Faszienübungen

Die empfohlenen Faszienübungen zielen darauf ab, das gesamte geistig-körperliche System zu entspannen und dadurch sowohl in den Faszien als auch im Nervensystem Spannungen abzubauen. Faszienhocken unterstützen die Entspannung und Neuausrichtung der Hüfte, der Knie- und Sprunggelenke, die eine Ursache von Waden- und Fußproblemen sein können.

Fasziales Dehnen

Bei den faszialen Dehnübungen liegt der Schwerpunkt auf den Hüften, Beinen und Füßen, um Anspannungen zu lindern, die sich dort aufgebaut haben.

Selbstbehandlung mit dem Faszienball

Bei den Übungen mit dem Faszienball liegt der Fokus auf dem Abbau der Spannungen in den Hüften und Beinen, da in diesen Bereichen mit Sicherheit Anspannungen vorhanden sind. Ich habe zudem eine Massage der Fußsohlen mit dem Faszienball vorgesehen, um dort die Anspannung zu lösen.

Allgemeine Faszienübungen	Fasziales Dehnen	Selbstbehandlung mit dem Faszienball
alle	D8, D9, D10	B8, B9, B10

Ausführung der faszialen Dehnübungen und Selbstbehandlung mit dem Faszienball: langsam, sanft und mindestens je 90 bis 120 Sekunden

Schmerzsyndrome: Fibromyalgie und chronisches Erschöpfungssyndrom (CFS)

Typische Symptome

Fibromyalgie und chronisches Erschöpfungssyndrom (CFS) sind systemische Krankheiten – das heißt, sie betreffen den ganzen Körper – und können mit einer großen Bandbreite unterschiedlicher Symptome einhergehen. Zu den typischen Symptomen gehören Muskel- und Gelenkschmerzen, die sich durch den Körper bewegen, tiefe Müdigkeit, Störungen der Gedächtnisleistung, Kopfschmerzen, Schlafprobleme, Depressionen und Verdauungsbeschwerden. Abhängig davon, welche Symptome im Vordergrund stehen, können Betroffene jede dieser Diagnosen erhalten.

Medizinische Behandlungsansätze

Aus medizinischer Perspektive gelten diese Erkrankungen als nicht heilbar; behandelt werden sie durch Dauermedikation, Gesprächstherapien wie die kognitive Verhaltenstherapie und Empfehlungen zur Veränderung des Lebensstils, etwa durch regelmäßigen Sport und das Anwenden von Entspannungstechniken.

Erklärung aus faszienorientierter Sicht

Beide Krankheiten werden auf Basis der am jeweiligen Tag vorherrschenden Symptome diagnostiziert. Im Falle der Fibromyalgie wird häufig eine Untersuchung typischer, besonders schmerzempfindlicher Druckpunkte durchgeführt, bei denen der Arzt an 18 definierten Punkten am Körper Druck ausübt. Reagieren mindestens elf dieser Punkte empfindlich und sind sie über beide Seiten des Ober- und Unterkörpers verteilt, wird eine Fibromyalgie diagnostiziert. Allerdings erhalten viele Menschen die Diagnose, ohne dass ein solcher spezifischer Test durchgeführt wird und ohne dass die typischen Symptome vorliegen. Im schlimmsten mir bekannten Fall wurde jemandem mit einem auf einen Oberarm begrenzten Schmerz, der auf Überbeanspruchung zurückging, von seinem Allgemeinarzt Fibromyalgie diagnostiziert. Fibromyalgie und chronisches Erschöpfungssyndrom treten für gewöhnlich auf, wenn das Immunsystem des Betroffenen über Jahre durch andere Schmerzerkrankungen und Stress geschwächt wurde und schließlich nicht mehr in der Lage ist, dem Druck standzuhalten. Das löst eine Überreaktion des unbewussten Nervensystems aus – oft laufen sowohl der Sympathikus (unser Kampf-oder-Flucht-System) als auch der Parasympathikus (unser »Ruhenerv«) auf Hochtouren, was ungefähr so ist, als würde man bei einem Auto das Gaspedal und die Bremse gleichzeitig bis zum Anschlag durchtreten. Häufig treten diese Erkrankungen nach einem einschneidenden emotionalen Erlebnis auf (zum Beispiel nach dem Tod eines nahestehenden Menschen) oder infolge einer Virusinfektion und typischerweise im mittleren Alter, genau zu dem Zeitpunkt, an dem die meisten Menschen bereits Jahre voller vielfältiger Anforderungen und des sich Kümmerns um andere hinter sich haben und in eine Krise geraten. Allerdings werden diese Krankheiten auch zunehmend bei Jüngeren (Zwanzig- bis Dreißigjährigen) diagnostiziert Die Behandlung oder Selbstbehandlung von Fibromyalgie und chronischem Erschöpfungssyndrom erfordert behutsames Vorgehen, da in einem bereits überlasteten System selbst die sanftesten Techniken überproportional stark anschlagen können. Weniger ist hier mehr – nehmen Sie sich daher die Zeit, um jede Technik einzeln einzuführen und dem Körper die Möglichkeit zu geben, die Veränderungen wahrzunehmen und sich daran zu gewöhnen.

Faszienübungen

Die empfohlenen Faszienübungen zielen darauf ab, das gesamte geistig-körperliche System zu entspannen und dadurch sowohl in den Faszien als auch im Nervensystem Spannungen abzubauen.

Fasziales Dehnen

Bei den faszialen Dehnübungen liegt der Schwerpunkt auf dem Nacken. Eine Wirbelsäulenrotation hilft, den Rücken von Anspannungen zu befreien.

Selbstbehandlung mit dem Faszienball

Bei den Übungen mit dem Faszienball liegt der Fokus auf dem Abbau der Spannungen im Nacken, was unter anderem einen entspannenden Effekt auf den Vagusnerv (siehe Kapitel 8) hat und dadurch die Herzfunktion, die Atmung und die Verdauung verbessert. Ich habe zudem eine Massage der Hände und der Füße mit dem Faszienball vorgesehen und damit eine sanfte Methode, um Spannungen im gesamten Körper zu lösen, ohne auf andere schmerzempfindliche Strukturen Druck auszuüben.

Allgemeine Faszienübungen	Fasziales Dehnen	Selbstbehandlung mit dem Faszienball
A4, A5	D1, D2, D7	B1, B6, B10

Ausführung der faszialen Dehnübungen und Selbstbehandlung mit dem Faszienball: langsam, sanft und mindestens je 90 bis 120 Sekunden

Kapitel 10

»Jede Lockerungsübung ist eine gute Lockerungsübung.«

John Barnes

EFFEKTIVE SELBSTHILFE-MASSNAHMEN

Was Sie in diesem Kapitel erwartet:

- Eine Auswahl an Faszientraining, Dehnübungen und myofaszialen Massagen, die Ihnen helfen, schmerzfrei zu werden und zu bleiben.
- Alle Aktivitäten, Dehnungen und Übungen sind leicht ausführbar und können jederzeit Ihrem derzeitigen Schmerzlevel, Ihrer Flexibilität und Mobilität angepasst werden.
- Am Ende finden Sie eine Überblickstabelle, in der die Übungen nach Körperregionen und Diagnosen gruppiert sind.

Einführung in die myofasziale Selbstbehandlung

Am wichtigsten ist es, dass Sie bei allen Übungen in Ihrer Komfortzone bleiben. Die Symptome chronischer Schmerzen können sich von Tag zu Tag verändern, wenn nicht sogar stündlich. Deshalb ist es wichtig, dass Sie davon ausgehen, wie Sie sich fühlen – und nicht davon, was Sie denken, tun zu müssen. Wenn es Ihnen an einem Tag weniger gut geht, dann tun Sie Dinge, die Sie entspannen. Sie können zwischen drei verschiedenen Arten von Aktivitäten wählen:

- **Allgemeine Faszienübungen (A):** Das sind Übungen und Maßnahmen, die auf den gesamten Körper positiv wirken und die von fast allen Menschen ausgeführt werden können
- **Fasziales Dehnen (D):** Dabei handelt es sich um Dehnübungen, die die fasziale Entspannung entlang der Zuglinien im Körper fördern. Fast jeder kann fasziale Dehnübungen ausführen; bitte lesen Sie jedoch den Abschnitt über die Gegenanzeigen (siehe Seite 190), bevor Sie anfangen.
- **Selbstbehandlung mit dem Faszienball (B):** Für diese Übungen benötigen Sie einen oder zwei Faszienbälle. Ziel ist es, fasziale Spannungen und Triggerpunkte zu lösen.

Einige dieser Übungen kennen Sie vielleicht schon, aber es ist unwahrscheinlich, dass Sie sie mit Fokus auf die Faszien durchgeführt haben – und genau das macht den Unterschied. Gehen Sie langsam und behutsam vor. Absolvieren Sie jede Übung mindestens 90 bis 120 Sekunden lang, damit der sanfte Druck, der die Faszien letztendlich löst, seine Wirkung entfalten kann.

In der zusammenfassenden Tabelle am Ende des Kapitels habe ich die Übungen nach diagnostizierten chronischen Schmerzzuständen und Körperregionen geordnet, um Ihnen einen geeigneten Ansatzpunkt zu geben. Wenn Sie eine Diagnose haben, finden Sie diese sicher in der Liste aufgeführt. Wenn Sie lediglich sagen können, wo es Ihnen weg tut, dann setzen Sie dort an. Sobald Sie mit den Übungen und dem Gefühl der faszialen Entspannung vertraut sind, können Sie sich daran machen, einige der anderen Dehnübungen auszuprobieren.

Für die allgemeinen Faszienübungen und die faszialen Dehnübungen brauchen Sie keine besondere Ausrüstung. Es handelt sich um Übungen und Maßnahmen mit umfassender Wirkung, die entwickelt wurden, um den gesamten Körper oder Spannungen entlang der auf Seite 194 abgebildeten Faszienzugbahnen zu behandeln. Für die Ballübungen benötigen Sie einen oder zwei Faszienbälle. Am besten geeignet sind flexible, luftgefüllte Bälle, die im Set erhältlich und nicht allzu teuer sind. Mithilfe eines solchen Bälle-Sets können

Sie eine myofasziale Selbstmassage durchführen und Körperregionen behandeln, die anders nur schwer zu erreichen sind. Außerdem können Sie es überallhin mitnehmen und es sowohl zu Hause als auch bei der Arbeit und auf Reisen benutzen.

Falls Ihre Schmerzen auf Narbengewebe zurückzuführen sind, dann ist jede dieser Übungen hilfreich, wenn Sie in dem Bereich ansetzen, wo sich die Narbe befindet.

Wenn Sie die Übungen zum ersten Mal machen, probieren Sie sie am besten über einen kurzen Zeitraum aus – zum Beispiel für zehn Minuten, und schauen Sie dann, wie Sie sich am nächsten Tag fühlen. Manchmal kann eine einfache Übung zu einer vorübergehenden Verschlimmerung Ihrer Symptome führen, besonders wenn Ihre Faszien stark beeinträchtigt sind. Diesen Vorgang bezeichnet man auch als »Heilungskrise« – er ist ein natürliches Zeichen dafür, dass sich etwas verändert.

Falls dies eintreten sollte, haben Sie Geduld mit sich selbst. Warten Sie, bis sich die Faszien wieder beruhigt haben und versuchen Sie es mit einer anderen Übung. Sie haben immer die Möglichkeit, wieder zur ursprünglichen Übung zurückzukehren; oder Sie finden etwas, das bei Ihnen besser funktioniert.

Sobald Sie gut mit einer Zehn-Minuten-Sequenz zurechtkommen, können Sie die Häufigkeit und Dauer Ihrer Übungseinheiten verlängern. Ein gutes Ziel wären 20 bis 30 Minuten pro Tag. Sie können sie in einer einzigen Einheit pro Tag oder auf zwei oder drei kürzere Sitzungen über den Tag verteilt absolvieren. Wählen Sie aus den Übungen, die wir Ihnen vorstellen, diejenigen aus, die zu Ihnen passen. Ganz unabhängig, was Sie in Hinblick auf Ihre Faszien tun – die Hauptsache ist, dass Sie langsam und behutsam vorgehen.

Es gibt Menschen, die das Training so sehr genießen, dass sie mehr als 30 Minuten täglich trainieren. Manchen nehmen sogar ihr Bälle-Set überallhin mit, um es zwischendurch zu benutzen. Allerdings wäre es wenig realistisch, sich etwas Derartiges vorzunehmen, wenn es in Ihrem Alltag eher hektisch zugeht – und für gewöhnlich ist das auch gar nicht nötig. Jedoch hilft es, wenn Sie pro Tag wenigstens eine Übung absolvieren, auch wenn es nur eine kleine Einheit ist. Die mentale und emotionale Wirkung dieser Form von regelmäßiger Selbsthilfe kann ebenso stark sein wie die körperlichen Effekte. Alles, was Sie tun, trägt dazu bei, die Beeinträchtigung der Faszien, die Ihre Schmerzen verursacht, zu lindern.

Führen Sie Bewegungen, die Ihnen Schmerzen verursachen oder Ihre Beschwerden verschlimmern, nicht weiter aus – nutzen Sie hier einfach Ihren gesunden Menschenverstand.

Die Wirkung auf Ihre Faszien

Alle Übungen in diesem Kapitel sind Formen der myofaszialen Selbstbehandlung. Was auch immer für eine Übung, Dehnung oder Massage Sie ausführen: Die Faszien in Ihren gesamten Körper werden darauf ansprechen und wieder ins Gleichgewicht kommen.

Da in unserem System alles miteinander verbunden ist, werden Sie bei der Behandlung von Faszien in einem Bereich eventuell feststellen, dass dadurch Faszien in ganz anderen Körperregionen und möglicherweise in anderer Weise gelockert werden. Das ist das Aufregende an faszienorientierten Übungen – jeder Tag und jede Übung ist anders. Nehmen Sie sich Zeit und genießen Sie Ihre fasziale Reise zu Ihrem neuen schmerzfreien Selbst.

Beim Lösen faszialer Restriktionen werden Sie auch Triggerpunkte lösen (Kapitel 5), die sich in diesem Zusammenhang gebildet haben. Sie können diese direkt behandeln, indem Sie einen Faszienball benutzen; zunächst werden die Stellen sehr schmerzempfindlich sein, aber sie werden sich bald in einem Gefühl des »Schmelzens« und der Entspannung lösen.

Allgemeine Faszienübungen

Die allgemeinen Faszienübungen sind so beschaffen, dass sie unbewusste physiologische Prozesse unterstützen, die Ihrem ganzen Körper helfen. Grundsätzlich sind sie für jeden geeignet – Ausnahmen sind gesondert gekennzeichnet. Sie können sie täglich absolvieren, selbst wenn Sie sich zu nichts anderem in der Lage fühlen.

Allgemeine Faszienübung 1 (A1): Dehnübung mit Handtuch

Nicht geeignet für hypermobile Menschen

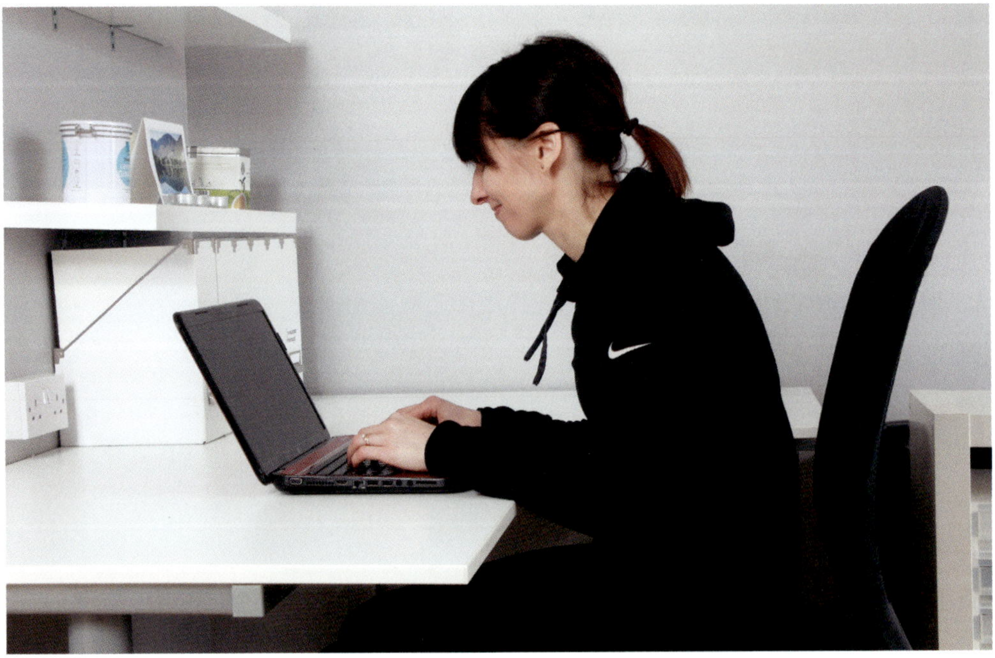

Typische schlechte Haltung vor dem Computer: nach vorn gebeugter Kopf, flacher Rücken, nach vorn gesunkene Schultern und ein nach hinten gekipptes Becken.

Die Dehnübung mit einem Handtuch ist eine sehr einfache Übung, die Ihnen enorm dabei helfen kann, eine schlechte Körperhaltung, die zu chronischen Schmerzen beiträgt, zu überwinden.

Machen Sie die Handtuch-Dehnübung, weil sie

- die Extremitätengürtel – den Schulter- und den Beckengürtel – entspannt und dehnt,
- dem Nervensystem hilft, sich zu entspannen.

Menschen sind Zweibeiner. Wir haben uns im Laufe unserer Entwicklung auf zwei Beinen aufgerichtet, statt auf allen Vieren zu stehen. Das hat eine Reihe weiterer Veränderungen nach sich gezogen: Anders als bei Tieren, die ihre Augen seitlich am Kopf und ihre Gliedmaßen seitlich am Körper haben, sind unsere Augen nach vorn ausgerichtet und unsere Arme so positioniert und verbunden, dass wir mit ihnen Aktionen vor unserem Körper ausführen können.

Diese Ausrichtung nach vorn bringt es mit sich, dass wir im Hinblick auf unsere Körperhaltung dazu neigen, nach vorn zusammenzusacken. Unsere moderne Arbeitswelt und unsere Freizeitgewohnheiten verstärken diese Tendenz noch: Wir fahren zur Arbeit, sitzen in einem Büro, starren den ganzen Tag auf einen Computerbildschirm, dann setzen wir uns ins Auto oder in den Zug, um nach Hause zu fahren, wo wir uns entspannen, indem wir uns für den Rest des Tages auf das Sofa setzen.

Nach einiger Zeit reagiert unser Körper auf dieses Nutzungmuster und unsere Faszien beginnen, uns in der nach vorn gebeugten Haltung zu fixieren – wir entwickeln eine nach vorn geneigte Kopfhaltung, verlieren die natürliche Wölbung in unserem Nacken, unsere Schultern runden sich und unser Becken neigt sich nach hinten.

Eben diese Haltungsveränderungen führen häufig zur Entwicklung der weitverbreiteten chronischen Schmerzkrankheiten, wie zum Beispiel Kreuzschmerzen, RSI (repetitive strain injury), Nacken- und Schulterschmerzen und Ähnliches.

1. Rollen Sie ein großes Handtuch der Länge nach zusammen. Wenn Sie kein Handtuch haben, das lang genug ist, können Sie auch zwei eingerollte Handtücher benutzen, die Sie an den Enden aneinanderlegen. Legen Sie das Handtuch auf den Boden und legen Sie sich mit dem Gesicht zur Decke so darauf, dass Ihre Wirbelsäule über ihre gesamte Länge auf dem Handtuch ruht. Legen Sie Ihre Arme neben sich auf den Boden ab, entspannen Sie sie und strecken Sie Ihre Beine auf dem Boden aus (siehe Abbildung 1).
2. Verharren Sie 10 bis 15 Minuten in dieser Haltung und ermöglichen Sie es Ihrem Körper zu entspannen. Am besten stellen Sie einen Timer, um voll und ganz loslassen zu können. Wenn Sie möchten, können Sie auch Entspannungsmusik oder eine Entspannungs-CD anhören. Ebenso können Sie auch die Faszienatmung praktizieren: indem Sie beim Einatmen bis sieben zählen und beim Ausatmen bis elf (Anleitung siehe Seite 186).
3. Zum Abschluss rollen Sie sich am besten auf die Seite und drücken sich von dort in eine sitzende Position hoch. Geben Sie sich ein paar Sekunden Zeit, sich an die neue Lage zu gewöhnen, bevor Sie aufstehen.

4. Sollten Sie während der Übung Rückenschmerzen bekommen oder Probleme mit den Bandscheiben haben, kann es angenehmer sein, wenn Sie Ihre Knie beugen und Ihre Füße flach auf dem Boden absetzen (siehe Abbildung 2).

Wichtig: Stellen Sie sicher, dass auch Ihr Kopf und Ihr Gesäß auf dem Handtuch liegen. Das ist wichtig, da sich in diesen Bereichen viele der für Ruhe und Verdauung zuständigen Nervenfasern befinden; auf diese wollen wir im Rahmen der Übung einen anhaltenden Druck ausüben (warum das wichtig ist, erkläre ich Ihnen weiter unten).

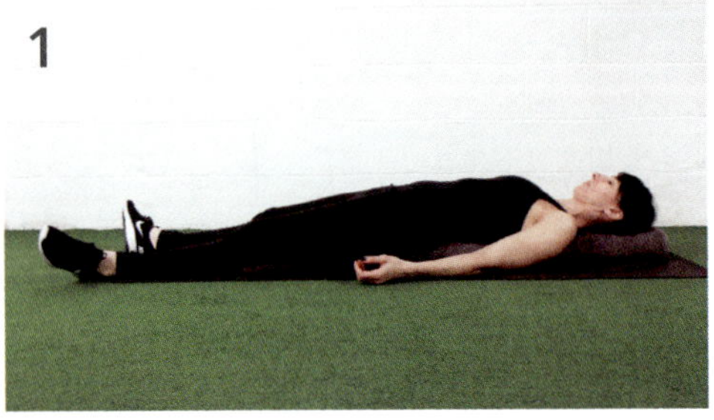

Die Dehnung mit Handtuch ist eine einfache Übung, um der schlechten Haltung entgegenzuwirken, die wir in der Regel vor dem Computer einnehmen.

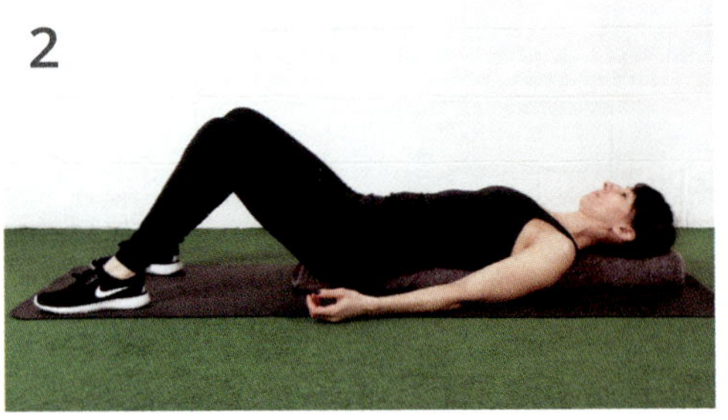

Um Schmerzen im unteren Rücken zu lindern, modifizieren Sie die Handtuch-Dehnübung, indem Sie Ihre Beine beugen.

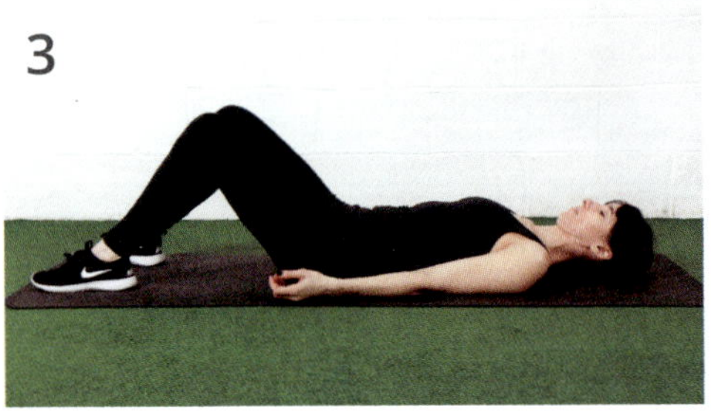

Falls die Dehnung mit dem Handtuch zu intensiv ist, legen Sie sich einfach rücklings auf den Boden.

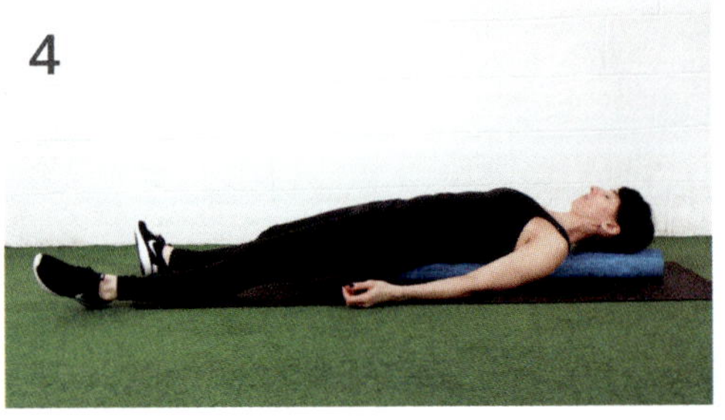

Eine intensivere Dehnung erreichen Sie, wenn Sie statt des Handtuchs eine Schaumstoffrolle benutzen.

Wenn Sie in dieser Position entspannen, werden Sie merken, wie Ihr Körper Spannungen nach und nach löst und durch die Wirkung der Schwerkraft, die Ihre Schultern und Ihr Becken Richtung Boden zieht, behutsam gedehnt wird.

Die Handtuch-Dehnübung ist besonders gut geeignet, um sich am Abend vor dem Zubettgehen zu entspannen, da sie Ihren Körper optimal auf den Schlaf vorbereitet.

Regelmäßig ausgeführt, kann die Handtuch-Dehnübung dazu beitragen, den beschriebenen Haltungsdysbalancen entgegenzuwirken, indem die Wirkung der Schwerkraft genutzt wird, um behutsam die Restriktionen an der Körpervorderseite zu lösen und den Rücken zu entspannen. Die Dehnung löst verspannte Brustmuskeln und schafft mehr Raum für die Nerven und Blutgefäße der Arme, wo diese den Brustraum queren. Auch zur Entspannung von Schultergürtel und Beckengürtel – beides sind knöcherne Strukturen, die von Muskeln, Bändern und Faszien gehalten werden – trägt die Übung bei und hilft diesen, wieder ins Gleichgewicht zu kommen.

Bei regelmäßiger Ausführung aktiviert die Übung unseren Ruhe- und Verdauungsnerv, den Parasympathikus, und stellt die Balance im Körper wieder her. Dazu trägt insbesondere der Druck auf die Schädelbasis und auf das Kreuzbein am Ende der Wirbelsäule bei. In diesen Bereichen befinden sich viele Nervenfasern des Parasympathikus, die das Zusammenwirken von Verdauungssystem, Atmung und Herz-Kreislauf-System regeln und die Atmung und den Puls beruhigen, die Muskeln entspannen und die Verdauung und das Immunsystem einschalten. Der Druck durch das Handtuch trägt außerdem zur Entspannung und Funktionsverbesserung des Vagusnervs bei, der einen wesentlichen Anteil an den Ruhe- und Regenerationsprozessen in unserm Körper hat.

Variante für Anfänger

Falls die Dehnwirkung der Übung zu stark sein sollte, können Sie sich auch einfach in derselben Position auf den Boden legen, was eine ähnlich positive Wirkung hat (siehe Abbildung 3).

Variante für Fortgeschrittene

Wenn Sie die Dehnwirkung der Übung als zu schwach empfinden, können Sie statt des Handtuchs eine lange Schaumstoffrolle benutzen (siehe Abbildung 4). Bequemer ist es, wenn Sie sie mit einem Handtuch umwickeln.

Allgemeine Faszienübung 2 (A2): Abrollen der Wirbelsäule

Für jeden geeignet

Sie können sich bei dieser Übung entweder teilweise oder ganz abrollen und sie stehend oder sitzend absolvieren. Für welche Variante Sie sich auch entscheiden – das Prinzip ist dasselbe. Die Hauptsache ist, dass Sie langsam und achtsam vorgehen.

Stimmen Sie sich auf die Übung ein, indem Sie sich Ihre Wirbelsäule als eine Reihe aufeinander gestapelter Knochen, der Wirbel, vorstellen. Sie verfügt über 24 bewegliche Wirbel, die sich von der Schädelbasis bis zum unteren Rücken genau über Ihrer Hüfte hinunterziehen. Jeder dieser Wirbel sollte dazu in der Lage sein, sich unabhängig von den anderen zu bewegen, aber bei vielen Menschen klemmen Wirbel und können sich nur in Gruppen bewegen. Diese unbeweglichen Wirbel drücken die Bandscheiben zusammen oder führen zu einem Bandscheibenprolaps, bei dem die kleinen Stoßdämpfer zwischen den einzelnen Wirbeln zusammengepresst und schließlich aus ihrer Position herausgeschoben werden.

Die Nerven dehnen sich vom Rückenmark in alle Bereiche des Körpers hinein aus. Sie verlassen das Rückenmark durch den Raum zwischen den Wirbeln. Diese Durchtrittsöffnungen können zu eng werden, was die Nerven reizt. Diese Übung wirkt dem entgegen: Sie hilft, die Zwischenräume zu vergrößern, nimmt den Druck von den Nerven und beugt Schmerzen vor.

1. Neigen Sie Ihren Kopf nach vorn und stellen Sie sich vor, wie Ihre Wirbel von oben anfangend langsam nach vorn und unten rollen, einer nach dem anderen. Um die Dehnung zu erleichtern, rollen Sie jeden Wirbel beim Ausatmen ab und achten Sie darauf, Ihre Körpermitte stabil zu halten, indem Sie aktiv und tief in Ihre Rippen und den Bauch hineinatmen. Die Arme hängen locker neben dem Körper. Wenn Sie sich zum Teil abrollen, befinden sich Ihre Hände in der Endposition etwas unterhalb Ihrer Knie (siehe Abbildung 3). Wenn Sie sich ganz abrollen, sind Ihre Hände am Ende in der Nähe des Bodens (siehe Abbildung 4). Wenn Sie die Übung im Sitzen durchführen, öffnen Sie die Beine, um dazwischen Platz für den abgerollten Oberkörper zu schaffen.
2. Wenn Sie in der Endposition angekommen sind, verharren Sie dort für einige langsame tiefe Atemzüge und beginnen Sie dann, sich wieder aufzurollen. Stellen Sie sich dieses Mal vor, wie jeder Wirbel, von unten beginnend, den Rücken entlang nach oben auf den Wirbel darunter gestapelt wird. Zuletzt richten Sie den Kopf auf und setzen ihn entspannt auf die Spitze Ihres »Wirbelstapels«.

Variante für Anfänger

Rollen Sie sich nur halb ab und fangen Sie im Sitzen an, bevor Sie es im Stehen versuchen.

Variante für Fortgeschrittene

Sobald Sie sich ganz abgerollt haben, experimentieren Sie mit unterschiedlichen Bewegungen, um den Körper noch mehr zu lockern – verlagern Sie Ihr Gewicht von einem Fuß zum anderen, um die Dehnung in den Beinrückseiten zu vertiefen und wenden Sie Ihren Körper sanft von einer Seite zur anderen.

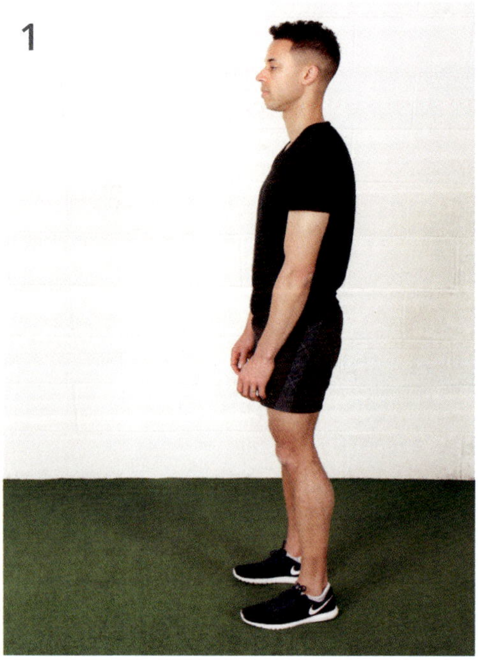

Ausgangsposition für das Abrollen der Wirbelsäule im Stehen: Der Stand ist aufrecht, der Körper entspannt.

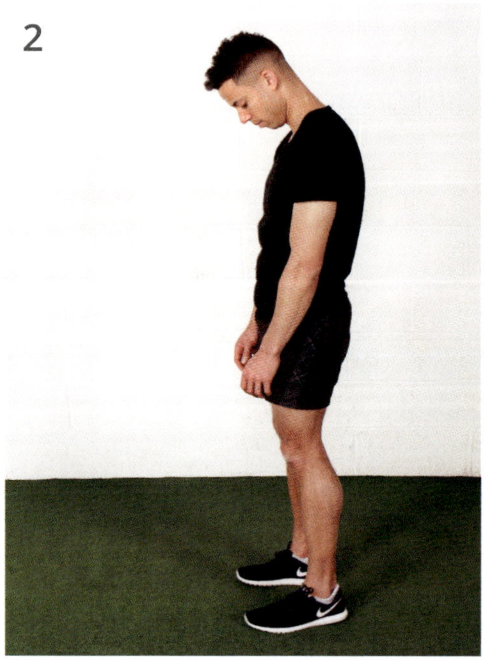

Neigen Sie Ihren Kopf nach vorn und stellen Sie sich vor, wie Ihre Wirbel von oben anfangend langsam nach vorn und unten rollen. Die Arme hängen locker neben dem Körper.

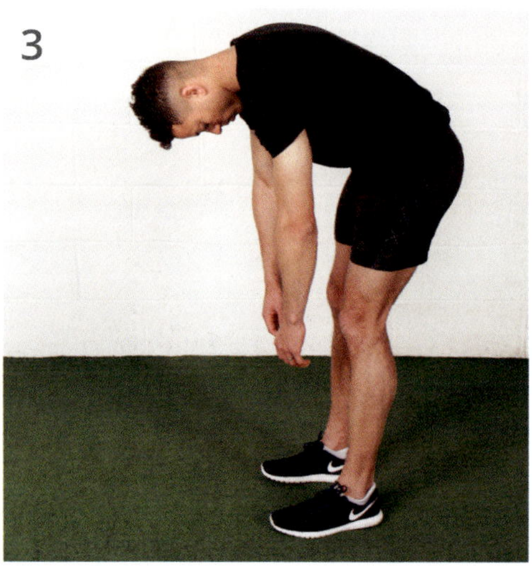

Endposition beim Abrollen bis zur Hälfte – Ihre Hände sollten sich etwas unterhalb der Knie befinden.

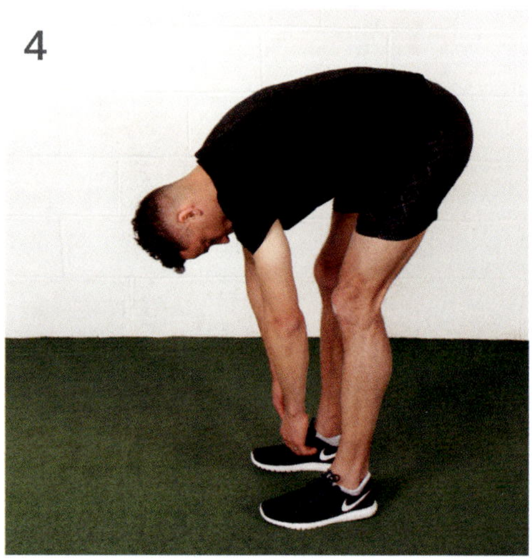

Endposition beim vollständigen Abrollen – Ihre Arme sollten in der Nähe des Bodens sein.

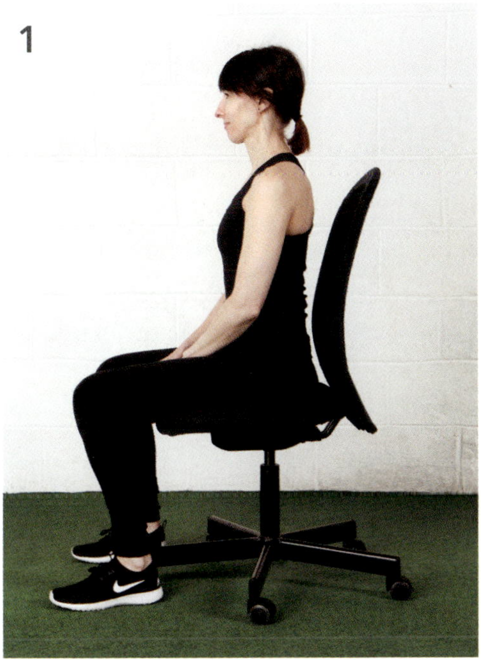

Ausgangsposition für das Abrollen der Wirbelsäule im Sitzen: Die Haltung ist aufrecht, die Beine sind gegrätscht, damit Sie Platz haben, um Ihren Körper abzurollen.

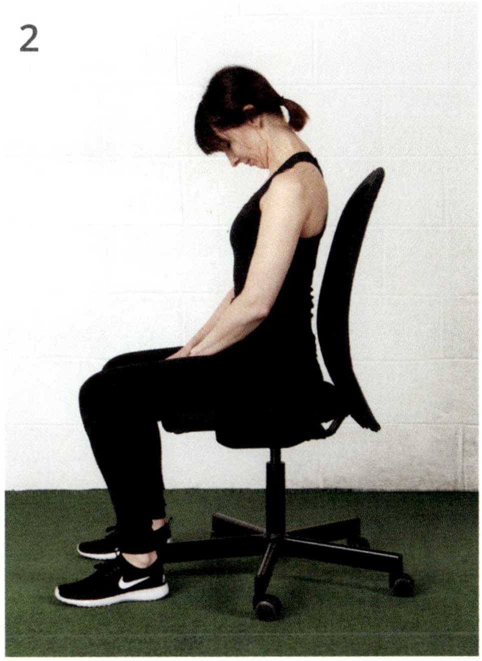

Neigen Sie Ihren Kopf nach vorn, und stellen Sie sich vor, wie Ihre Wirbel langsam nach vorn und unten rollen.

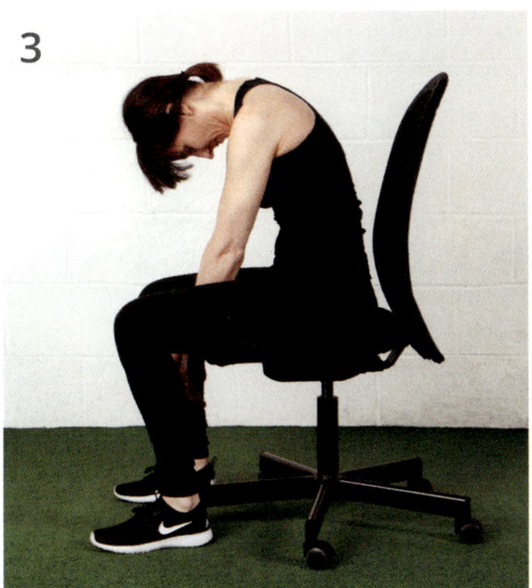

Endposition beim Abrollen bis zur Hälfte im Sitzen.

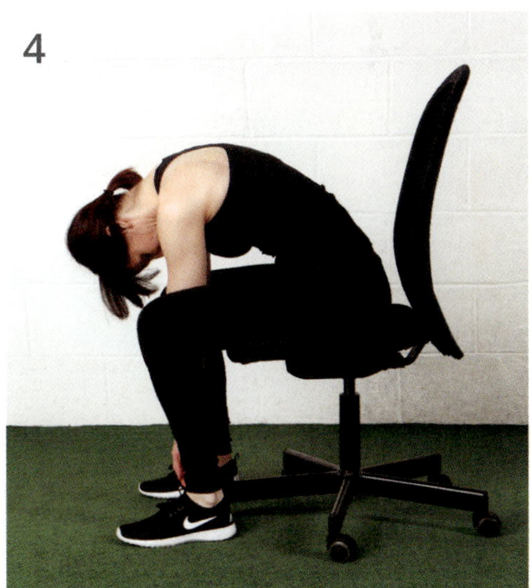

Endposition beim vollständigen Abrollen im Sitzen.

Allgemeine Faszienübung 3 (A3): Faszienhocke

Für jeden geeignet

In Kapitel 1 haben wir uns eingehend mit der Sitzepidemie befasst, die zu vielen chronischen Schmerzkrankheiten beiträgt. Manche Menschen sprechen mittlerweile sogar vom »Tod durch Sitzen«. Was auch immer Sie über das Sitzen denken – wenn Sie überhaupt darüber nachdenken –, unserer Natur entspricht es nicht, und es bringt unseren Körper dazu zu erschlaffen, weil er sich nicht mehr stützen und aufrechthalten muss.

Der menschliche Körper ist nicht dafür gemacht, im 90-Grad-Winkel zu sitzen. Häufiges langes Sitzen hat viele Haltungsveränderungen zur Folge:

- Die Gesäßmuskulatur erschlafft; das heißt, sie ist nicht mehr in der Lage, ihre Aufgaben beim Gehen, Rennen, Springen, Stehen und beim Hinsetzen zu erfüllen.
- Die Bauchmuskeln verkümmern ebenfalls, was dazu führt, dass Sie in sich zusammensinken.
- Ihre Hüften verlieren ihre Beweglichkeit. Das hat zur Folge, dass sie ihre Aufgaben – den Körper zu stabilisieren und im Gleichgewicht zu halten – nicht mehr erfüllen können.
- Zu viel Sitzen und zu wenig Bewegung schwächen Ihre Knochen.
- Übermäßiges Sitzen verändert die Stellung der Hüften und des unteren Rückens, wodurch der Druck auf die Bandscheiben erhöht wird und das Risiko für Rückenschmerzen und Bandscheibenvorfälle steigt.
- Ohne jemandem zu nahe treten zu wollen: Auch das Sitzen auf der Toilette ist unnatürlich – es schnürt das Ende des Dickdarms ab, sodass der Darm sich nicht richtig entleeren kann.
- Sitzen kann zur Entstehung vieler weiterer chronischer Krankheiten beitragen, darunter Herzkrankheiten, hoher Blutdruck, Diabetes und Krebs.

Wenn Sitzen also so schädlich für uns ist: Wie kann eine Lösung aussehen? In vielen traditionellen Kulturen auf der ganzen Welt gehen die Menschen in die Hocke, statt sich hinzusetzen. Sie gehen in die Hocke, wenn sie kochen, arbeiten, sich ausruhen und ihren Darm entleeren. In diesen Kulturen sind Rückenschmerzen so gut wie inexistent, genauso wie die in der westlichen Welt so verbreiteten Verdauungsstörungen.

Hocken ist eine natürliche Position, die die Lendenwirbelsäule streckt und die Muskeln und Faszien im unteren Rücken dehnt. Die Wirbelsäule wird nicht zusammengedrückt, und das Körpergewicht wird gleichmäßig auf beide Beine, Hüften und den Rumpf verteilt. Hocken erhöht außerdem die Flexibilität und Gesundheit der Gelenke in den Hüften, Knien und Fußknöcheln. Hocken dehnt und entspannt darüber hinaus den Beckenboden. Entgegen der weit verbreiteten Ansicht, dass viele Menschen unter Inkontinenz und Krankheiten wie Beckenschmerzen und Prostatitis leiden, weil ihre Beckenbodenmuskulatur schwach ist, haben diese Probleme ihre Ursache in einem zu festen, angespannten Beckenboden, der nicht mehr in der Lage ist, sich zu kontrahieren und zu entspannen, um die Beckenorgane zu unterstützen.

Durch regelmäßiges Hocktraining lassen sich viele körperliche Einschränkungen, die sich im Lauf der Zeit entwickelt haben und zu Ihrer chronischen Schmerzkrankheit beitragen – unabhängig davon, wo Sie Schmerzen haben –, beheben. Hocken ist einer der effektivsten Wege, um zu einem besseren gesundheitlichen Gleichgewicht zurückzukehren. Darüber ist die Ausführung wie bei allen Empfehlungen in diesem Buch ausgesprochen einfach.

Falls es Ihnen anfangs noch zu schwer fällt, die unten beschriebenen Schritte auszuführen, dann beginnen Sie mit der horizontalen Hocke, also im Liegen! Legen Sie sich rücklings auf den Boden oder auf Ihr Bett, und ziehen Sie die Knie an die Brust. Lassen Sie die Knie entspannt zur Seite sinken. Nach etwa zwei Minuten setzt eine Dehnung in den Faszien der Hüften und des unteres Rückens ein, und Sie spüren, wie sich die Beine lockern. Falls Ihnen die Haltung nach einiger Zeit unbequem wird, können Sie Ihre Beine mit Kissen unterlagern, bis Ihr Körper sich an die Dehnung gewöhnt hat. Später können Sie zum Training der Faszienhocke übergehen.

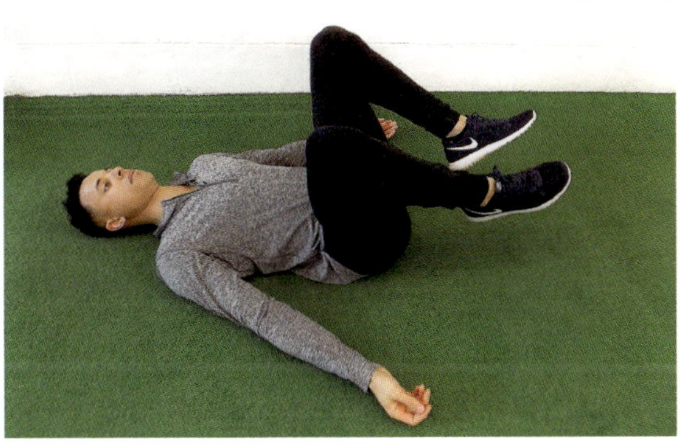

Für Anfänger ist diese Hocken-Variante im Liegen eine geeignete Methode zur Hüftöffnung, bei der nicht gleichzeitig die Balance gehalten werden muss.

1

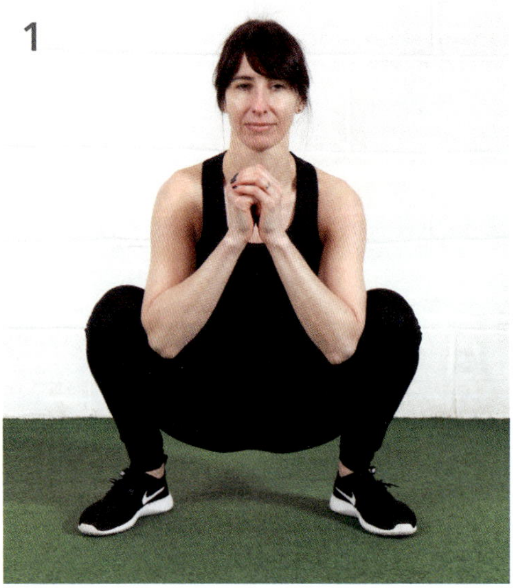

Die Faszienhocke: Halten Sie den Rücken gerade und lassen Sie Ihr Gesäß sinken, um die Beckenbodenmuskeln zu entspannen und die Hüft-, Knie- und Sprunggelenke zu lockern.

2

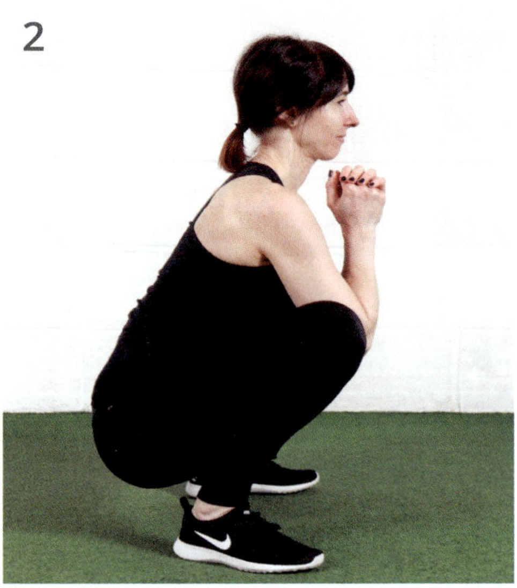

Faszienhocke in der Seitenansicht

3

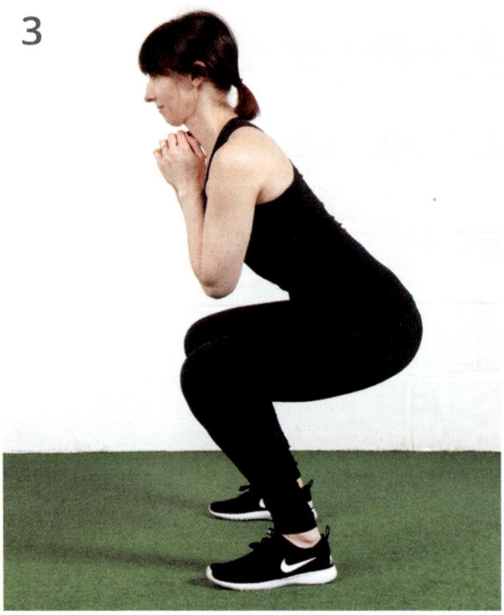

Falls Sie nicht in der Lage sind, bequem ganz in die Hocke zu gehen, ohne die Fersen vom Boden abzuheben, beginnen Sie mit einer halbtiefen Hocke, bei der die Füße flach am Boden aufgesetzt sind.

4

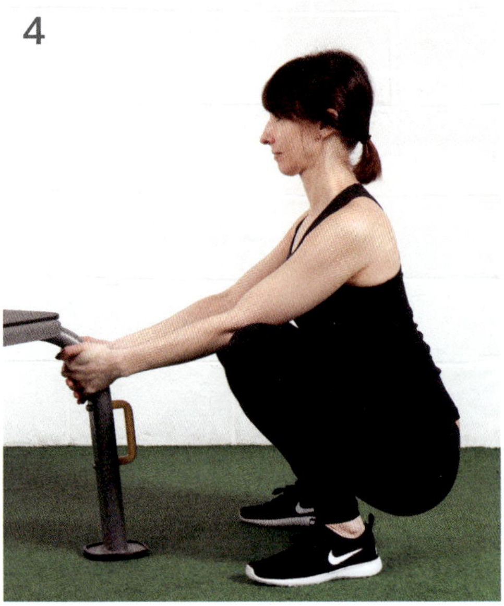

Bei den ersten Versuchen kann es leicht passieren, dass Sie nach hinten kippen, wenn Sie das Gesäß absenken. Um das zu verhindern, halten Sie sich an einem Tischbein oder etwas Ähnlichem fest.

Tipps für längeres Ausharren in der Faszienhocke:

- Üben Sie täglich. Beginnen Sie mit einer Minute (stoppen Sie die Zeit) und erhöhen Sie die Dauer nach und nach.
- Erwarten Sie als Anfänger keine Perfektion: Die meisten Menschen haben zu Beginn so eingeschränkte Gelenke, dass sie nicht ganz in die Hocke gehen können. Gehen Sie so weit hinunter wie möglich, und steigern Sie sich langsam.
- Die Fußsohlen sollten vollständig am Boden bleiben. Lassen Sie sich nicht dazu verleiten, Ihre Fersen zu heben, da in dieser Haltung keine richtige Dehnwirkung eintritt.
- Stellen Sie sich so hin, dass die Beine leicht gegrätscht sind und die Zehenspitzen nach außen weisen. Je weiter die Beine geöffnet sind, desto weiter kommen Sie hinunter.
- Halten Sie sich, wenn nötig, an einem Tischbein, einem Türrahmen oder einem anderen stabilen Gegenstand fest, um in die Hocke zu gehen und dort zu bleiben. Am Anfang ist die Gefahr, nach hinten zu kippen, relativ groß, doch mit der Zeit lernt der Körper, das Gleichgewicht zu halten.
- Entspannen Sie sich in der Hockposition. Das ist am Anfang nicht ganz leicht, aber es wird einfacher, sobald sich Ihr Körper etwas gelockert hat.
- Falls Sie Probleme mit dem Stuhlgang haben, nehmen Sie einen kleinen Fußschemel zur Hilfe, wenn Sie auf der Toilette sitzen. Der veränderte Winkel Ihres unteren Rückens und Ihrer Hüfte nimmt den Druck vom Dickdarm und ermöglicht eine schmerzfreie Darmentleerung.

Variante für Anfänger

Üben Sie zuerst die Hockstellung im Liegen.

Variante für Fortgeschrittene

Erhöhen Sie die Zeitspanne, während der Sie in der Hockstellung verharren, passen Sie die Winkel der Haltung an und entdecken Sie das Gefühl für die Beweglichkeit Ihrer Hüfte neu. Nutzen Sie die Zeit in der Hocke für unterschiedliche Aktivitäten und lassen Sie die Haltung zu einer neuen, gesunden Gewohnheit werden.

Allgemeine Faszienübung 4 (A4): Faszienatmung

Für jeden geeignet

1. Suchen Sie sich einen Raum, indem Sie entspannt und ungestört sind. Setzen oder legen Sie sich bequem hin. Wenden Sie sich Ihrer Atmung zu und nehmen Sie wahr, wo und wie Sie atmen. Atmen Sie durch Ihre Nase, Ihren Mund oder durch beide? Bewegt sich Ihr Brustkorb, während Sie atmen, oder fühlt sich die Atmung beengt und flach an?
2. Wenn Sie anfangen, die Faszienatmung zu üben, hilft es, wenn Sie die Handinnenflächen auf Ihre unteren Rippen legen (siehe Abbildung). Auf diese Weise können Sie besser wahrnehmen, wie sich Ihr Brustkorb beim Atmen hebt und senkt. Wenn das Zwerchfell beteiligt ist, bewegen sich die Rippen beim Einatmen etwas nach außen und in Richtung Ihres Kopfes, und beim Ausatmen nach innen und in Richtung Ihrer Füße. Üben Sie das vor dem eigentlichen Training der Faszienatmung einige Male, um in den Händen und im Körper ein Gefühl für die Atmung zu entwickeln.
3. Dann beginnen Sie, nach dem Sieben-zu-elf-Schema zu atmen: Atmen Sie so lange ein, bis Sie bis sieben gezählt haben, und zählen Sie beim Ausatmen bis elf. Atmen Sie aus, bis Ihre Lungen ganz leer sind. Pausieren Sie am Ende der Ausatmung kurz, bevor Sie wieder einatmen. Dieser Ruhepunkt vertieft die Entspannung noch.
4. Zu Beginn üben Sie die Faszienatmung fünf Minuten pro Tag. Steigern Sie die Dauer allmählich, bis Sie zehn bis fünfzehn Minuten pro Tag schaffen.

Variante für Anfänger

Falls Sie feststellen, dass Sie gegen Ende der Ein- oder Ausatmung zu kämpfen haben, oder das Gefühl haben, dass Sie das Ende der Ausatmung erzwingen müssen, dann verkürzen Sie die Ein- und Ausatmung und zählen Sie entsprechend kürzer. Die Ausatmung sollte immer länger als das Einatmen sein – das stimuliert den Ruhenerv (Parasympathikus). Das Wichtigste ist, dass Sie sich wohlfühlen und durch und durch entspannt sind, ohne irgendetwas erzwingen zu wollen oder zu überstürzen.

Variante für Fortgeschrittene

Erhöhen Sie beim Praktizieren der Faszienatmung allmählich die Dauer pro Tag.

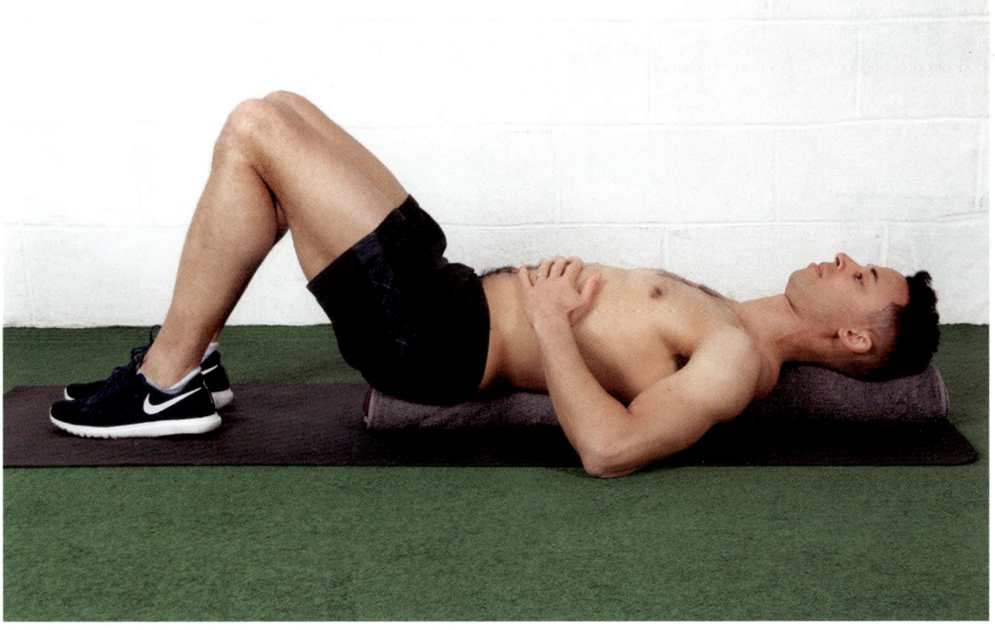

Die Faszienatmung lässt sich bequem mit der Handtuch-Dehnübung kombinieren. Legen Sie die Hände auf Ihre unteren Rippen, um das Heben und Senken zu spüren, während Sie langsam ein- und ausatmen.

Allgemeine Faszienmaßnahme 5 (A5): Das Epsomsalz-Bad

Ungeeignet für Schwangere und Menschen mit empfindlicher Haut

Oft sind die traditionellen Hausmittel die besten. Epsomsalz (auch: Bittersalz) ist ein sehr altes Heilmittel, das hilft, Schmerzen und Spannungen im Körper zu reduzieren. Epsomsalz ist ein Badesalz aus Magnesiumsulfat, das Muskeln, Faszien und andere Weichgewebe entspannt und den Körper entgiftet. Es kostet nicht viel und ist in Apotheken, Drogerien oder bei Onlinehändlern erhältlich.

1. Geben Sie zwei Handvoll in eine Wanne mit heißem Wasser und baden Sie 20 Minuten lang – das ist gleichzeitig ein guter Vorwand für ein wenig Zeit für sich.
2. Falls Sie keine Badewanne haben, nehmen Sie ein Fußbad mit Epsomsalz: Geben Sie eine Handvoll Salz in einen Eimer mit heißem Wasser und nehmen Sie ein zwanzigminütiges Fußbad. Auch das entspannt den gesamten Körper.

Ein Bad oder Fußbad mit Epsomsalz hilft, Körper und Geist vor dem Zubettgehen zu klären und trägt zu einem guten Nachtschlaf bei.

Fasziale Dehnübungen

Fasziale Dehnübungen dienen dazu, den Körper entlang faszialer Zuglinien zu dehnen. Falls Sie sich erst motivieren müssen, lesen Sie das Kapitel »Ausführung faszialer Dehnungen« (ab Seite 192), in der der Zusammenhang zwischen der Faszienanatomie, chronischen Schmerzen und den positiven Effekten faszialer Dehnübungen erläutert wird.

Wozu dehnen?

Dehnen ist eine wichtige, natürliche und angenehme Sache, aber viele betrachten es als etwas Lästiges, das man vor oder nach einer Trainingseinheit möglichst schnell hinter sich bringt. Viele Menschen verzichten sogar komplett auf das Dehnen, und die Übrigen machen es oft nicht so, dass es ihnen auf lange Sicht nutzt. Dabei ist Dehnen für jeden, der durch eine Verletzung oder chronische Schmerzen in seiner Bewegungsfähigkeit eingeschränkt ist, eine hervorragende Methode zur Wiederherstellung der Fasziengesundheit und Schmerzfreiheit.

Es gibt verschiedene Arten des Dehnens, weshalb vielfach Verwirrung herrscht in Bezug darauf, welche Dehnübungen für wen geeignet sind. In der Welt des Sports und der Fitness wird mit Begriffen wie »isometrisches Dehnen«, »unterstütztes Dehnen«, »Dehnungswiderstand«, »aktives isoliertes Stretching« und »ballistisches Dehnen« um sich geworfen. Jede dieser Methoden ist in einem bestimmten Zusammenhang sehr wirkungsvoll, jedoch fokussieren sich alle diese Ansätze auf die Muskeln, während wir eine faszienorientierte Perspektive brauchen.

Beim herkömmlichen muskulären Ansatz wird jeder Muskel oder jede Muskelgruppe pro Dehnung etwa 20 bis 30 Sekunden lang gedehnt. Diese Zeitspanne reicht aus, damit die Muskelfasern sich strecken können und ein wenig von ihrer Spannung loslassen. Regelmäßig und achtsam durchgeführt, können Muskeldehnübungen durchaus dazu beitragen, verhärtete Muskeln und eingeschränkte Gelenke zu lösen, die Haltung, Beweglichkeit und Durchblutung verbessern und das Risiko für Verletzungen sowie das Auftreten von Muskelkater nach dem Training verringern.

Wie wir jedoch in Kapitel 4 gesehen haben, sind Muskeln nicht die alleinigen »Macher« bei Bewegungen, wie lange angenommen wurde. Bei den meisten Bewegungen koordinieren funktionale Einheiten von Faszien die Richtung und die Freisetzung von Energie; und in den Faszien steckt der Großteil der Anspannungen unseres geistig-körperlichen Gesamtsystems.

Wann Sie sich nicht dehnen sollten

Fast jeder kann sich vom ersten Tag an und problemlos faszial dehnen. Jedoch gibt es zwei Kategorien von Menschen, die sich erst an das Dehnen heranarbeiten müssen oder ihre Faszien anderweitig unterstützen müssen:

- Menschen mit systemischen Schmerzen – also solche, die den gesamten Organismus betreffen – bei Bewegungen
- Hypermobile (über das normale Maß hinaus bewegliche) Menschen

Manchmal fällt es Menschen mit chronischen Schmerzen schwer, sich überhaupt zu dehnen. Das kann daran liegen, dass die Faszien im ganzen Körper derart verhärtet, eingeschränkt und empfindlich sind, dass selbst die kleinste Dehnung eine unangemessen starke systemische Schmerzreaktion auslöst. (Das ist auf keinen Fall zu verwechseln mit einer generellen Abneigung gegen das Dehnen, einer gewissen Skepsis und Vorsicht oder örtlich begrenzten Schmerzen, wie wir sie alle von Zeit zu Zeit haben.)

Falls das auf Sie zutrifft, ist Ihr Körper vielleicht noch nicht bereit für Dehnübungen. Es gibt andere Methoden, die Sie nutzen können, um Ihre Schmerzreaktion zu beruhigen und Ihren Körper daran zu erinnern, dass er sich bewegen kann – etwa die oben beschriebenen allgemeinen Übungen. Bleiben Sie trotzdem optimistisch: In seinem natürlichen Zustand ist unser Körper geschmeidig und zu schmerzfreien Bewegungen in der Lage – und diesen Zustand können Sie mit ein wenig Geduld und Ihrem neu erworbenen Wissen über die Faszien erreichen.

Manche Menschen sind hypermobil, das heißt, dass sie ihre Gelenke über den normalen Bewegungsradius hinaus bewegen können. Hypermobile Menschen sind sehr biegsam, Dehnübungen fallen ihnen leicht und sie beherrschen partytaugliche »Kunststücke«, wie zum Beispiel ihren Daumen bis zum Handgelenk zu biegen. Das liegt bei manchen daran, dass ihr Kollagen sich von dem anderer Menschen unterscheidet, weshalb Gewebe, die normalerweise fest sind etwa Gelenkkapseln, Bänder und Sehnen, die die Gelenke unterstützen –, elastischer sind und ihre Gelenke leicht verschoben oder ausgekugelt werden können.

Um die Nachgiebigkeit dieser Strukturen auszugleichen und den Körper stabil zu halten, ziehen sich die Muskeln und Faszien, die die betroffenen Gelenke umhüllen, stärker zusammen als gewöhnlich und können verkleben. Dieses konstante Zusammenziehen führt dazu, dass die Muskeln müde und schwach werden, was wiederum Schmerzen und Steifheit verursacht. Bei vielen hypermobilen Menschen ist daher die Propriozeption (die Wahrnehmung von Körperbewegung und -lage im Raum, siehe Kapitel 4) unterdurchschnittlich ausgebildet, und sie neigen daher dazu, Dinge fallen zu lassen oder gegen Möbelstücke zu laufen. Infolgedessen haben sie auch eine größere Tendenz, sich zu verletzen.

Dehnen hat keine Vorteile für überbewegliche Menschen – ebenso wenig fasziales Dehnen –, da sie sich ohnehin schon über den normalen Bewegungsrahmen hinaus dehnen können, selbst wenn ihr Gewebe verklebt oder verhärtet ist. Dehnen kann ihnen sogar mehr schaden als nützen.

Als hypermobiler Mensch profitieren Sie mehr davon, die Muskeln und Faszien zwischen den Gelenken zu lockern (anstelle von denen, die diese Strukturen umhüllen), indem Sie die Übungen mit den Faszienbällen durchführen (siehe ab Seite 212) und mit Techniken wie Pilates oder der Alexander-Technik arbeiten, die die Tiefenmuskulatur stärken und die Haltung verbessern. Dadurch wird der Druck auf spezifische Gelenke ausgeglichen, Propriozeption und Koordinationsfähigkeit werden verbessert; die Muskeln werden gekräftigt und ihre Spannung verbessert sowie die Faszien entlastet, indem sie in eine Position gebracht werden, in denen sie wieder in einem natürlichen Gleichgewicht sind.

Mit diesen zwei Ausnahmen im Hinterkopf können alle anderen fortfahren und die Selbsthilfe durch fasziales Dehnen genießen.

Ausführung faszialer Dehnungen

Die Anatomie der Faszien haben Sie in Kapitel 6 kennengelernt. Nun hauchen wir dem frisch erworbenen Wissen Leben ein.

So, wie Muskeln zu lokalen faszialen Einheiten zusammengefasst sind, die die Bewegungen koordinieren, arbeitet der gesamte Körper entlang faszialer Zuglinien, die ihn im Gleichgewicht halten. Dieses Wissen ermöglicht es uns, auf ganz neue Art über das Dehnen nachzudenken. Anstatt uns auf Einzelmuskeln zu konzentrieren, können wir unsere Faszien entlang der bekannten faszialen Zugbahnen dehnen. Das ermöglicht es der Faszie zu entspannen und die Wirkung durch den gesamten Körper zu kommunizieren.

Die Darstellungen der faszialen Zugbahnen in den Abbildungen auf Seite 66 und 194 hat Tom Myers entwickelt. Sie verdeutlichen, wie eine Verletzung in einem Bereich einen ganz anderen Bereich des Körpers beeinflussen kann und – was für unseren Zusammenhang noch wichtiger ist – wie eine einzige Dehnung sich positiv auf den gesamten Körper auswirken kann.

Ähnlich wie bei der Faszienanatomie, die es erforderlich macht, einige der Dinge, die Sie über körperliche Zusammenhänge zu wissen glaubten, über Bord zu werfen, verhält es sich auch beim faszialen Dehnen: Sortieren Sie Ihr Buch mit den Dehnübungen aus und streichen Sie alles, was Sie jemals über Muskeldehnung gehört haben. Fasziales Dehnen ist eine vollkommen neue Methode des Dehnens und Lösens, die schonender ist und stärker in die Tiefe wirkt als bisherige Arten des Dehnens.

Das Erste, was Sie sich abgewöhnen können, sind die klassischen kurzen Dehnübungen mit den vielen Wiederholungen. Eine normale Muskelfaser ist in

20 bis 30 Sekunden gelockert, weshalb Dehnübungen für die Muskeln kurz sind. Faszien jedoch reagieren auf langsameren, sanfteren Druck – erinnern Sie sich an die Ausführungen zur Thixotrophie in Kapitel 4. Es dauert etwa 90 bis 120 Sekunden, bis Faszien anfangen, sich zu entspannen. Wenn Sie eine Dehnung zwei bis fünf Minuten lang halten, tritt ein zusätzlicher faszialer Lösevorgang im ganzen Körper ein. Wie gesagt sind alle Strukturen in unserem Organismus miteinander verbunden: Je länger Sie eine Dehnposition halten, desto stärker fällt die Reaktion aus, die durch das dreidimensionale Fasziennetzwerk gesendet wird.

Wenn Sie mit dem faszialen Dehnen beginnen, wird es eine Weile dauern, bis Sie ein Gefühl dafür entwickeln, wie lang zwei bis fünf Minuten wirklich sind. Oft konzentrieren wir uns auf das Zählen, statt dem Gefühl der Dehnung in den Faszien zu folgen. Die einfachste Gegenmaßnahme, um das zu ändern, ist es, einen Timer zu benutzen. Stellen Sie ihn auf zwei Minuten ein, um Ihrem Geist und Ihrem Körper die Möglichkeit zu geben zu lernen, wie sich zwei Minuten anfühlen. Dann sind Sie innerlich frei, der Empfindung zu folgen, die die Dehnung auf ihrem Weg durch die Faszien auslöst, und sie zu genießen. Irgendwann werden Sie auf diese Weise lernen, sich ganz ohne Timer zwei bis fünf Minuten zu dehnen.

Die nächste Regel, die Sie über Bord werfen können, ist, dass immer beide Seiten gedehnt werden müssen. Ihnen wurde sicherlich beigebracht, dass Sie einen Satz kurzer Muskeldehnungen erst auf einer Seite absolvieren sollten und dann einen Satz mit derselben Anzahl von Wiederholungen auf der anderen. Dadurch werden Ihre Faszien nicht gedehnt, und bei faszialem Dehnen ist es darüber hinaus überflüssig. Erstens nutzen die schnellen Wiederholungen in Hinblick auf die Faszien nichts; Sie erbringen damit lediglich den Beweis, dass Muskeln dazu neigen, geradewegs zurück in die Problemhaltung zu springen – es sei denn, Sie nehmen sich die Zeit, um Ihre Faszien zu dehnen. Zweitens kann eine Dehnübung sich über das Fasziennetzwerk durch den ganzen Körper fortsetzen, was es überflüssig macht, beide Seiten zu dehnen – es sei denn, Sie wollen das gerne tun.

Der dritte Punkt, den Sie ad acta legen sollten, ist, dass Dehnen nur ein optionales Extra ist, etwas, dass Sie halbherzig vor und nach einer Trainingseinheit absolvieren, während Sie mit Ihren Trainingskollegen im Fitnessstudio plaudern oder Musik hören. In körperlicher Hinsicht gibt es keinen Grund, warum Sie aufhören sollten, Ihre Faszien auf diese Weise zu dehnen, jedoch werden Sie wesentlich mehr davon profitieren, wenn Sie sich auf Ihre Faszien konzentrieren, während Sie sich dehnen. Von einem energe-

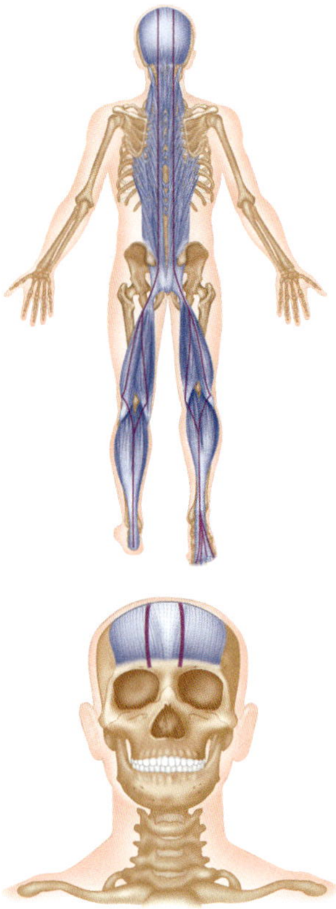

Die oberflächliche Rückenlinie

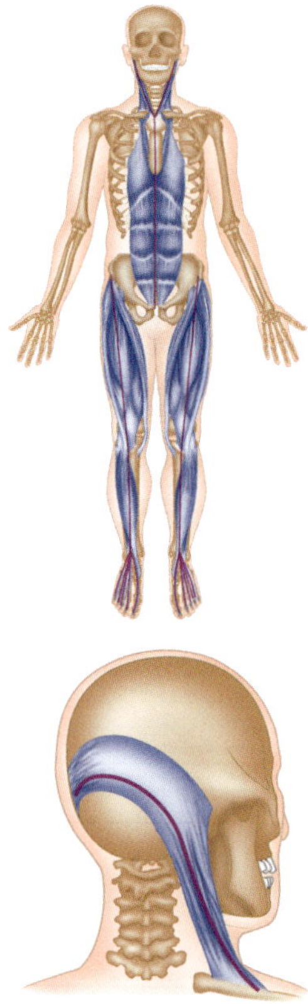

Die oberflächliche Frontallinie

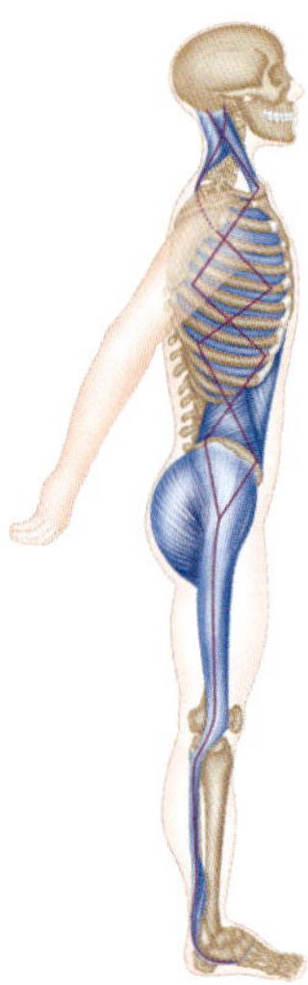

Die laterale (seitliche) Linie

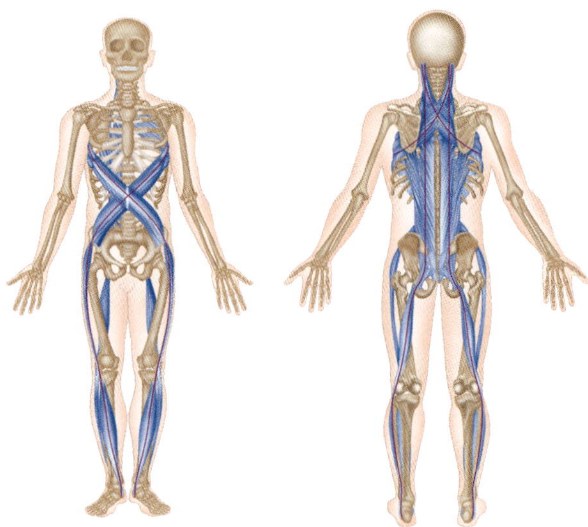

Die Spirallinie – Vorder- und Rückseite.

tischen Standpunkt aus betrachtet (siehe Kapitel 4) reagiert unser Körper intensiver auf das, was wir mit ihm vorhaben, wenn wir dem jeweiligen Körperteil oder Gewebe unsere Aufmerksamkeit zuwenden. Achtsames fasziales Dehnen hat eine größere Dehn- und Entspannungswirkung auf das Gewebe. Das bedeutet nicht, dass Sie sich in klösterlicher Ruhe dehnen müssen. Wenn es für Sie angenehm und hilfreich ist, dann können Sie entspannende Musik im Hintergrund laufen lassen.

Wenn Sie sich in eine Dehnung begeben, gehen Sie langsam vor und zwingen Sie sich nicht, sofort bis an Ihre Grenzen zu gehen. Verfolgen Sie stattdessen aufmerksam, was während der Dehnung passiert. Möglicherweise fällt Ihnen auf, dass Sie zögern, wenn Sie an einen Punkt kommen, der sich wie eine Grenze (eine fasziale Einschränkung) anfühlt, an der das Ende der Dehnung erreicht scheint. Halten Sie an dieser Stelle inne, denken Sie daran zu atmen und stellen Sie sich den sanften Druck der Dehnung vor, der das Gewebe etwas in die Länge zieht und die Faszie zum Schmelzen bringt, bis sie sich löst. Danach können Sie die Dehnung fortsetzen. Gehen Sie langsam voran, bis Sie auf die nächste Restriktion stoßen. Halten Sie auch hier inne und atmen Sie tief und regelmäßig, während Sie spüren, wie der behutsame Druck die Einschränkung löst.

Beim Lösen einer Einschränkung können ganz unterschiedliche Empfindungen auftauchen. Manchmal spüren Sie vielleicht eine Spannung oder ein Ziehen an einer bestimmten Stelle, oder Sie merken, wie das Gewebe weich und länger wird. Andere mögliche Empfindungen sind ein Reißen wie beim Öffnen eines Klettverschlusses, Wärme, ein Kribbeln, Pulsieren oder ein leichtes Zucken. Schmerzempfindungen können lokal stärker werden und dann nachlassen. All diese Empfindungen können auftreten, wenn fasziale Restriktionen gelöst werden.

Je aufmerksamer Sie die Vorgänge in Ihrem Körper verfolgen, desto tiefer wird er sich entspannen. Das braucht Übung, aber Sie werden merken, dass Sie immer mehr spüren, je länger Sie daran arbeiten. Häufig passiert es, dass sich an einer Stelle etwas löst, und dann auf einmal ein unangenehmes Gefühl in einer anderen Körperpartie auftritt, das Ihnen sagt, wo Sie Ihr fasziales Dehnprogramm fortsetzen sollten.

Manchmal sagen Menschen, dass sie nicht spürten, dass irgendetwas passiert. Wenn Sie Ihre Faszien mindestens 90 bis 120 Sekunden dehnen, dann wird definitiv etwas passieren, und ein positiver Effekt wird sich einstellen, wobei es durchaus eine Weile dauern kann, bis Sie sich auf den Prozess eingestellt haben und ihn wirklich fühlen können.

Doch zurück zum achtsamen Dehnen: Wenn es Ihnen in dieser frühen Phase hilft, sich zu entspannen, können Sie bei Ihrer Dehnungssitzung jederzeit ruhige Hintergrundmusik laufen lassen. Suchen Sie etwas Passendes aus – dröhnend laute, energiegeladene Songs tragen sicher nicht dazu bei, Ihre Faszien zu entspannen.

Ebenso wie Myofascial Release kann fasziales Dehnen einen Unwinding Prozess – also ein »Freiwinden« der Gewebe – in Gang setzen. Ein Grundprinzip der Myofascial-Release-Therapie ist, dass es immer gut ist, einem Unwinding-Prozess zu folgen, aber man sollte auf keinen Fall versuchen, etwas zu erzwingen. Das gilt auch für Dehnungen im Rahmen faszialer Selbsthilfemaßnahmen. Manchmal kann während einer Dehnung das Gefühl einsetzen, dass es gut wäre, die betreffende Struktur etwas weiter zu drehen oder zu dehnen, um dem Lösevorgang zu folgen. Wenn dies passiert, hören Sie sehr aufmerksam auf Ihren Geist und Ihren Körper und lassen Sie sich von Ihren Faszien führen. Das wird sich nicht nur viel besser anfühlen, sondern es kann auch aufregend und ein Genuss sein, eine Faszie auf ihrer Reise durch das Unwinding zu folgen, und zu spüren, wie aus der Dehnung Bewegung wird.

Wenn Sie eine fasziale Dehnung abschließen, denken Sie daran, sanft und behutsam aus der Dehnung herauszugehen und sich einige Sekunden Zeit zu nehmen, um sich zu entspannen. Vielleicht wollen Sie sich mit allen anderen Atomen bewegen und erst einmal alle Glieder ausschütteln – tun Sie einfach, was Ihnen in den Sinn kommt. Sich auf diese Art zu bewegen, wird die soeben erzeugte Entspannung noch verstärken, Ihnen helfen, die freigewordene Energie loszulassen und Ihren Körper auf die nächste Dehnübung vorbereiten.

Ein weiterer positiver Effekt des faszialen Dehnens ist, dass Sie damit nicht nur Restriktionen lösen, sondern gleichzeitig Ihre Muskeln kräftigen, was dazu beiträgt, Dysbalancen in gesunde neue Haltungen zu verwandeln. Da Sie sich entlang der faszialen Zuglinien dehnen, müssen sich die Muskeln, die diese Dehnung unterstützen, kontrahieren, was sie kräftigt und ihnen neue Spannkraft verleiht.

Fasziales Dehnen 1 (D1): Nacken und Arme

1. Beginnen Sie im Stehen oder Sitzen (siehe Abbildung 1). Der Kopf ist aufgerichtet. Neigen Sie Ihren Kopf langsam zur Seite und bringen Sie Ihr Ohr in Richtung Schulter (siehe Abbildung 2). Die Arme hängen an den Seiten. Arme und Schultern sind entspannt.
2. Gehen Sie, wie bei allen faszialen Dehnungen, behutsam tiefer in die Dehnung; halten Sie inne, wenn Sie Einschränkungen spüren und atmen Sie langsam in diese hinein, um tiefere Entspannung zu ermöglichen. Stellen Sie sich vor, der gegenüberliegende Arm verlängert sich und dehnt sich von Ihrem Nacken weg, um eine dreidimensionale fasziale Dehnung von Ihren Fingern zu Ihrem Arm, Ihrem Nacken und Ihrem Kopf zu erzeugen.

Variante für Anfänger

Es kann hilfreich sein, diese Übung zunächst vor dem Spiegel auszuprobieren, da viele Menschen dazu neigen, ihre Schultern während der Dehnung hochzuziehen.

Variante für Fortgeschrittene

Um die Dehnung zu vertiefen, legen Sie eine Hand an die Seite Ihres Kopfes, aber erzwingen Sie nichts; benutzen Sie nur den Druck Ihrer Hand als Gegengewicht (siehe Abbildung 3).

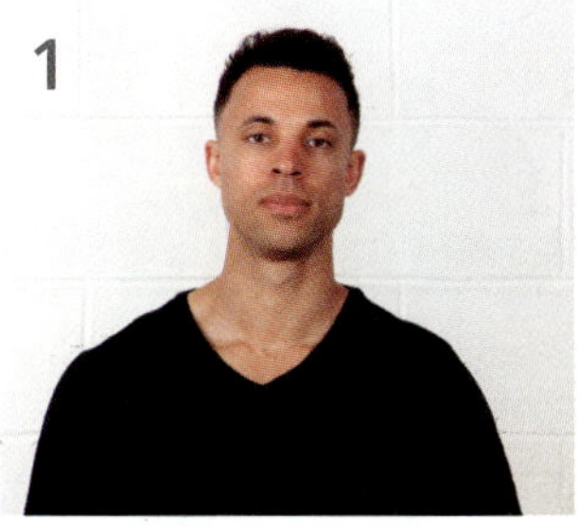

Ausgangsposition für die Nacken- und Armdehnung D1.

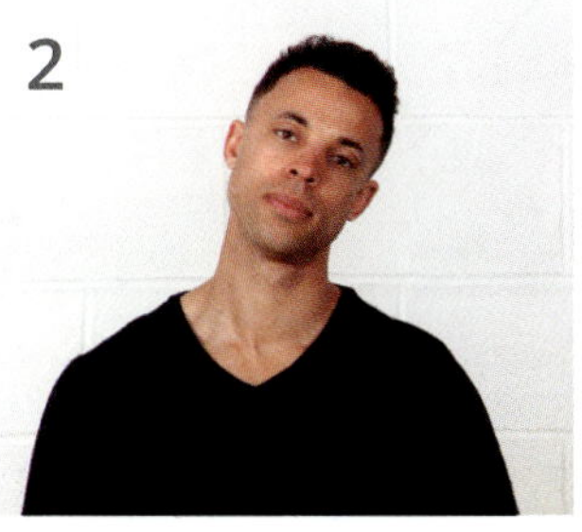

Neigen Sie Ihren Kopf Richtung Schulter, bis Sie eine Dehnung in Ihrem Nacken spüren. Probieren Sie es zunächst vor einem Spiegel, um sicherzustellen, dass sich Ihre Schulter nicht heben, wenn Sie sich dehnen.

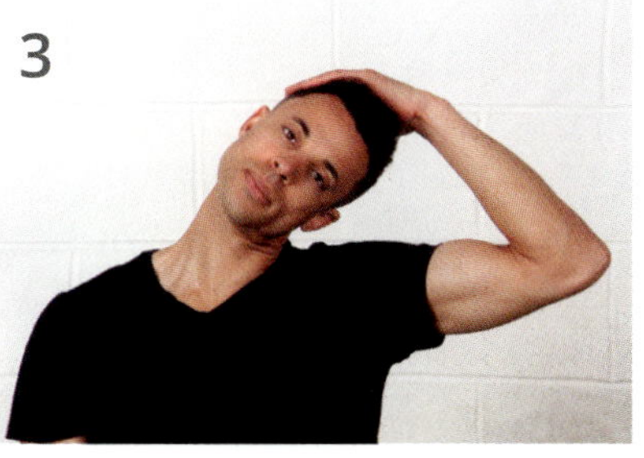

Wenn es sich angenehm anfühlt, können Sie die Dehnung mit der Hand vertiefen; gehen Sie behutsam vor, um Ihre Faszien nicht zu überdehnen.

Fasziales Dehnen 2 (D2): Nacken und Rücken

1. Beginnen Sie im Stehen oder Sitzen. Senken Sie Ihren Kopf nach vorn zur Brust und drehen Sie ihn dann zur Seite, sodass die Nase in Richtung der Achsel zeigt.
2. Sobald die Dehnung einsetzt, werden Sie einen Lösevorgang spüren, der sich von Ihrem Nacken in Ihre Schultern und hinunter in Ihren Rücken fortsetzt.

Variante für Anfänger

Wenn Sie Ihren Kopf nach vorn senken, lassen Sie ihn zunächst behutsam über der Brust von Seite zu Seite rollen, um das Gewebe in Ihrem Nacken zu lockern, bevor Sie in die Dehnung gehen.

Variante für Fortgeschrittene

Wenn Sie in die Dehnung gehen und falls es angenehm für Sie ist, legen Sie eine Hand auf Ihren Kopf und üben Sie sanften Druck aus, um die Dehnung zu verstärken. Benutzen Sie auch hier die Hand nicht, um die Dehnung zu erzwingen (siehe Abbildung 3).

1

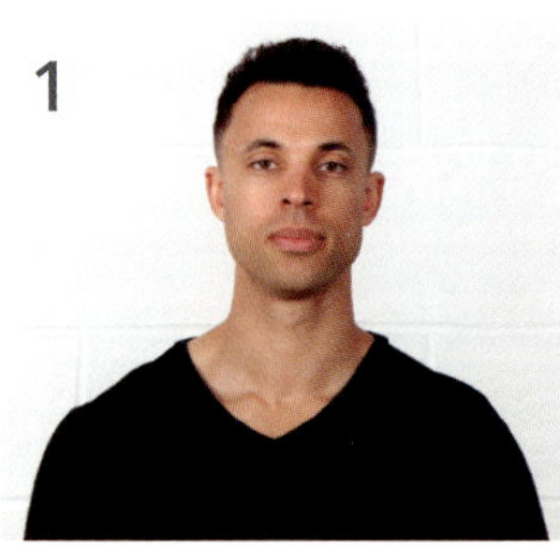

Ausgangposition für die Nacken- und Rückendehnung D2.

2

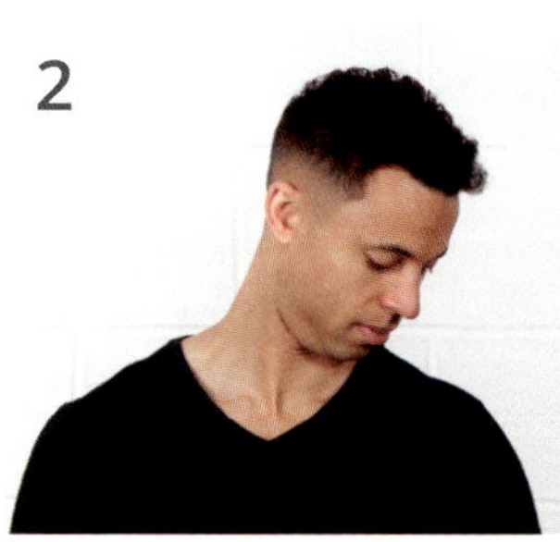

Senken Sie Ihren Kopf und drehen Sie ihn zu einer Seite, sodass Ihre Nase in Richtung der Achsel zeigt. Sie werden eine Dehnung auf der Rückseite der gegenüberliegenden Schulter spüren.

3

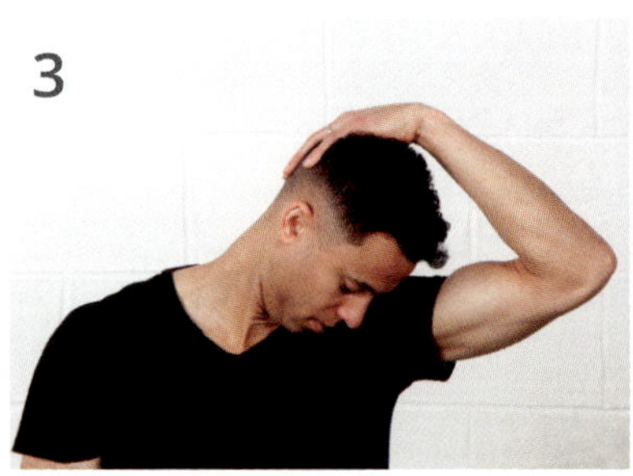

Wenn es sich angenehm anfühlt, können Sie eine Hand benutzen, um die Dehnung zu vertiefen; gehen Sie behutsam vor, um Ihre Faszien nicht zu überdehnen.

Fasziales Dehnen 3 (D3): Hals und Kiefer

1. Beginnen Sie im Stehen oder Sitzen. Der obere Brustbereich sollte unbedeckt sein, damit Sie Ihre Hände unterhalb der Schlüsselbeine direkt auf die Haut legen können. Überkreuzen Sie die Arme und legen Sie die Handflächen dorthin.
2. Stellen Sie sich vor, Ihre Hände würden sanft in die Haut sinken und eine Verbindung zu den oberflächlichen Faszien herstellen, die unmittelbar unterhalb der Haut liegen und mit ihr verbunden sind. Sobald Sie diese Verbindung spüren (oder sie sich vorstellen können), kippen Sie Ihren Kopf langsam nach hinten, während Sie Ihre Hände behutsam nach unten ziehen. Ihre Hände sollten bleiben, wo sie sind und nicht auf der Haut gleiten; Sie sollten ein Gefühl der Dehnung an der Vorderseite Ihres Halses spüren. Entspannen Sie Ihren Kiefer und öffnen Sie den Mund, um Spannungen im Kiefer vorzubeugen.
3. Sobald sich die Dehnung intensiviert, werden Sie einen Löseprozess spüren, der über Ihren Hals nach oben in Ihren Kiefer, den Mund, die Zunge und das Gesicht wandert.

Variante für Anfänger

Spüren Sie die Dehnung, indem Sie sich vorstellen, dass Ihre Hände sich nach unten in Richtung der Füße bewegen; der Kopf bleibt aufrecht. Lassen Sie in der Kiefermuskulatur locker, sodass der Kiefer leicht geöffnet ist (siehe Abbildung 1).

Variante für Fortgeschrittene

Experimentieren Sie ein wenig, indem Sie Ihren Kopf vorsichtig und langsam von einer Seite zur anderen drehen, um zu spüren, wie sich die Lockerung in den Seiten Ihres Kiefers und an den Ohren fortsetzt (siehe Abbildung 3).

1

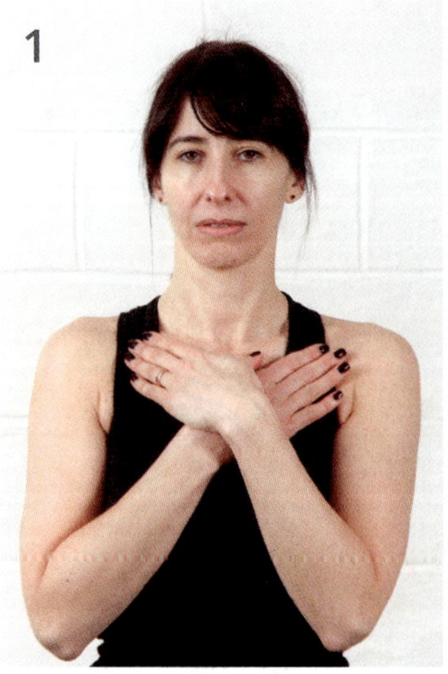

Überkreuzen Sie Ihre Hände unterhalb Ihrer Schlüsselbeine auf Ihrer Brust. Ihre Hände sollten direkt auf der Haut aufliegen. Ziehen Sie die Hände behutsam nach unten; der Kiefer ist entspannt.

2

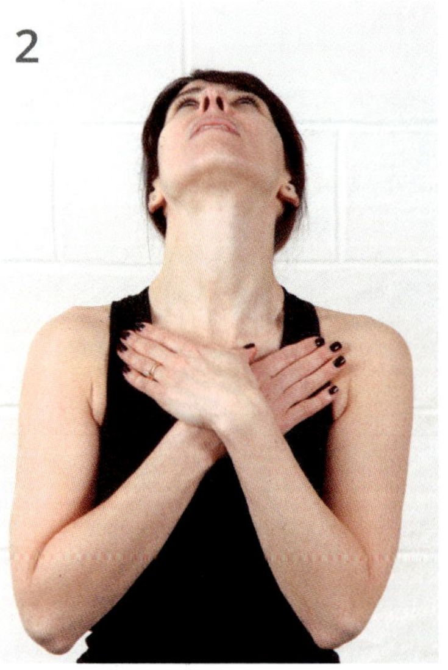

Um eine intensivere Dehnung zu erzeugen, kippen Sie Ihren Kopf nach hinten und ziehen Sie Ihre Hände behutsam nach unten, bis Sie an der Halsvorderseite eine Dehnung spüren.

3

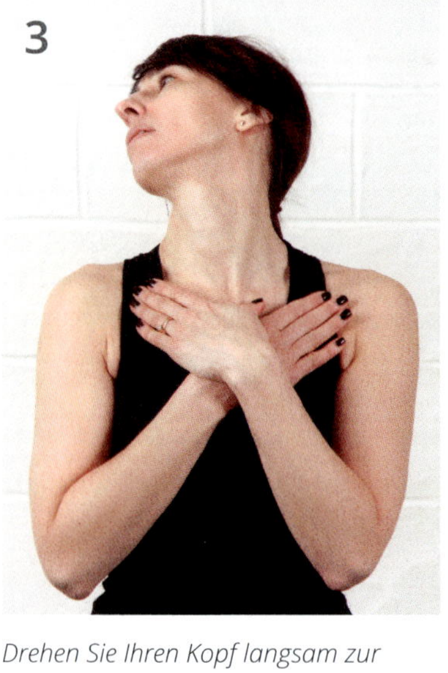

Drehen Sie Ihren Kopf langsam zur Seite, um eine Dehnung der Halsseite und am Ohr zu erzeugen.

Fasziales Dehnen 4 (D4): Arme und Hände

Sie können diese Übungen entweder im Sitzen oder kniend ausführen, je nachdem, was für Sie angenehmer ist.

Im Sitzen

1. Wenn Sie lieber sitzen, positionieren Sie sich vor einem Tisch oder Schreibtisch und versichern Sie sich, dass Sie mit Ihren Handgelenken problemlos die Tischkante erreichen und die Arme dabei ausgestreckt lassen können. Stellen Sie die Füße so auf den Boden, dass Sie einen guten Halt haben.
2. Um die erste Dehnhaltung einzunehmen, strecken Sie Ihre Arme und legen Ihre Finger gegen die Tischkante, sodass die Handflächen zur Kante weisen (siehe Abbildung 1 und 2). Dehnen Sie Ihre Arme gegen den Tisch, bis Sie eine Dehnung an der Unterseite Ihrer Unterarme spüren. Passen Sie den Druck an, sodass Sie in einer angenehmen Dehnung bleiben und diese intensivieren können, wenn das Gewebe anfängt, sich zu entspannen und zu lösen. Schultern und Nacken bleiben locker und frei.
3. In der zweiten Haltung drehen Sie Ihre Hände um, sodass die Handrücken an der Tischkante anliegen (siehe Abbildung 3 und 4). Dehnen Sie nun wieder Ihre Arme gegen den Tisch, bis Sie eine Dehnung an der Oberseite Ihrer Unterarme spüren. Passen Sie den Druck wie bei der ersten Dehnhaltung an.

Im Knien

1. Wenn Sie die Übung auf dem Boden kniend ausführen möchten, legen Sie zuerst Ihre Handflächen auf den Boden. Lehnen Sie sich behutsam vor, bis Sie eine Dehnung an der Unterseite Ihrer Unterarme spüren (siehe Abbildung 5 und 6). Passen Sie den Druck auch hier so an, dass Sie in einer angenehmen Dehnung bleiben und diese intensivieren können, wenn das Gewebe anfängt, sich zu entspannen und zu lösen. Schultern und Nacken bleiben locker und frei.
2. Drehen Sie Ihre Hände für die zweite Position um und legen Sie die Handrücken auf dem Boden ab (siehe Abbildung 7 und 8). Schieben Sie Ihr Körpergewicht behutsam nach hinten, bis Sie eine Dehnung an den Oberseiten Ihrer Unterarme spüren. Passen Sie den Druck wie oben beschrieben an.

Variante für Anfänger

Der Druck der Dehnung wird zunächst schon in der Grundhaltung ausreichen, ohne dass Sie sich nach vorn oder hinten schieben. Falls die Übung im Knien zu intensiv sein sollte, führen Sie die Dehnung stattdessen an einer Wand aus.

Variante für Fortgeschrittene

Experimentieren Sie ein wenig, wenn Sie sich in die Dehnungen hineinlehnen, indem Sie die Winkel verändern und Ihren Körper bewegen, um Lösevorgänge in verschiedenen Bereichen Ihrer Arme und Hände zu spüren (siehe Abbildungen 9 bis 12).

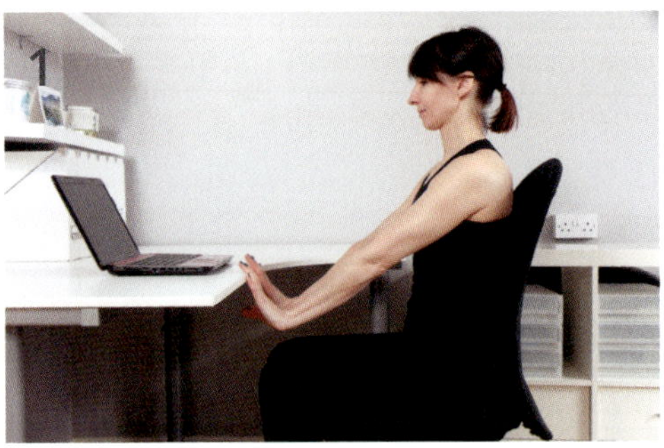

D4 im Sitzen, Haltung 1: Stützen Sie Ihre Finger gegen die Tischkante. Die Schultern bleiben entspannt.

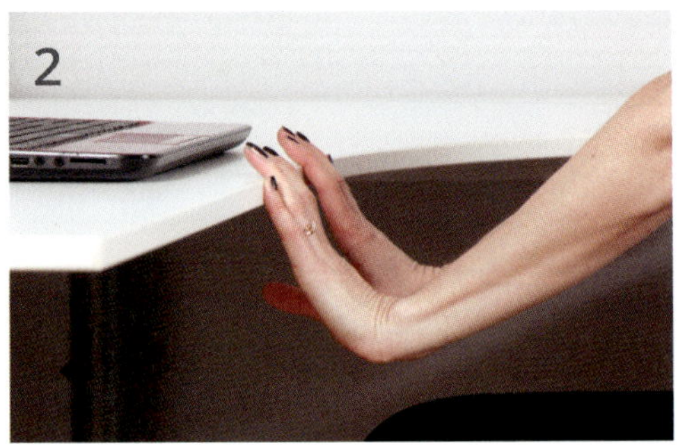

Nahaufnahme der Hände – Ziel ist, eine Dehnung an der Unterseite der Unterarme zu spüren.

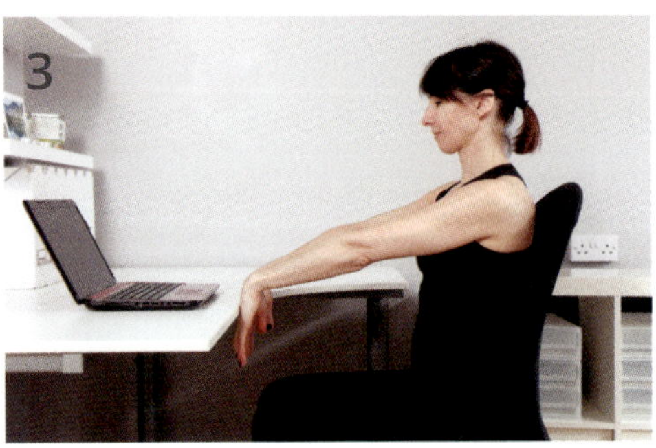

D4 im Sitzen, Haltung 2: Stützen Sie Ihre Handrücken gegen die Tischkante. Die Schultern bleiben entspannt.

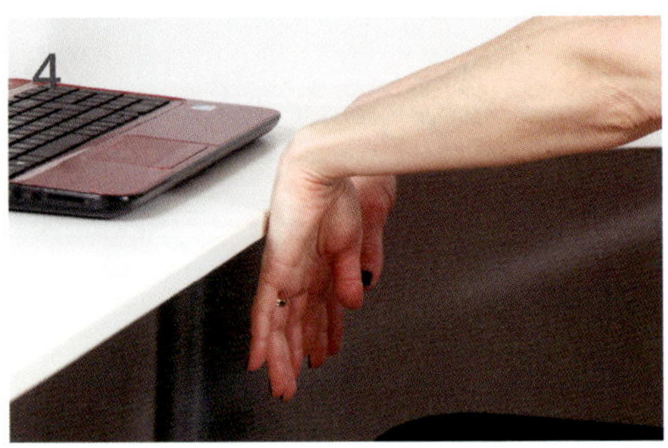

Nahaufnahme Hände – Ziel ist, eine Dehnung an der Oberseite der Unterarme zu spüren.

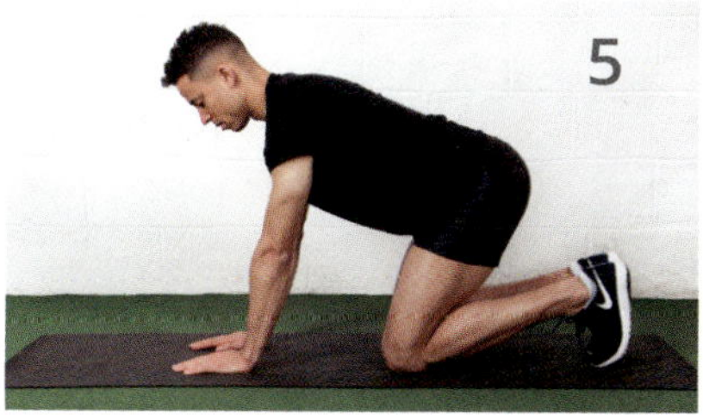

D4 im Knien, Haltung 1: Legen Sie die Handflächen auf den Boden. Die Schultern bleiben entspannt.

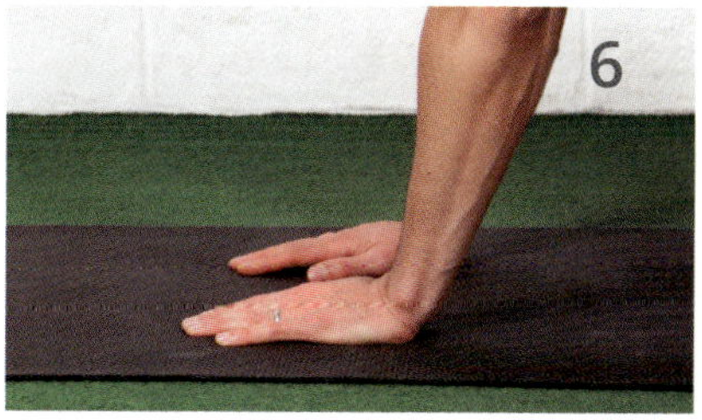

Ziel ist, eine Dehnung an der Unterseite der Unterarme zu erzeugen.

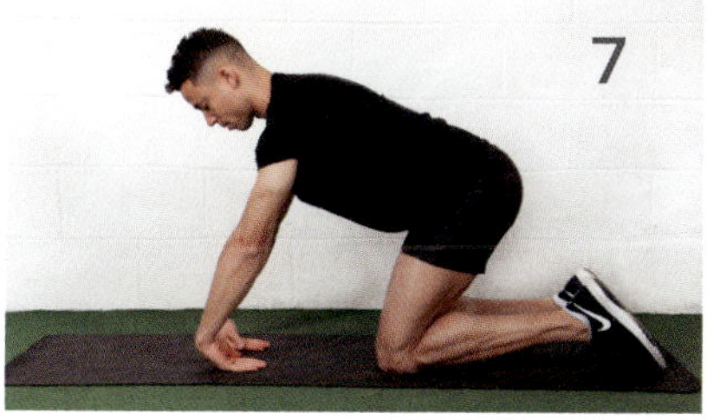

D4 im Knien, Haltung 2: Legen Sie die Handrücken auf den Boden. Die Schultern bleiben entspannt.

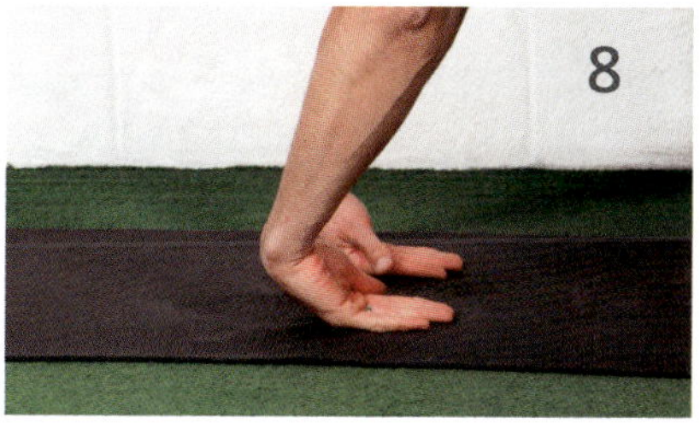

Ziel ist, eine Dehnung an der Oberseite der Unterarme zu spüren.

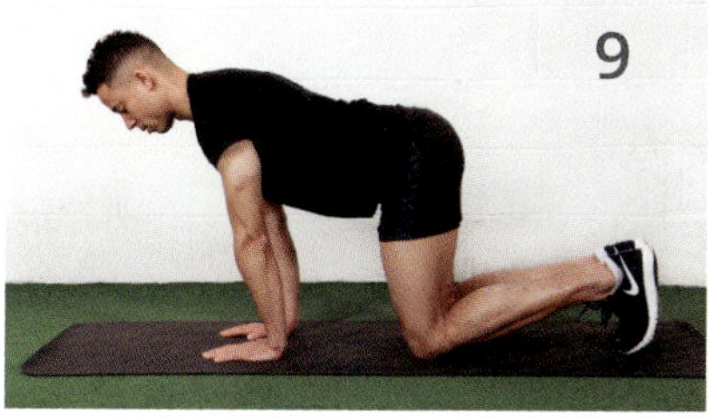

Schieben Sie Ihr Gewicht in dieser Position vorsichtig nach vorn, um die Dehnung an den Unterseiten Ihrer Unterarme zu verstärken.

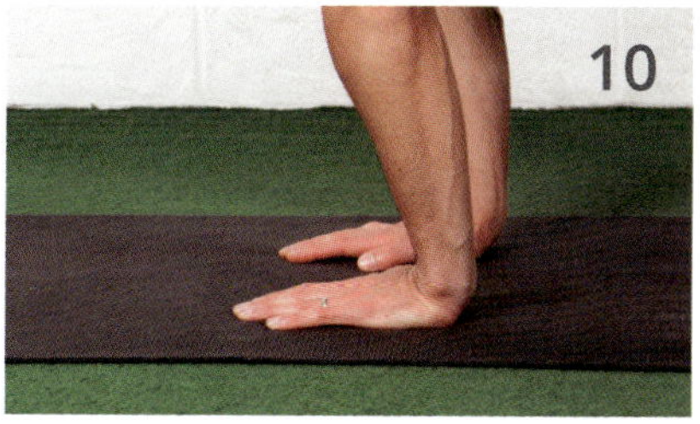

Nahaufnahme der Hände. Passen Sie die Gewichtsverteilung an, um die Dehnung zu intensivieren.

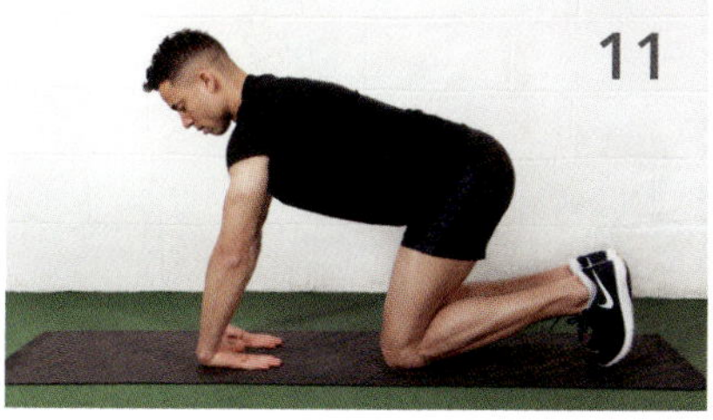

Schieben Sie Ihr Gewicht in dieser Position vorsichtig nach hinten, um die Dehnung an den Oberseiten Ihrer Unterarme zu verstärken.

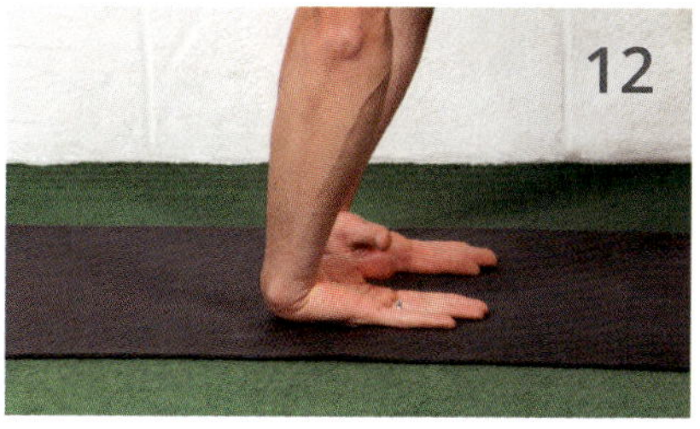

Nahaufnahme der Hände. Passen Sie die Gewichtsverteilung an, um die Dehnung zu intensivieren.

Fasziales Dehnen 5 (D5): Dehnen am Türrahmen

1. Finden Sie einen geeigneten Türrahmen, der gerade nicht frequentiert wird. Legen Sie mit gebeugten Armen Ihre Handflächen und Unterarme rechts und links am Türrahmen an.
2. Machen Sie einen Schritt nach vorn durch den Türrahmen, um über die ganze Brustvorderseite eine Dehnung zu spüren. Erzwingen Sie nichts, sondern lehnen Sie Ihrem Körper sanft nach vorn, sobald die Faszien sich lösen und die Dehnung sich vertieft (siehe Abbildung 1).

Variante für Anfänger

Stellen Sie sich an eine Seite des Türrahmens, legen Sie Ihre Schulter und Ihren Arm daran an und drehen Sie Ihren Körper vom Türrahmen weg. Sie sollten die Dehnung in der Brustregion spüren (siehe Abbildung 2 und 3).

Variante für Fortgeschrittene

Bewegen Sie Ihre Hände in verschiedene Positionen weiter oben oder weiter unten am Türrahmen, um verschiedene Bereiche Ihrer Brust und Ihrer Schultern zu dehnen.

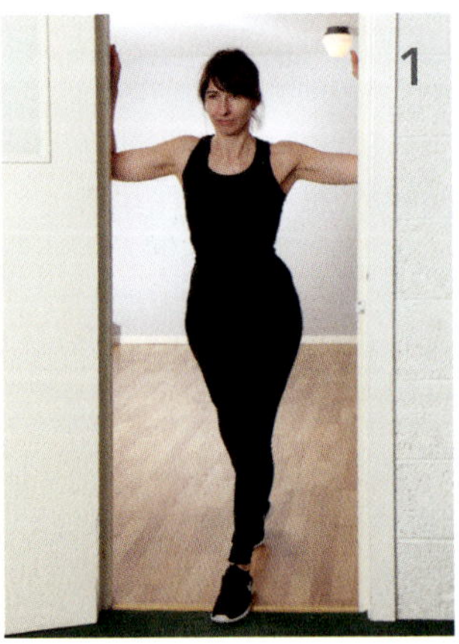

Legen Sie Hände links und rechts an den Türrahmen und machen Sie einen Schritt durch ihn hindurch, um eine Dehnung der Brustvorderseite zu erzeugen.

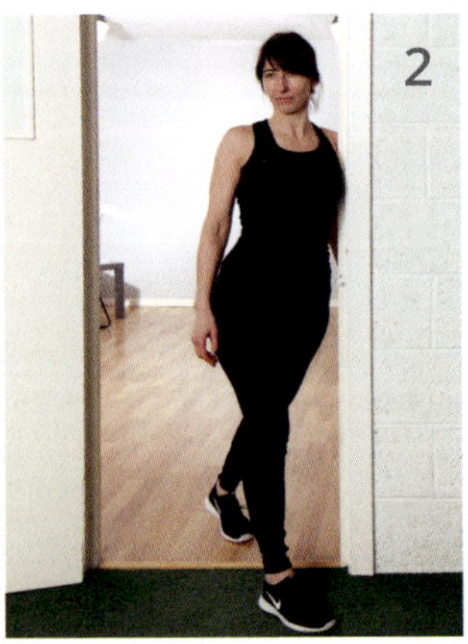

Um sich ohne Einsatz der Arme zu dehnen, lehnen Sie Ihre Schulter gegen den Türrahmen und drehen Sie Ihren Körper von ihm weg.

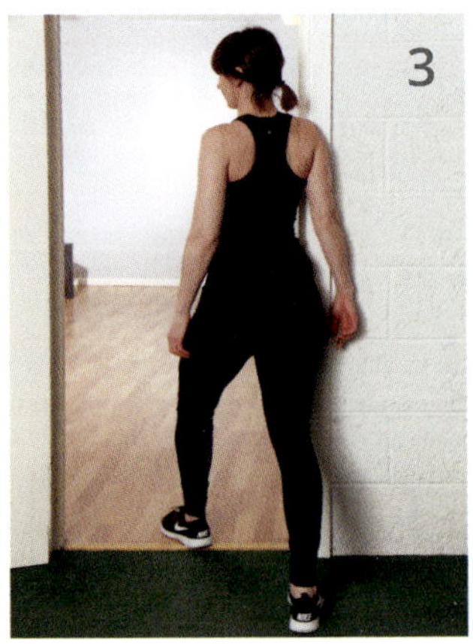

Rückansicht der Dehnung am Türrahmen für Anfänger.

Fasziales Dehnen 6 (D6): Seiten

1. Beginnen Sie im Sitzen oder Stehen. Beugen Sie Ihren Körper langsam zu einer Seite, als würden Sie in der Taille zur Seite kippen. Atmen Sie bei der Seitbeuge tief ein und spüren Sie beim Ausatmen, wie sich die Seite Ihres Brustkorbs ausdehnt und verlängert (siehe Abbildung 1 und 2).
2. Wenn sich die Dehnung vertieft, werden Sie spüren, wie sich der Löseprozess nach unten zu den Hüften und Beinen und nach oben in Ihre Rippen, Schultern, den Nacken und die Arme fortsetzt. Stellen Sie sich vor, dass diese Dehnung in beide Richtungen entlang Ihrer ganzen Körperseite Raum schafft.

Variante für Anfänger

Um zu verhindern, dass Sie nach vorn kippen, lehnen Sie Ihren Rücken gegen eine Stuhllehne oder eine Wand, wenn Sie sich in die Dehnung begeben (siehe Abbildung 3).

Variante für Fortgeschrittene

Wenn es sich gut anfühlt, heben Sie den Arm auf der zu dehnenden Seite über den Kopf, um die Dehnung zu verstärken (siehe Abbildung 4).

1
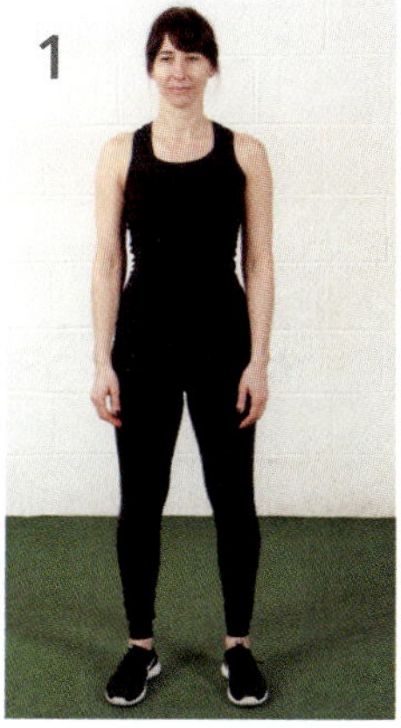
Ausgangsposition für die Dehnung der Körperseiten D6. Aufrechte Haltung.

2
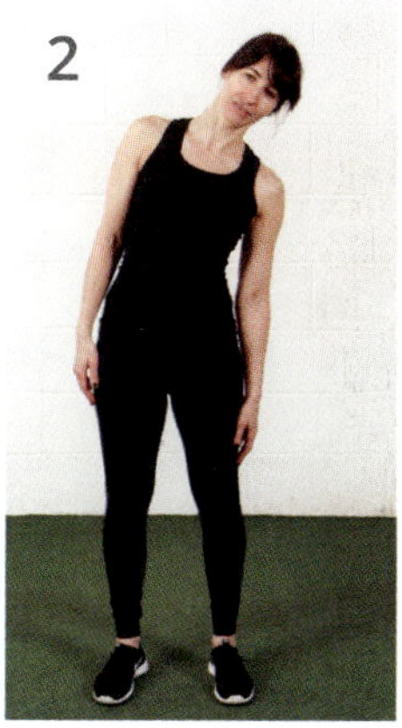
Beugen Sie den Oberkörper zur Seite und lassen Sie die Arme locker hängen, um eine Dehnung in der Seite zu erzeugen.

3
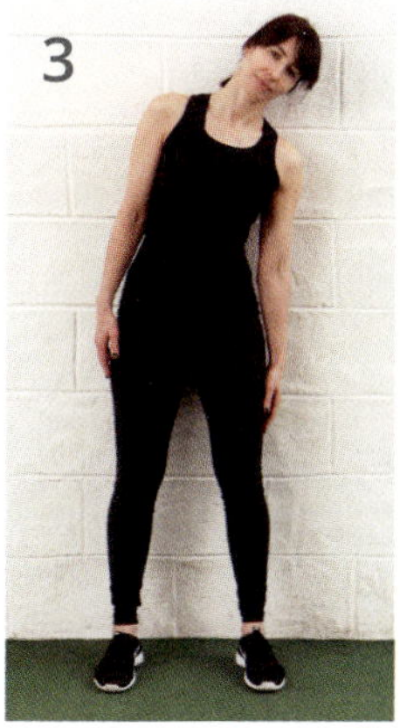
Wenn Sie die Dehnung an einer Wand ausführen, halten Sie mit dem Rücken Kontakt zur Wand, um zu verhindern, dass Ihr Oberkörper nach vorn kippt.

4
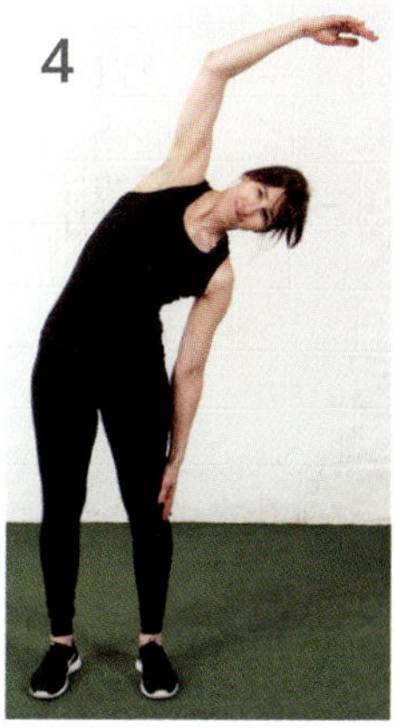
Um die Dehnung zu intensivieren, heben Sie einen Arm über den Kopf.

Fasziales Dehnen 7 (D7): Wirbelsäulenrotation

1. Legen Sie sich rücklings auf den Boden oder auf Ihr Bett und winkeln Sie die Beine an (siehe Abbildung 1).
2. Lassen Sie die Knie behutsam auf eine Seite sinken. Strecken Sie währenddessen die Arme zu den Seiten aus und achten Sie darauf, dass Ihre Schulterblätter die ganze Zeit über den Untergrund berühren (siehe Abbildung 2).
3. Um die Dehnung zu verstärken, drehen Sie Ihren Kopf in die entgegengesetzte Richtung.

Variante für Anfänger

Wenn Ihre Beine in der Dehnung nicht den Untergrund berühren, sondern in der Luft hängen, legen Sie sich ein Kissen unter die Knie, um es sich bequemer zu machen (siehe Abbildung 3).

Variante für Fortgeschrittene

Versuchen Sie das obere Bein auszustrecken, um die Dehnung in den Hüftseiten und im Gesäß zu verstärken (siehe Abbildung 4).

1

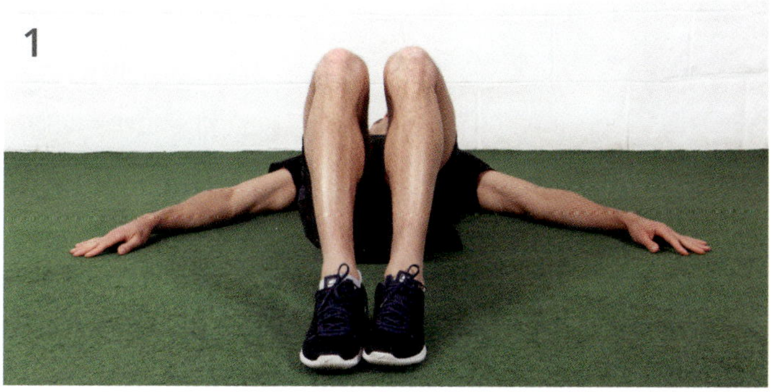

Ausgangsposition für die Wirbelsäulenrotation D7: Sie liegen mit angewinkelten Beinen und geradem Kopf auf dem Boden.

2

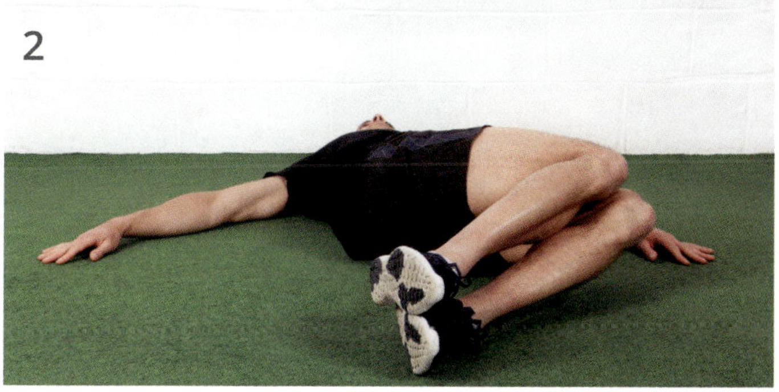

Lassen Sie die Knie auf eine Seite sinken. Achten Sie darauf, dass der Kopf aufrecht und die Schultern am Boden bleiben.

3

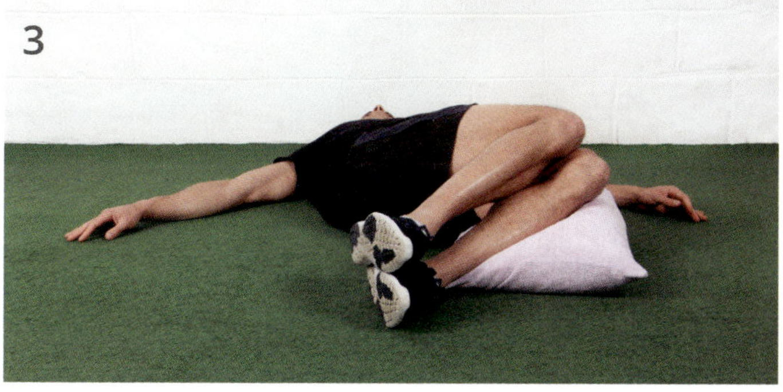

Falls sich die Dehnung unangenehm anfühlen sollte, legen Sie ein Kissen unter Ihre Knie, um sie zu stützen.

4

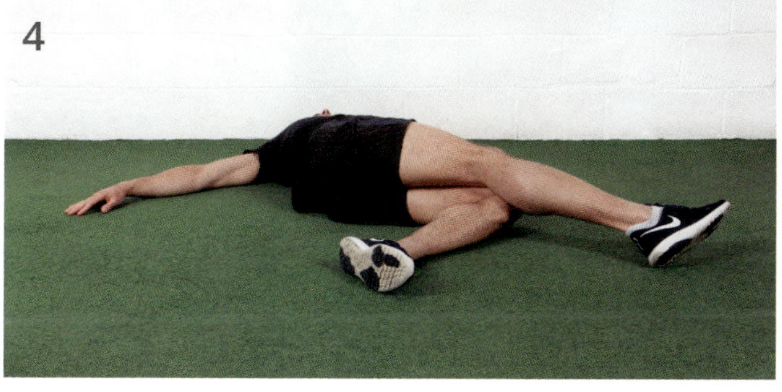

Um die Dehnung zu verstärken, strecken Sie das obere Bein aus und drehen Sie Ihren Kopf in die entgegengesetzte Richtung.

Fasziales Dehnen 8 (D8): Hüftvorderseiten

1. Begeben Sie sich in den Ausfallschritt, wobei das hintere Knie den Boden berührt (siehe Abbildung 1). Wenn Sie möchten, legen Sie sich ein kleines Kissen unter das Knie.
2. Vergewissern Sie sich, dass Ihr Oberkörper aufrecht ist und Sie bei der Dehnung nicht nach vorn sacken, indem Sie Ihre Hände auf Ihren Oberschenkel legen.

1

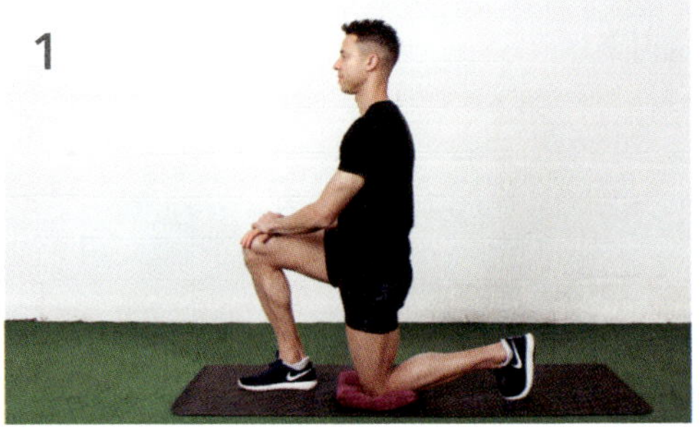

Knien im Ausfallschritt. Halten Sie Ihren Oberkörper aufrecht und stützen Sie Ihre Hände auf Ihren Oberschenkel. Platzieren Sie, wenn Sie möchten, ein kleines Kissen unter dem Knie.

Variante für Anfänger

Falls die kniende Haltung unangenehm für Sie ist, können Sie die Übung auf Ihrem Bett oder auf einem stabilen Tisch ausprobieren: Legen Sie sich so auf den Rücken, dass ein Bein herunterhängt. Ihr Fuß kann dabei entweder den Boden berühren oder, wenn Sie eine intensivere Dehnung erreichen möchten, frei herunterhängen (siehe Abbildung 2).

2

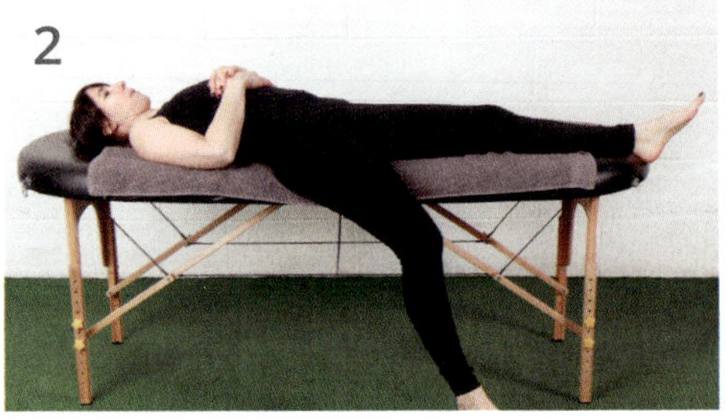

Variante für Anfänger: Legen Sie sich auf Ihr Bett oder einen stabilen Tisch und lassen Sie ein Bein herabhängen – Ihr Fuß kann dabei den Boden berühren, falls dies für Sie angenehmer ist.

Variante für Fortgeschrittene

Um die Dehnung zu intensivieren, schieben Sie Ihr Gewicht nach vorn, während Sie Ihren Oberkörper weiterhin aufrecht halten (siehe Abbildung 3).

3

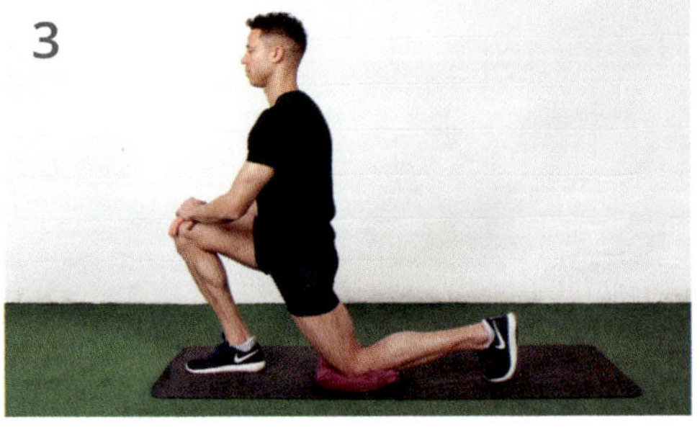

Um die Dehnung zu intensivieren, schieben Sie Ihr Gewicht nach vorn. Der Oberkörper bleibt aufrecht.

Fasziales Dehnen 9 (D9): Beinvorderseiten und Füße

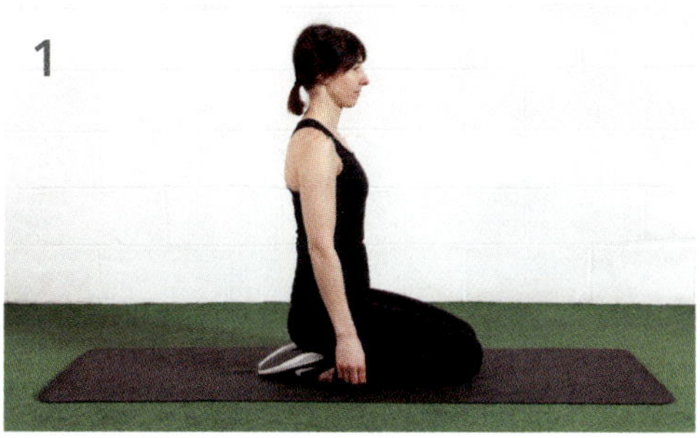

Knien Sie sich so hin, dass die Fußrücken am Boden aufliegen. Halten Sie den Oberkörper aufrecht.

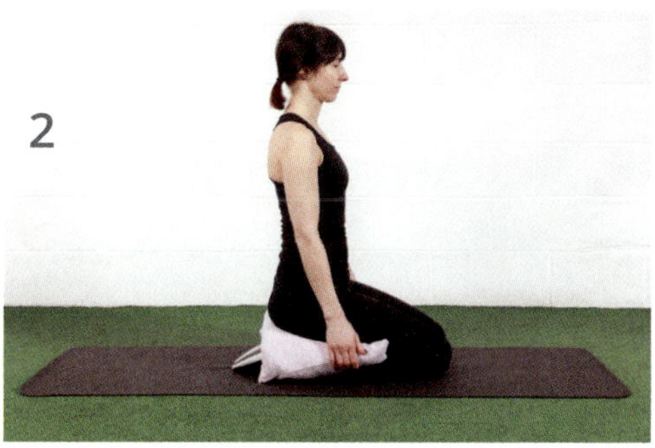

Falls die vollständige Dehnposition ein unangenehmes Gefühl in Ihren Knien verursacht, platzieren Sie ein Kissen zwischen Ihrem Gesäß und Ihren Waden, um sich zu stützen.

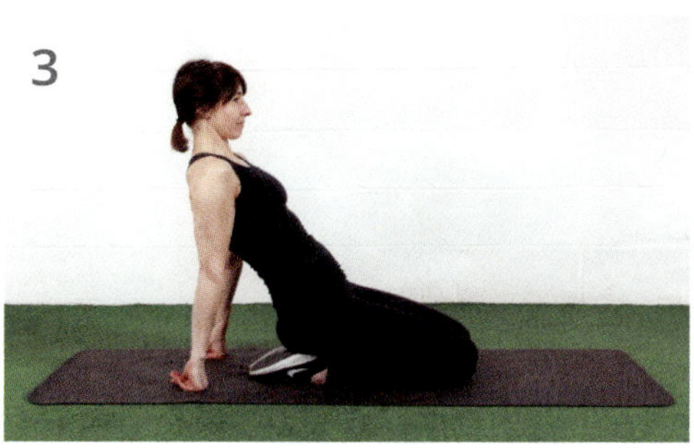

Um die Dehnung zu intensivieren, lehnen Sie sich zurück und stützen Sie sich mit Ihren Armen hinter dem Körper ab.

1. Knien Sie sich so hin, dass die Fußrücken am Boden aufliegen und das Gesäß auf Ihren Fersen ruht.
2. Sie werden eine Dehnung in Ihren Oberschenkeln, Schienbeinen und Füßen spüren.

Variante für Anfänger

Senken Sie das Gesäß nur so weit auf die Fersen hinunter, dass es noch angenehm für Sie ist. Falls nötig, platzieren Sie ein Kissen zwischen Ihre Waden und Ihr Gesäß (siehe Abbildung 2).

Variante für Fortgeschrittene

Intensivieren Sie die Dehnung, indem Sie Ihren Oberköper weiter nach hinten lehnen und stützen Sie sich mit den Armen hinter dem Körper ab (siehe Abbildung 3).

Fasziales Dehnen 10 (D10): Beinrückseiten und Füße

1. Suchen Sie sich eine geeignete Stufe oder benutzen Sie einen Aerobic-Stepper. Stellen Sie sich so auf die Stufe, dass die Fersen hinten über die Kante hängen.
2. Erlauben Sie beiden Fersen, sich nach hinten abzusenken, um in den Beinrückseiten eine Dehnung von den Fußsohlen über die Sprunggelenke, die Waden und die hintere Oberschenkelmuskulatur bis in den Rücken zu erzeugen. Stützen Sie sich, falls nötig, mit einer Hand an einer Wand ab.

Variante für Anfänger

Halten Sie die Füße gerade, um eine Dehnung in den Beinrückseiten zu spüren (siehe Abbildung 3 und 4).

Variante für Fortgeschrittene

Senken Sie abwechselnd die Fersen, um eine intensivere Dehnung in den Beinrückseiten zu spüren (siehe Abbildung 5 und 6).

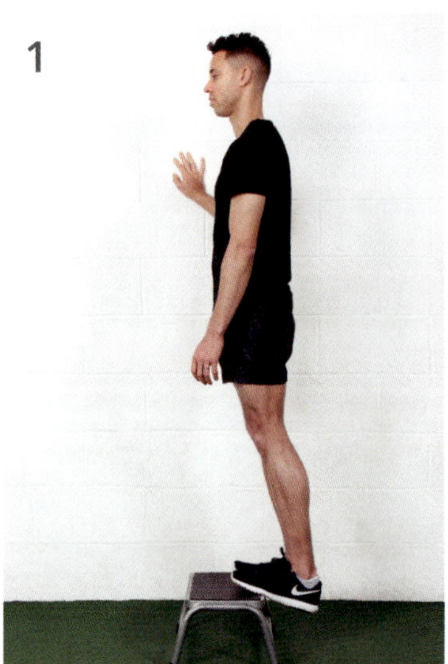

Lassen Sie die Fersen sinken.

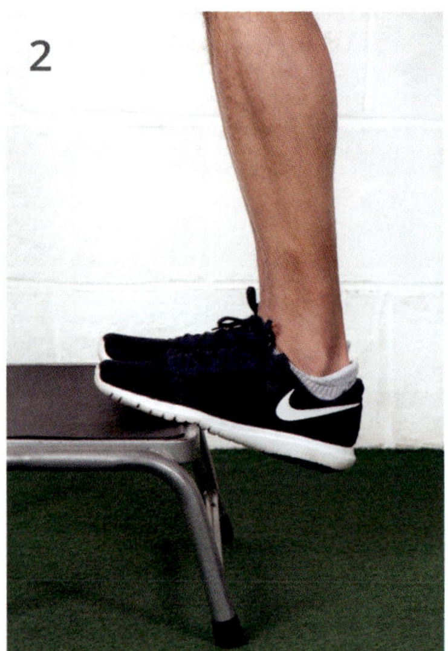

Nahaufnahme der Fußhaltung: Ziel ist, eine gleichmäßige Dehnung in beiden Beinen zu spüren.

3

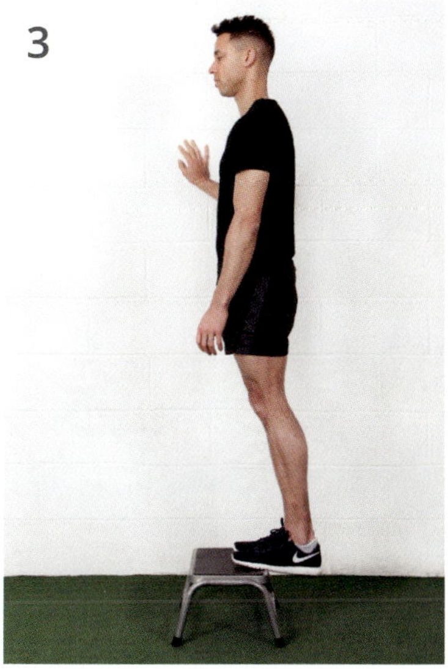

Stellen Sie sich so auf die Stufe, dass beide Fersen hinten über ragen und halten Sie die Füße gerade.

4

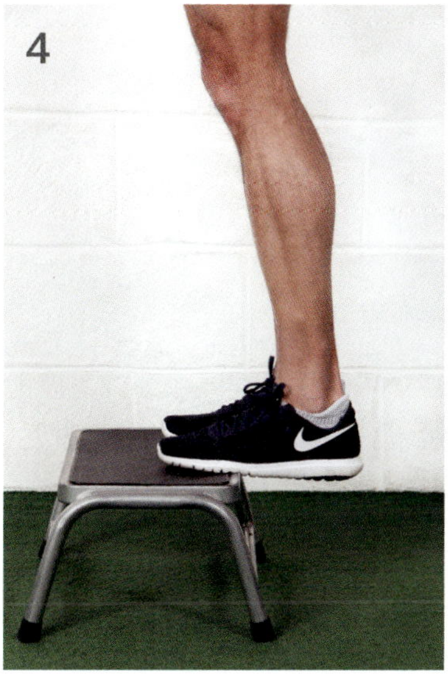

Nahaufnahme der Fußhaltung: Sie halten die Balance, indem Sie anpassen, wie weit Ihre Füße nach hinten über die Stufe hinausragen.

5

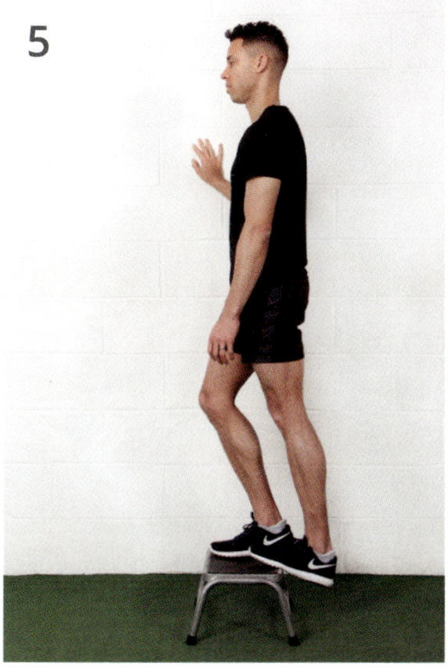

Um eine tiefere Dehnung zu erzeugen, senken Sie eine Ferse.

6

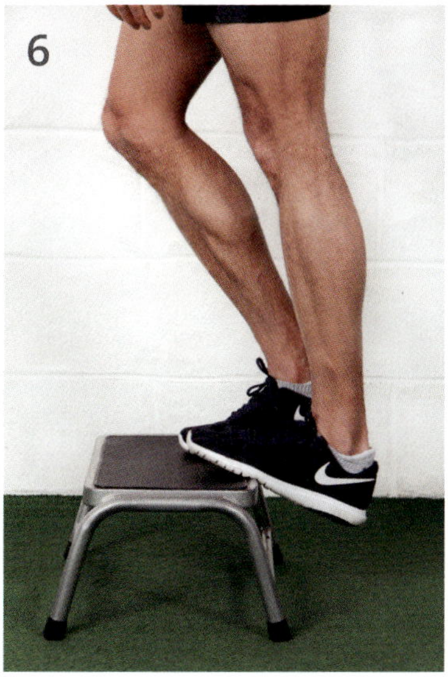

Nahaufnahme der Fußhaltung: Ziel ist, eine stärkere Dehnung in den Waden und Oberschenkelrückseiten zu spüren.

Selbstbehandlung mit dem Faszienball

Die folgenden myofaszialen Ballübungen eignen sich wunderbar, um bestimmte Bereiche mit myofaszialen Spannungen und Triggerpunkte in den Muskeln zu behandeln. Dazu benötigen Sie ein oder zwei geeignete Bälle. Es ist empfehlenswert, ein speziell für diesen Zweck entwickeltes Faszienbälle-Set zu benutzen. Bitte lesen Sie den Abschnitt über den Einsatz der Bälle, bevor Sie mit den Übungen beginnen.

Faszienbälle richtig anwenden

Viele Menschen benutzen einen oder zwei Bälle für die myofasziale Selbstmassage. Damit lassen sich enorm positive Effekte erzielen.

Ein Vorteil der Bälle ist, dass sich damit der notwendige sanfte Druck an Stellen ausüben lässt, die anders nur schwer zu erreichen sind. Und bei manchen Krankheiten bietet sich der Einsatz von Bällen sehr an: Ein Läufer zum Beispiel, der an Plantarfasziitis leidet, die das Fußgewölbe beeinträchtigt, kann diesen Bereich im Sitzen behandeln, indem er den Ball unter dem Fuß und dem Unterschenkel einfach in die Richtungen rollt, die sich gut anfühlen, um so Restriktionen zu lösen.

Viele Menschen improvisieren, indem sie alle möglichen Arten von Bällen benutzen – ich habe schon von allem möglichen gehört, vom Massageball mit Stacheln bis zum Kricketball. Zwar kann man damit durchaus eine gewisse Wirkung erzielen, aber mit den falschen Bällen kann es ziemlich schwierig werden, entspannt sein Körpergewicht einzusetzen und gleichzeitig den sanften, nachgebenden Druck zu erzeugen, den wir zum Lösen der Faszien benötigen.

Daher noch einmal meine Empfehlung: Benutzen Sie ein Faszienbälle-Set, das speziell für diesen Zweck gemacht ist.

Ideal ist ein luftgefüllter PVC-Ball mit einem Durchmesser von etwa zehn Zentimetern. Er ist groß genug, um damit größere Bereiche zu behandeln, und gleichzeitig klein genug, um ihn punktgenau an den gereizten Stellen einzusetzen. Ein aufblasbarer Ball ist weicher und gibt daher mehr nach als andere Bälle; zudem kann Luft hineingepumpt oder abgelassen werden, um ihn an die Empfindlichkeit des jeweiligen Gewebes anzupassen. Wenn Ihre Restriktionen sehr hart oder Ihr Körper extrem schmerzempfindlich ist, wie zum Beispiel bei Fibromyalgie, muss zunächst mit sehr sanftem Druck gearbeitet werden, um in den Faszien einen Löseprozess anzuregen.

Sie können die Faszienbälle an jeder Körperregion benutzen, und manchmal werden Sie zwei Bälle brauchen, je nachdem, welchen Bereich Sie behandeln. Wenn Sie zwei Bälle benutzen, ist es praktisch, sie in einen kleinen Beutel zu geben, um sie stabil zu halten, ansonsten kann es passieren, dass einer der Bälle unter Ihnen herausrollt oder -springt, während Sie darauf Druck ausüben. Es gibt Sets mit zwei Faszienbällen, bei denen der Beutel gleich mitgeliefert wird, sodass die Bälle sehr einfach an jedem Bereich des Körpers eingesetzt werden können.

Die Prinzipien der Selbstbehandlung mit Faszienbällen sind dieselben, die für alle Arten von Faszienübungen gelten:

- Bevor Sie einen Faszienball einsetzen, stimmen Sie sich erst auf Ihren Körper und sein fasziales Netzwerk ein. Prüfen Sie, wo Sie Einschränkungen, Spannungen oder Schmerzen spüren. Dort können Sie ansetzen.
- Sie können sich entweder auf den Ball legen oder setzen oder ihn gegen die Wand halten und sich dagegen lehnen, je nachdem, welchen Bereich Sie behandeln wollen.
- Wenn Sie gut damit zurechtkommen, die Übungen auf dem Boden auszuführen, dann ist das die beste Wahl: Der harte Untergrund hält dem Druck des Balles stand und gibt ihn zurück. Wenn Ihnen das jedoch zu viel ist oder Sie Schwierigkeiten damit haben, sich auf den Boden zu legen oder wieder aufzustehen, dann können Sie den oder die Bälle auch auf dem Bett benutzen.
- Wenn Sie die Übungsposition eingenommen haben, versuchen Sie, den Körper rund um den oder die Bälle so gut es geht zu entspannen – falls nötig, benutzen Sie Kissen oder Polster als Stütze. Dahinter steht der Grundgedanke, dass ein sanfter, gleichmäßiger Druck spürbar sein soll, in den hinein Sie sich entspannen können, damit Ihr Gewebe weicher werden und schmelzen kann, wenn es beginnt, sich zu lösen. Wenn Sie Ihren Körper anspannen müssen, um Ihre Position auf dem Ball beizubehalten oder wenn der Druck zu fest ausfällt, müssen Sie Ihre Haltung anpassen, bis Sie einen beständigen, gleichmäßigen und sanften Druck erzielen.
- Bei der Behandlung wird sich ein Gefühl einstellen, als würde der Schmerz zurückgehen oder das Gewebe in der betreffenden Region weich und länger werden. Auch andere Empfindungen können auftreten – ein Reißen, Wärme, Kribbeln, Pulsieren, Schmerzen oder das Gefühl, als würde etwas schmelzen. Manchmal verstärken sich diese Empfindungen, wenn das Gewebe beginnt, sich zu entspannen, und klingen dann wieder ab. Das alles sind Anzeichen dafür, dass sich die Faszien lösen.
- Je besser es Ihnen gelingt, sich darauf einzulassen, was in Ihrem Körper gerade geschieht, desto intensiver wird die Lockerung ausfallen. Dies verlangt Übung, aber im Laufe der Zeit werden Sie immer mehr spüren. Häufig tritt beim Lösen eines Bereichs eine unangenehme Empfindung in einem anderen auf, die Ihnen zeigt, wo Sie mit Ihrer Behandlung fortfahren sollten.
- Da alles miteinander in Verbindung steht, ist es nicht notwendig, immer beide Seiten des Körpers zu behandeln. Das heißt, Sie müssen nicht die linke Hüftseite behandeln, nur weil Sie die rechte behandelt haben. Ihr

Körper wird sich ganz von selbst verschieben, ausbalancieren und regulieren, sobald die fasziale Lockerung einsetzt.

- Wie beim faszialen Dehnen kann es sein, dass Sie zunächst den Eindruck haben, dass sich nicht viel tut, aber seien Sie versichert: Wenn Sie für mindestens 90 bis 120 Sekunden sanften Druck auf eine Stelle ausüben, wird das auf jeden Fall einen Entspannungsprozess in Ihren Geweben in Gang setzen. Manchmal sind Bereiche so stark eingeschränkt, dass es einige Sitzungen lang dauert, bis sich etwas löst und Sie eine Wirkung spüren.
- Es ist bei Behandlungen dieser Art normal, das innere Wahrnehmungen, unwillkürliche Bewegungen und Hautrötungen auftreten. Das sind willkommene Zeichen der faszialen Lösung und Entspannung.
- Kurze, regelmäßige Sitzungen sind weitaus hilfreicher als lange, intensive, insbesondere, wenn Sie noch dabei sind, sich an die Behandlung mit den Faszienbällen zu gewöhnen.

Selbstbehandlung mit dem Faszienball 1 (B1): Nacken

Die myofasziale Massage des Nackens ist bei vielen chronischen Schmerzkrankheiten hilfreich. Sie wirkt lindernd bei Nacken- und Schulterschmerzen, Kopfschmerzen, Migräne und Überlastungssymptomen (RSI) in den Armen und Händen. Da der Einsatz der Bälle in diesem Bereich die faszialen Einschränkungen im Nacken löst, kann er auch Rückenschmerzen lindern; manche Menschen spüren sogar einen Entspannungseffekt in ihren Hüften und Beinen. Das Lösen von Restriktionen in diesem Bereich mildert auch den Druck auf den Vagusnerv und verbessert dadurch die Atmung, die Herzfunktion und die Verdauung.

1. Positionieren Sie Ihr Bälleset direkt unterhalb der Schädelbasis, sodass auf beiden Seiten der Wirbelsäule ein Ball zu liegen kommt, und stützen Sie den oberen Teil Ihres Kopfes mit einem kleinen Kissen, damit Sie bequem liegen.
2. Lassen Sie Ihr Gewicht dann auf die Bälle sinken.

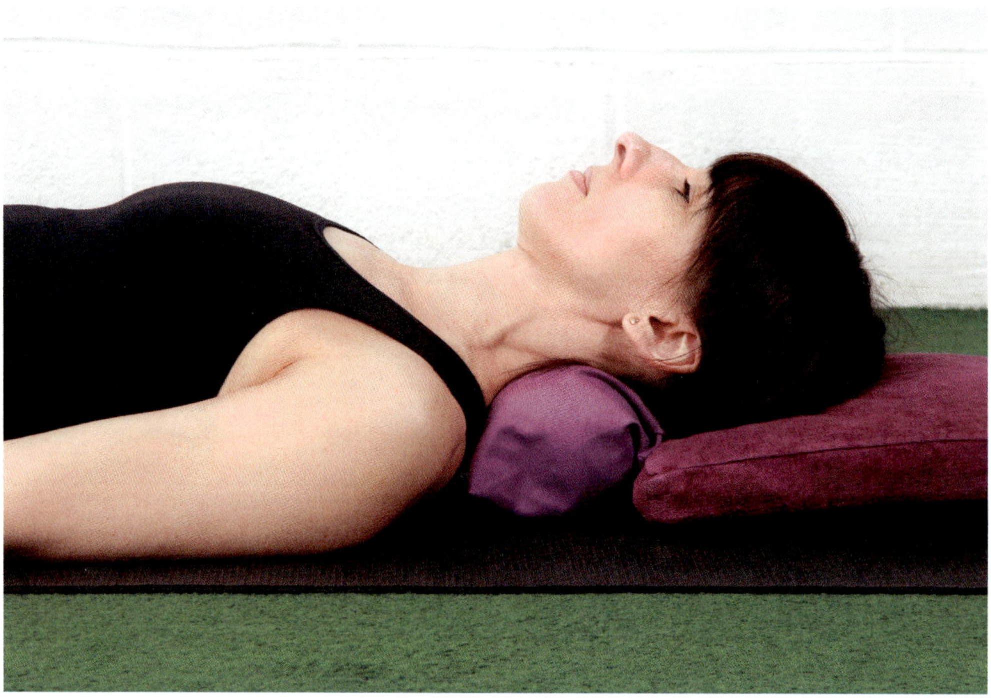

Legen Sie sich mit dem Faszienbälle-Set unter dem Nacken rücklings auf den Boden. Die Bälle sind auf beiden Seiten Ihrer Wirbelsäule positioniert. Stützen Sie den oberen Teil Ihres Kopfes mit einem kleinen Kissen.

Selbstbehandlung mit dem Faszienball 2 (B2): Seitlicher Nacken

Im seitlichen Hals- und Nackenbereich verlassen die Nerven der Arme das Rückenmark. Hier treten häufig Verspannungen und Einschränkungen auf, insbesondere bei Menschen, die viel am Computer sitzen. Diesen Bereich zu lösen, kann Arm- und Handschmerzen lindern sowie allgemeine Nacken-, Schulter- und Kopfschmerzen.

1. Begeben Sie sich in die Seitenlage und positionieren Sie einen Ball auf den Boden oder auf dem Bett, auf dem Sie den seitlichen Nacken ablegen. Es kann sein, dass Sie ein kleines Kissen benötigen, um den Kopf zu stützen und bequem zu liegen. Achten Sie darauf, den Ball nicht zu weit unten zu positionieren, damit er nicht auf den Hals drückt.
2. Lassen Sie Ihr Gewicht in den Ball sinken, damit ein gleichmäßiger Druck auf den Nacken entsteht.

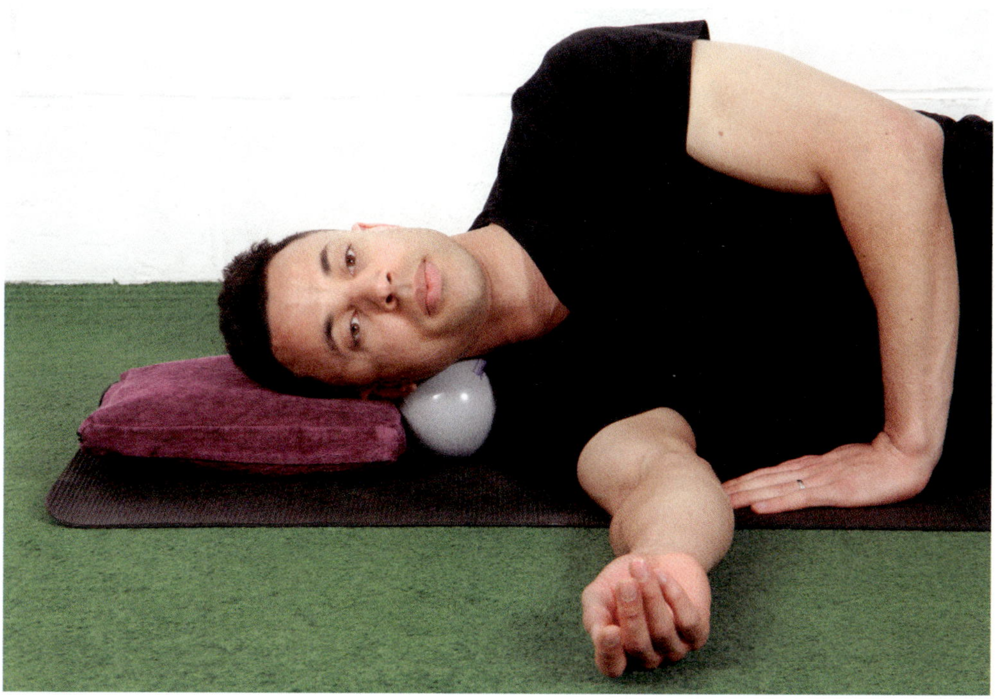

Begeben Sie sich in Seitenlage und positionieren Sie den Faszienball seitlich am Nacken. Stützen Sie Ihren Kopf mit einem kleinen Kissen, um bequem zu liegen.

Selbstbehandlung mit dem Faszienball 3 (B3): Rücken

Die Anwendung von Faszienbällen am Rücken wirkt bei vielen Schmerzkrankheiten lindernd, darunter Rücken-, Nacken-, Schulter- und Hüftschmerzen.

Sie können Ihr Bälleset überall an Ihrem Rücken benutzen, vom Nackenansatz bis hinunter zum unteren Rücken. Ob Sie dabei auf dem Boden oder auf einem Bett liegen, hängt davon ab, womit Sie sich wohler fühlen. Wenn Sie das Set an Ihrem Rücken anwenden, achten Sie darauf, dass sich Ihre Wirbelsäule zwischen den Bällen befindet – direkt auf die Wirbelsäule sollten Sie keinen Druck ausüben; das kann sich sehr unangenehm anfühlen und verhindern, dass Ihr Körper sich entspannt.

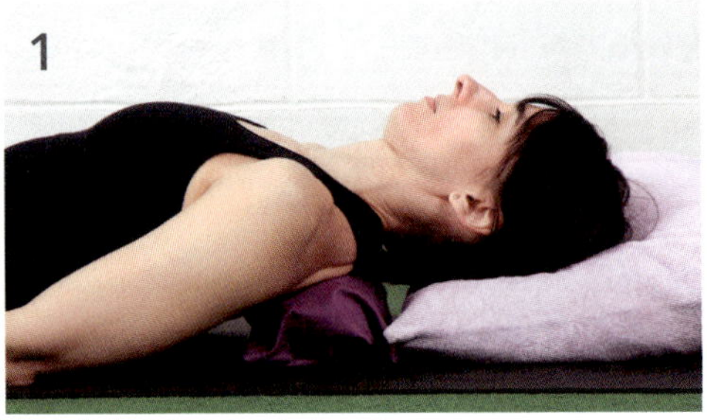

Positionieren Sie das Bälleset unter dem oberen Rücken zwischen Ihren Schulterblättern. Richten Sie die Bälle so aus, dass auf jeder Seite der Wirbelsäule ein Ball liegt. Stützen Sie Ihren Kopf mit einem Kissen, um bequem zu liegen.

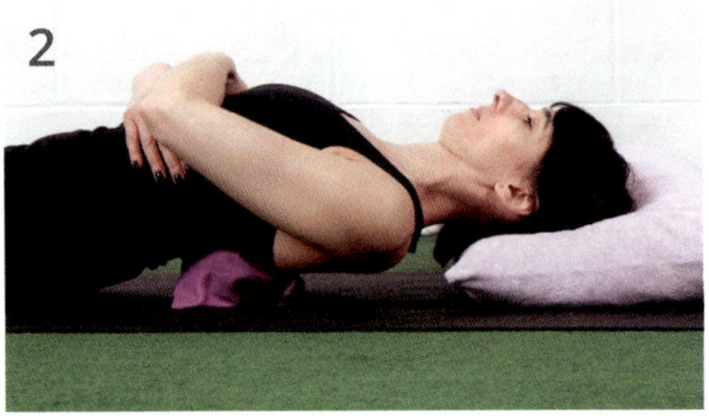

Platzieren Sie das Bälleset unter dem mittleren Rücken. Richten Sie die Bälle so aus, dass auf jeder Seite der Wirbelsäule ein Ball liegt. Stützen Sie Ihren Kopf mit einem Kissen, um bequem zu liegen. Die Arme liegen entspannt seitlich neben dem Körper (auf der Abbildung sind die Arme lediglich angehoben, damit man sehen kann, wo sich die Bälle befinden).

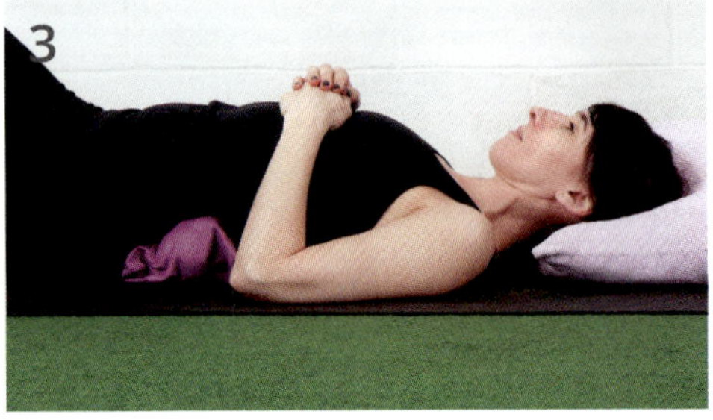

Platzieren Sie das Bälleset unter dem unteren Rücken. Richten Sie die Bälle so aus, dass auf jeder Seite der Wirbelsäule ein Ball liegt. Stützen Sie Ihren Kopf mit einem Kissen, um bequem zu liegen. Die Arme liegen entspannt seitlich neben dem Körper (auf der Abbildung sind die Arme lediglich angehoben, damit man sehen kann, wo sich die Bälle befinden).

Selbstbehandlung mit dem Faszienball 4 (B4): Achselregion

Durch den Einsatz eines Faszienballs in der Achselregion lassen sich Einschränkungen lösen, die Arm- und Handschmerzen, Schulterprobleme und Nackenschmerzen verursachen.

1. Legen Sie sich in Seitenlage auf Ihr Bett oder den Boden, heben Sie den unteren Arm in Richtung Ihres Kopfes und positionieren Sie den Ball an der hinteren Seite Ihrer Achsel. Je nach Lage des Balles werden Sie verschiedene Empfindungen spüren, während Sie sich von oben nach unten durch diesen Bereich arbeiten. Ein Kissen unter dem Kopf kann helfen, eine bequeme Haltung zu finden (siehe Abbildung 1).
2. Falls Ihre Schulterbeweglichkeit eingeschränkt ist, etwa bei schmerzhafter Schultersteife (Frozen Shoulder), legen Sie sich auf den Rücken und platzieren Sie den Ball am Rand der Achselregion, ohne den Arm über den Kopf zu heben (siehe Abbildung 2).

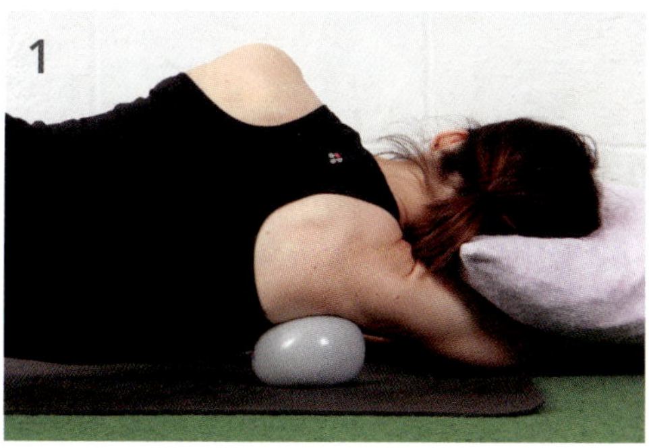

Legen Sie sich mit nach oben gestrecktem Arm auf die Seite und platzieren Sie den Ball unter Ihrer Achsel – Sie sollten den Ball an der Außenkante Ihres Schulterblattes spüren. Stützen Sie Ihren Kopf mit einem Kissen, um bequem zu liegen.

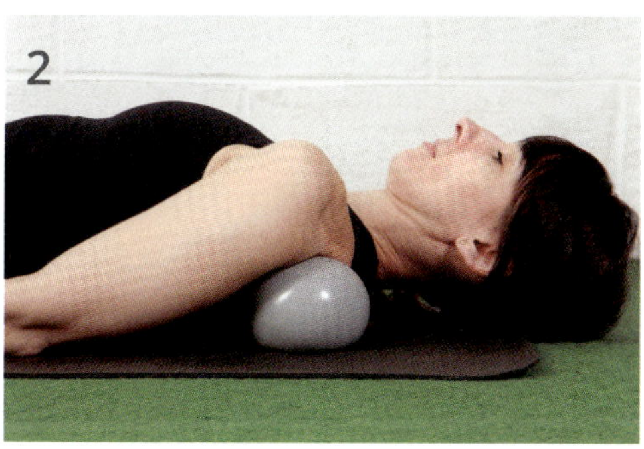

Diese modifizierte Position können Sie einnehmen, wenn Ihre Schulterbeweglichkeit eingeschränkt ist, sodass es unangenehm für Sie ist, auf der Seite zu liegen oder den Arm nach oben zu strecken. Legen Sie sich so auf den Rücken, dass der Ball unter Ihrer Schulter liegt. Falls nötig, stützen Sie Ihren Kopf mit einem Kissen, um bequem zu liegen

Selbstbehandlung mit dem Faszienball 5 (B5): Arme

1. Um Ihre Unterarmen zu massieren, legen Sie den Ball auf einen harten Untergrund wie zum Beispiel eine Tischplatte.
2. Positionieren Sie sich davor und rollen Sie Ihren Unterarm langsam und achtsam über die Balloberfläche. Halten Sie inne, wenn Sie auf empfindliche Stellen oder Verhärtungen stoßen, um dem Bereich Zeit zum Lockern zu geben.
3. Behandeln Sie zuerst die Außenseite des Unterarms vom Ellenbogen bis zum Handgelenk und drehen Sie dann den Arm, um auf der Innenseite fortzufahren, indem Sie Ihren Unterarm über den Ball bewegen.

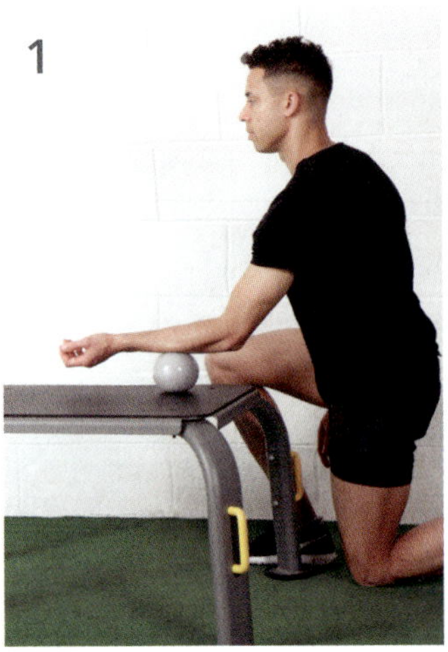

Platzieren Sie den Ball auf einen Schreibtisch, Tisch oder Küchentresen und legen Sie die Außenseite Ihres Unterarms darauf. Stellen, setzen oder knien Sie sich bequem hin; Hand, Unterarm und Schulter sind entspannt.

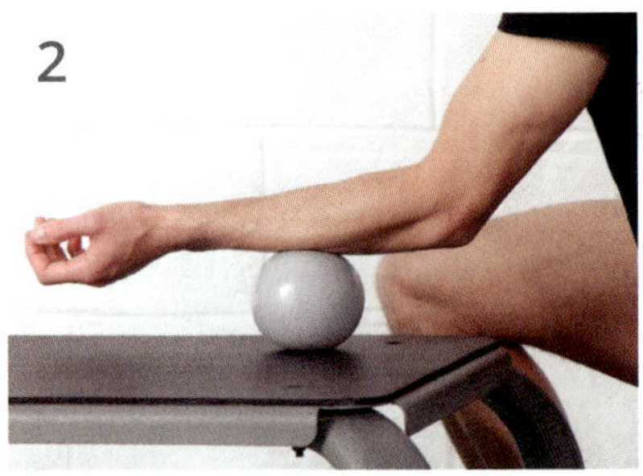

Nahaufnahme: Bewegen Sie den Unterarm langsam auf dem Ball, um verschiedene Bereiche zu behandeln.

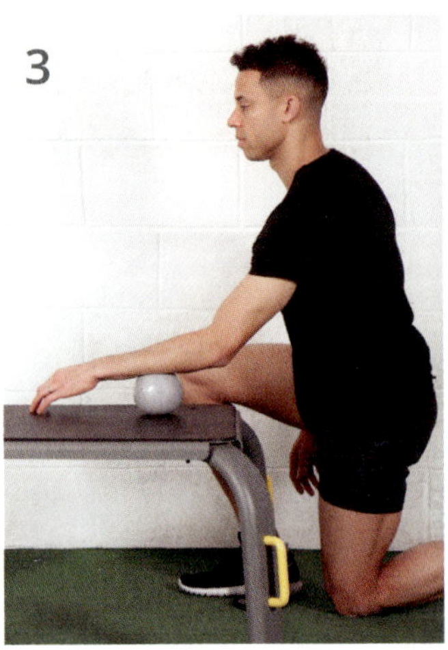

Platzieren Sie den Ball auf einen Schreibtisch, Tisch oder Küchentresen und legen Sie die Innenseite Ihres Unterarms darauf. Stellen, setzen oder knien Sie sich bequem hin; Hand, Unterarm und Schulter sind entspannt.

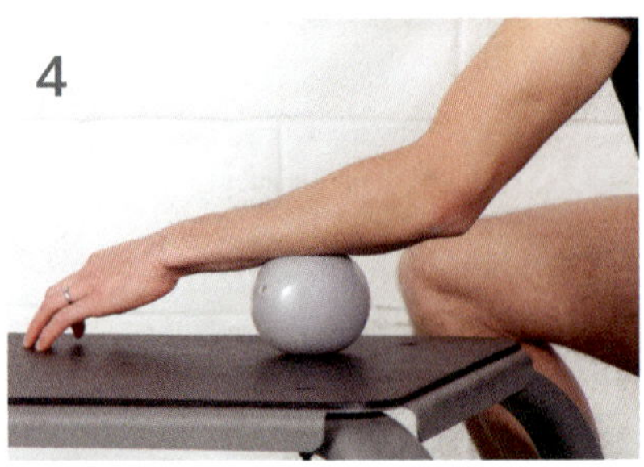

Nahaufnahme: Bewegen Sie den Unterarm langsam auf dem Ball, um verschiedene Bereiche zu behandeln.

Selbstbehandlung mit dem Faszienball 6 (B6): Hände

Unsere Hände sind jeden Tag in Aktion. Wir tippen, halten Dinge fest, drehen sie und üben Druck aus, wenn wir sie benutzen. Dies führt dazu, dass sich die Faszien in den Handflächen zusammenziehen, was RSI-Schmerzen und Erkrankungen wie den schnellenden Finger (Triggerfinger) bewirken kann. Da sich in unseren Händen viele Propriozeptoren befinden, sind unsere Handflächen und Finger sehr sensibel, sodass fasziale Einschränkungen in den Händen dazu führen können, dass wir ungeschickt sind und es uns schwerfällt, Gegenstände richtig zu greifen und zu halten, ohne sie fallen zu lassen.

1. Um Ihre Hände zu massieren, legen Sie den Ball auf einen harten Untergrund, zum Beispiel auf eine Tischplatte.
2. Rollen Sie die Handfläche im Stehen langsam und achtsam über die Balloberfläche. Nehmen Sie wahr, welche Stellen sich empfindlich oder eingeschränkt anfühlen und halten Sie dort inne, bis sich die Wirkung des leichten Drucks zuerst steigert und die Spannung sich dann löst. Sie können den Ball auch zu Ihren Fingern und Handgelenken rollen, um Spannungen in diesen Bereichen ebenfalls Zeit zu geben, sich zu lösen.

Achten Sie bei der Behandlung darauf, das Gleichgewicht zu halten. Halten Sie sich nirgends fest und legen Sie die andere Hand nicht auf den Tisch, sondern lassen Sie den Arm locker an der Seite herabhängen. Lassen Sie zu, dass sich Ihr Körper bewegt und immer wieder neu ausbalanciert, während sich die Faszien in Ihren Händen lösen.

Die Wirkung der Massage beschränkt sich nicht auf die Faszien der Hände, sondern setzt sich über die Faszien des Armes bis in den Schulter- und Nackenbereich fort.

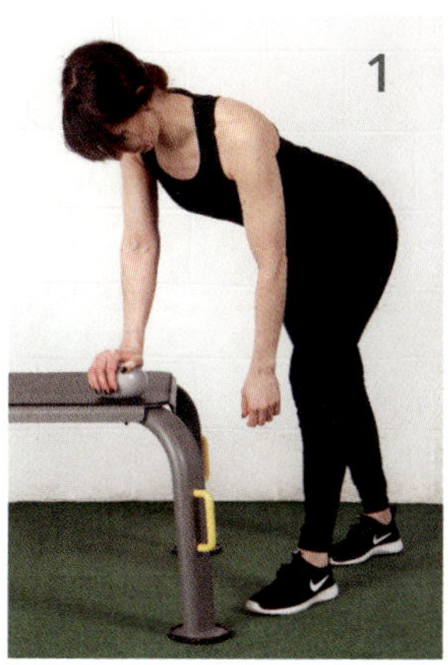

Positionieren Sie den Ball auf einen Tisch und legen Sie die Hand darauf. Sie sollten die Hand bequem auf den Ball stützen können, ohne den Oberkörper anzustrengen. Lassen Sie den anderen Arm locker hängen und entspannen Sie Ihre Schultern.

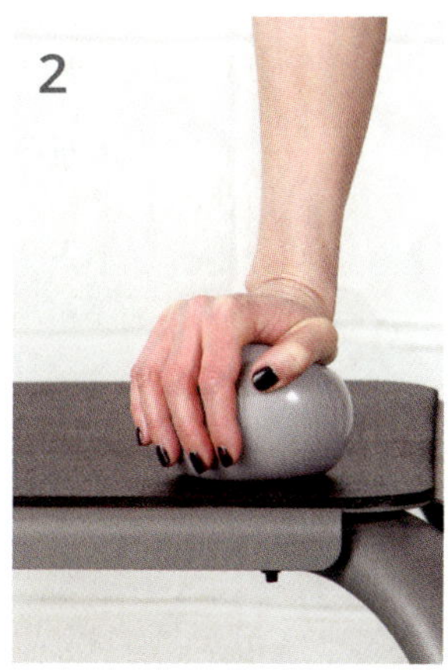

Nahaufnahme: Rollen Sie die Hand langsam über den Ball, um verschiedene Bereiche zu behandeln.

Selbstbehandlung mit dem Faszienball 7 (B7): Gesäß

Um Ihr Gesäß mit dem Faszienball zu behandeln, können Sie entweder sitzen, liegen oder sich gegen eine Wand lehnen. Das Gewebe in diesem Bereich ist mitunter sehr angespannt und schmerzempfindlich, besonders bei Menschen mit Rücken-, Hüft- oder Beinbeschwerden. Das liegt daran, dass der Ischiasnerv auf seinem Weg von der Wirbelsäule zum Bein hier vorbeikommt. Gehen Sie daher beim Einsatz des Faszienballes behutsam vor. Wenn Sie einen starken, an einen Stromschlag erinnernden Schmerz spüren und Ihr Bein sich ein wenig taub anfühlt, dann sind Sie direkt auf dem Ischiasnerv und sollten den Ball von dort wegbewegen, um den Nerv nicht zu reizen.

1

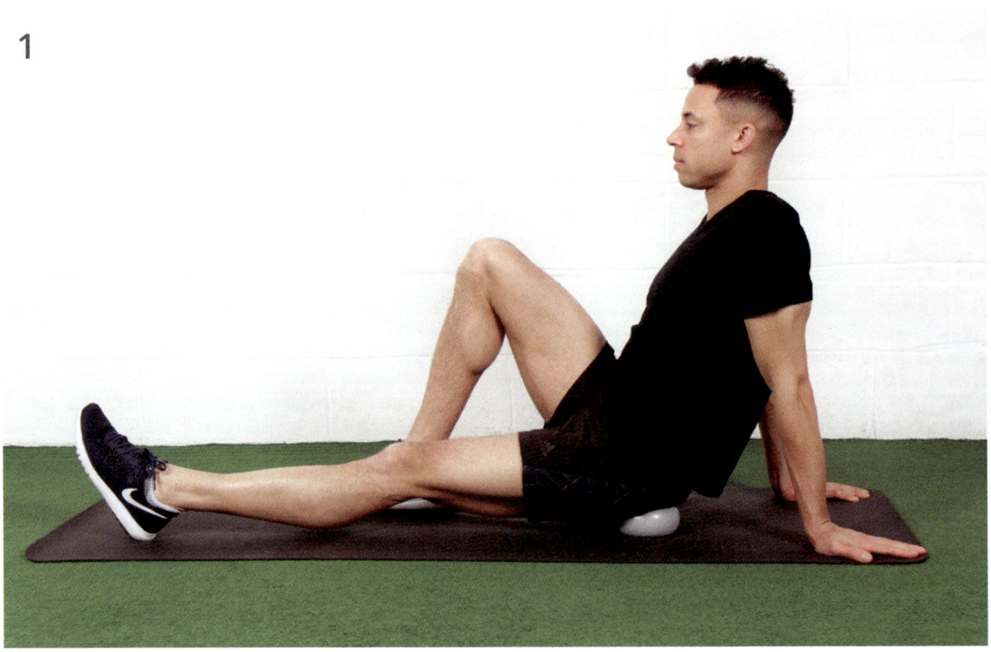

Setzen Sie sich auf einen Stuhl oder auf den Boden und legen Sie den Ball unter Ihr Gesäß. Stützen Sie sich gegebenenfalls ab und sorgen Sie dafür, dass Sie bequem sitzen.

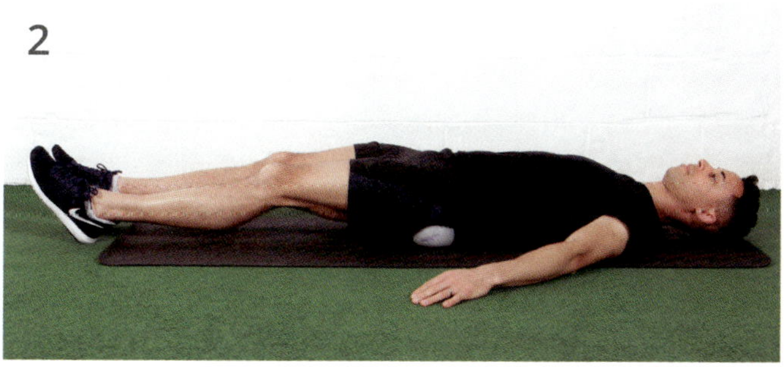
Alternativ legen Sie sich rücklings auf den Boden und positionieren den Ball unter dem Gesäß. Entspannen Sie Ihren Körper.

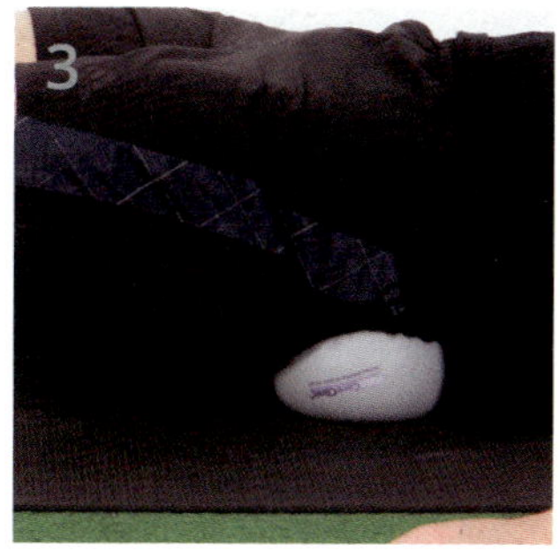
Nahaufnahme: Geben Sie Ihrem Körper Zeit, auf dem Ball Spannungen loszulassen.

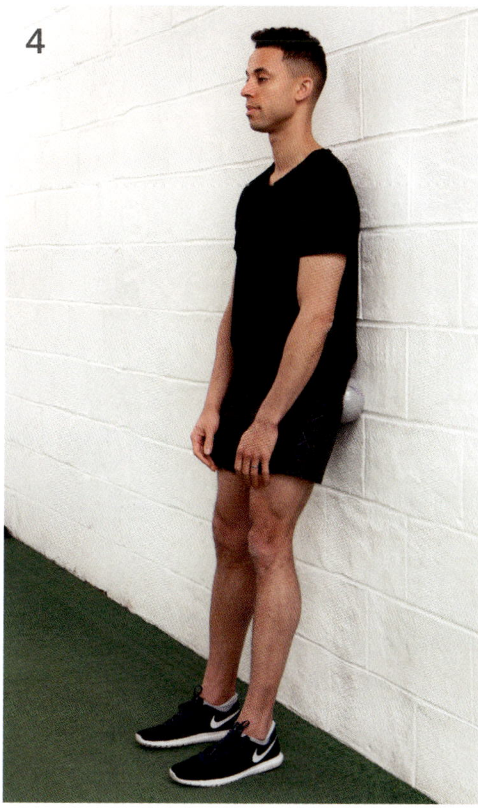
Alternativ können Sie sich gegen eine Wand lehnen und den Ball zwischen Körper und Wand klemmen. Sorgen Sie auch hier für einen entspannten, bequemen Stand.

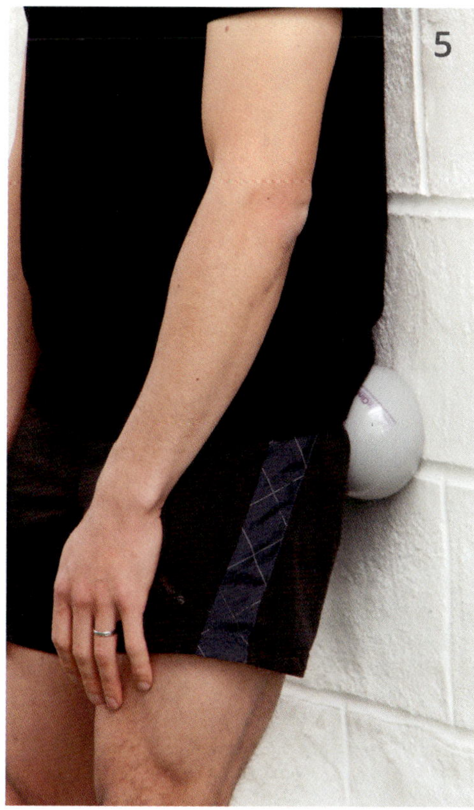
Nahaufnahme: Geben Sie Ihrem Körper Zeit, auf dem Ball Spannungen loszulassen.

Selbstbehandlung mit dem Faszienball 8 (B8): Hüftseiten

Die Hüftseiten zu lockern, hat positive Auswirkungen auf die Beweglichkeit des Rückens und der Beine und vermindert Schmerzen im Rücken, im Gesäß und in den Beinen.

1. Legen Sie sich auf dem Boden oder auf dem Bett auf die Seite und schieben Sie den Ball seitlich unter Ihre Hüfte.
2. Entspannen Sie den Körper auf dem Ball und lassen Sie alle Spannung los, bis Sie wie hingegossen auf dem Ball liegen. Möglicherweise brauchen Sie Kissen, um bequem liegen zu können.

Es kann sein, dass Sie bei der myofaszialen Selbstbehandlung der Hüfte Schmerzen oder andere Empfindungen spüren, die in den Rücken hinauf oder hinunter in Ihr Bein ziehen. Erkunden Sie alle Bereiche an Ihrer Hüftseite, um Einschränkungen ausfindig zu machen.

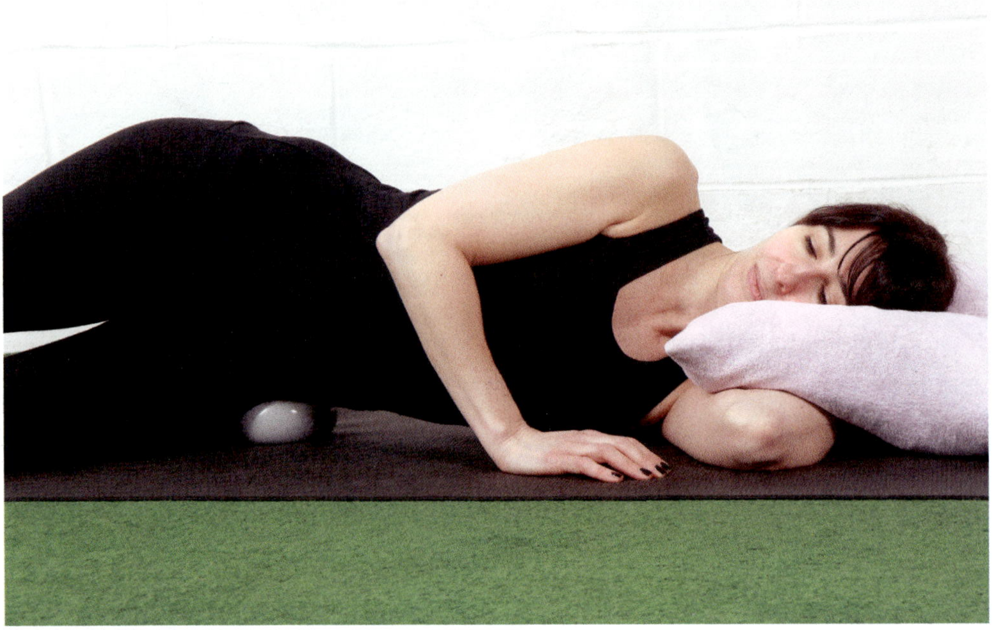

Legen Sie sich auf den Boden und schieben Sie den Ball seitlich unter die Hüfte. Der Ball sollte an den Muskeln oben an der Hüfte positioniert sein oder an den eventuell vorhandenen schmerzempfindlichen Stellen. Stützen Sie sich mit einem Kissen, um bequem zu liegen.

Selbstbehandlung mit dem Faszienball 9 (B9): Beine

Sie können den Faszienball überall an Ihren Beinen benutzen, von der Vorderseite Ihrer Hüften bis zu den Waden und den Seiten.

Die Hüftvorderseite ist die Stelle, an der unsere Körper wie an einem Scharnier nach vorn klappt. Tief in den Hüften befinden sich starke Muskeln und Faszien, die diese Vorbeuge ermöglichen. Wenn wir über lange Zeiträume sitzen, verspannen sich diese Muskeln und ziehen unser Becken nach vorn, was einen unnatürlichen Druck auf den unteren Rücken erzeugt. Dieselben Muskeln benutzen wir beim Gehen, Lauf, Fahrradfahren und so ziemlich allem anderen, was man mit seinen Beinen machen kann. Von dort aus ziehen außerdem fasziale Verbindungen ins Zwerchfell hinein; das heißt, dass Anspannungen in der Hüftvorderseite die Atmung beeinträchtigen können.

1. Um die Oberschenkelvorderseite zu lockern, legen Sie sich bäuchlings auf den Boden oder auf Ihr Bett und platzieren den Ball unter einem Oberschenkel. Lassen Sie Ihren Körper in den Ball hineinsinken und führen Sie langsame Bewegungen aus, um schmerzempfindliche und verhärtete Bereiche ausfindig zu machen. Sie können den gesamten Oberschenkel auf diese Weise behandeln, vom Ansatz, wo das Bein mit der Hüfte verbunden ist, bis zur Region über Ihrem Knie (siehe Abbildung 1 und 2).
2. Um die Oberschenkelrückseiten zu lockern, setzen oder legen Sie sich rücklings auf den Boden oder Ihr Bett. Wenn Sie die Übung im Sitzen ausführen, lehnen Sie den Rücken an (zum Beispiel an eine Wand oder das Sofa) und strecken Sie die Beine vor dem Körper aus. Legen Sie den Ball unter Ihren Oberschenkel und beobachten Sie, wie sich das Gewebe entspannt und in den Ball hineinsinkt. Auch hier können Sie alle Bereiche behandeln, von oben, wo das Gewebe mit dem Becken verbunden ist, bis hinunter zur Region über der Kniekehle (siehe Abbildungen 3 bis 6).
3. Um Ihre Waden zu lockern, setzen Sie sich auf den Boden oder auf Ihr Bett und lehnen Sie sich an (zum Beispiel an eine Wand oder das Sofa). Die Beine befinden sich vor Ihnen. Legen Sie den Ball unter Ihre Wade und beobachten Sie, wie sich Ihr Gewebe entspannt und in den Ball hineinsinkt. Auch hier können Sie selbst wählen, welche Stelle Sie behandeln, von dem Bereich unterhalb der Kniekehle bis hinunter zum Sprunggelenk (siehe Abbildung 7 und 8).

4. Um die Seiten der Oberschenkel zu behandeln, legen Sie sich auf die Seite und lassen Sie Ihr Bein auf dem Ball ruhen. Dieser Bereich kann sehr empfindlich sein, und Sie werden vermutlich keine größere Lockerung spüren, da das Gewebe hier von Natur aus dick und unelastisch ist (siehe Abbildung 9 und 10).
5. Die Seiten Ihrer Unterschenkel massieren Sie auf dieselbe Weise: Begeben Sie sich in Seitenlage, legen Sie das Bein auf den Ball und lassen Sie ihn in schmerzempfindliche Stellen hineinwirken (siehe Abbildung 11 und 12).

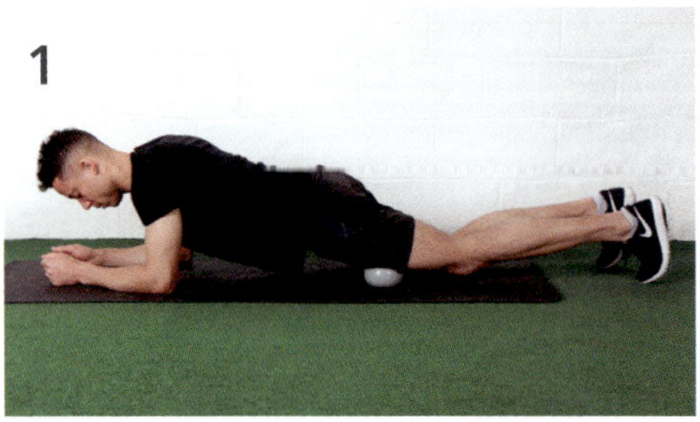

Legen Sie sich bäuchlings auf den Boden und positionieren Sie einen oder zwei Bälle unter den Oberschenkelvorderseiten (je nachdem, ob Sie nur ein Bein oder beide gelichzeitig behandeln möchten). Stützen Sie sich auf den Unterarmen ab.

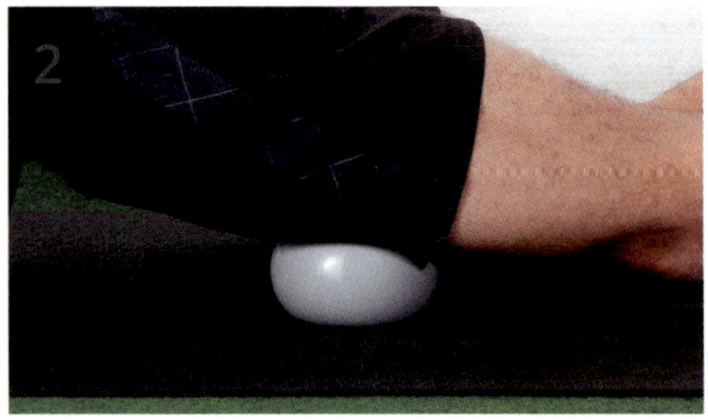

Nahaufnahme: Geben Sie Ihrem Körper Zeit, auf dem Ball Spannungen loszulassen.

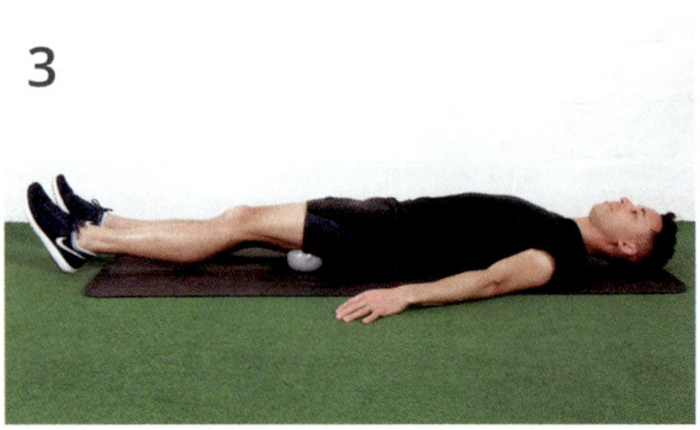

Legen Sie sich rücklings auf den Boden und positionieren Sie einen oder zwei Bälle unter die Oberschenkelrückseiten.

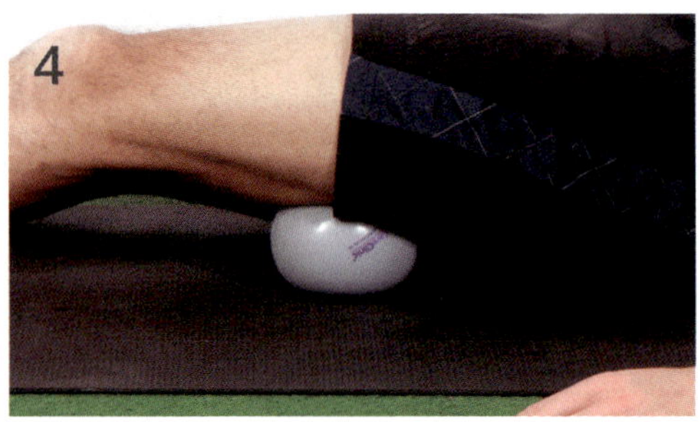

Nahaufnahme: Geben Sie Ihrem Körper Zeit, auf dem Ball Spannungen loszulassen.

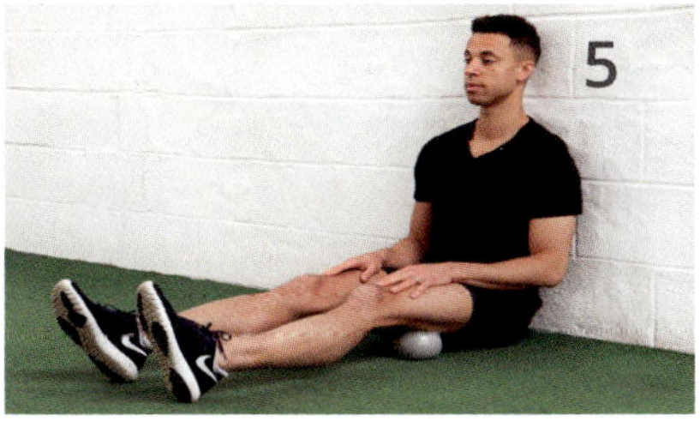

Alternativ können Sie sich im Sitzen an eine Wand lehnen und die Oberschenkelrückseiten mit einem oder zwei Bällen massieren.

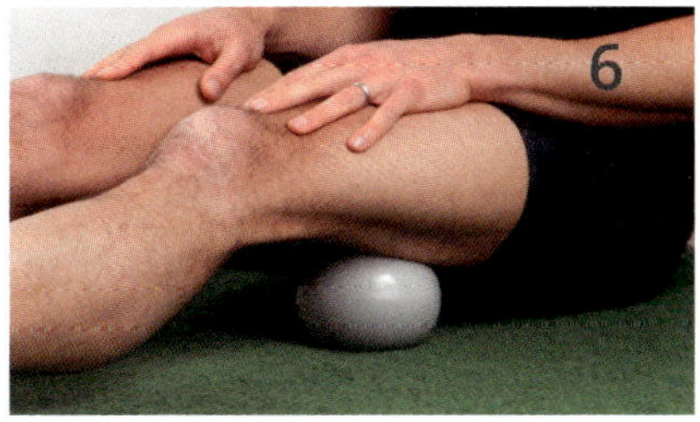

Nahaufnahme: Geben Sie Ihrem Körper Zeit, auf dem Ball Spannungen loszulassen.

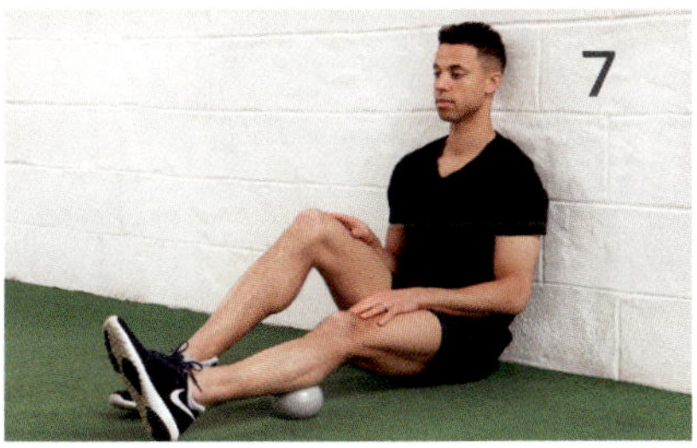

Lehnen Sie sich im Sitzen an eine Wand und legen Sie einen oder zwei Bälle unter Ihre Waden.

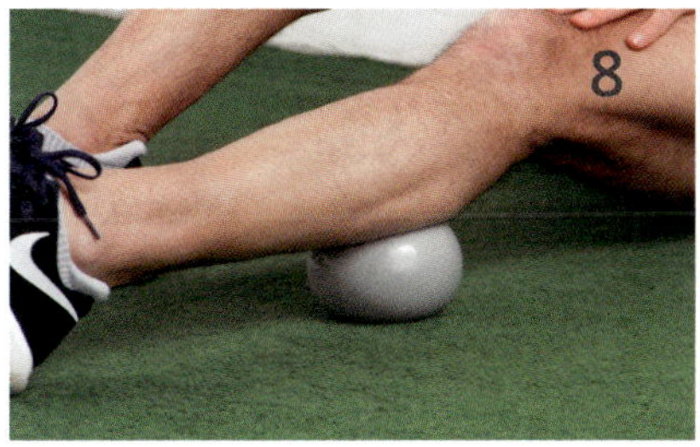

Nahaufnahme: Geben Sie Ihrem Körper Zeit, auf dem Ball Spannungen loszulassen.

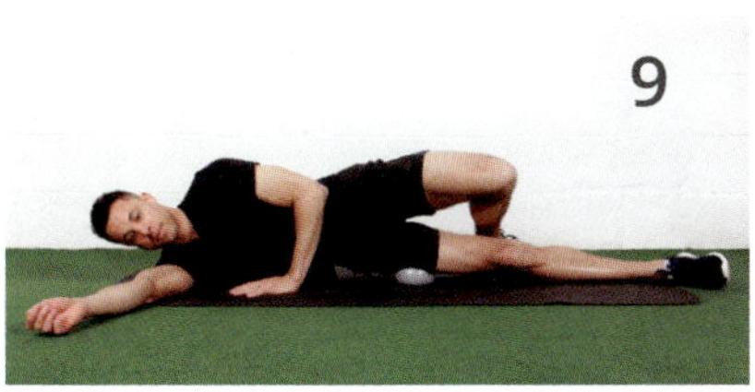

Legen Sie sich auf die Seite, und schieben Sie den Ball unter Ihren Oberschenkel. Nehmen Sie, falls nötig, ein Kissen zur Hilfe, um eine bequeme Haltung einnehmen zu können.

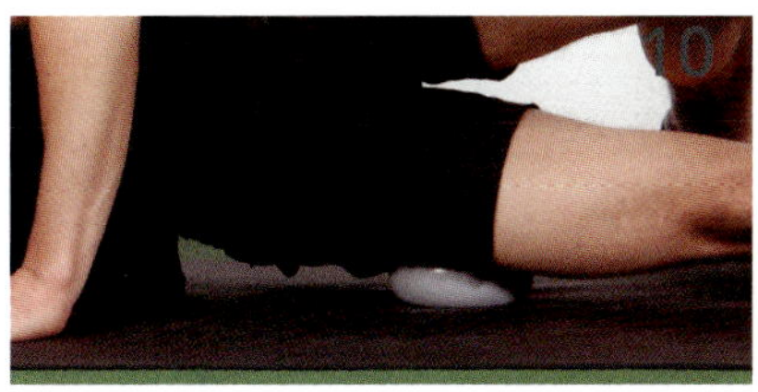

Nahaufnahme: Geben Sie Ihrem Körper Zeit, auf dem Ball Spannungen loszulassen.

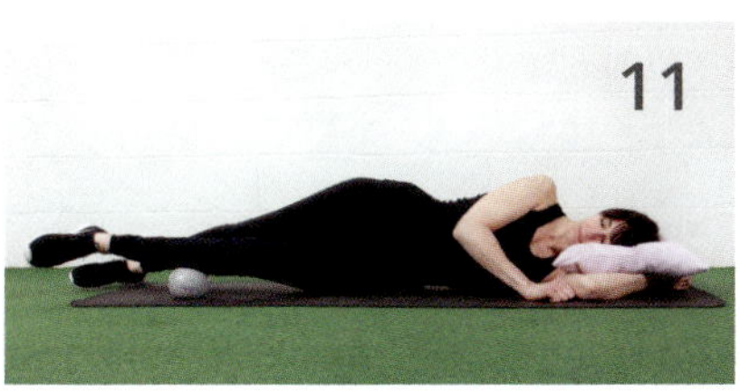

Legen Sie sich auf die Seite und schieben Sie den Ball unter Ihr Schienbein. Nehmen Sie, falls nötig, ein Kissen zur Hilfe, um eine bequeme Haltung einnehmen zu können.

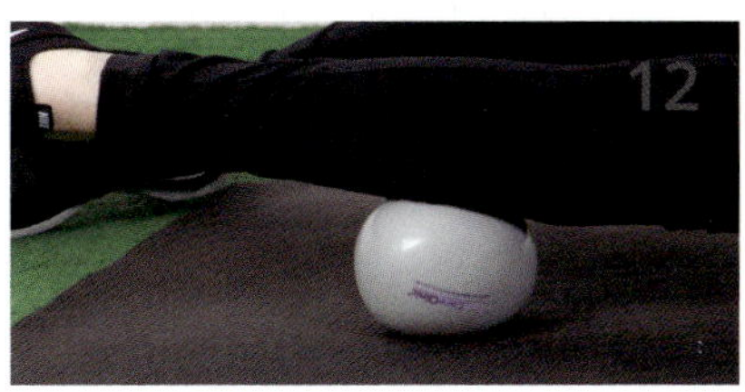

Nahaufnahme: Geben Sie Ihrem Körper Zeit, auf dem Ball Spannungen loszulassen.

Selbstbehandlung mit dem Faszienball 10 (B10): Füße

Unsere Füße geben uns die nötige Stabilität für den Stand, zum Gehen und Laufen. Sie tragen das gesamte Gewicht unseres Körpers. Bei vielen Menschen sind die Füße aufgrund von Haltungsdysbalancen weiter oben im Körper sehr verspannt. Manchmal führt das dazu, dass die Faszien in den Füssen den Körper nicht mehr richtig unterstützen und die Fußgewölbe sich absenken. Die Fußsohlen sind extrem sensibel, da sich hier viele Propriozeptoren befinden; diese verleihen uns unseren Sinn für die räumliche Wahrnehmung, unser Gleichgewicht und unsere Fähigkeit, uns im Raum zu bewegen. Einschränkungen in den Faszien der Fußsohlen können zur Folge haben, dass wir einen Teil unserer Propriozeption verlieren und ungeschickter werden, leichter stolpern und den Halt verlieren.

1. Für die Massage müssen die Füße nackt sein. Stellen Sie sich aufrecht hin und positionieren Sie den Ball vor sich auf dem Boden.
2. Rollen Sie Ihre Fußsohle sehr langsam und achtsam über die Oberfläche des Balles. Achten Sie auf empfindliche oder eingeschränkte Stellen, halten Sie dort inne, bis sie sich lösen.
3. Sie können bis zu Ihren Zehen oder zu Ihrer Ferse rollen, um auch diesen Bereichen Zeit zu geben, Spannungen loszulassen.

Achten Sie während der Übung darauf, das Gleichgewicht zu halten. Halten Sie sich, wenn möglich, nicht fest, und lassen Sie Ihre Arme locker an den Seiten herabhängen. Lassen Sie einfach zu, dass sich Ihr Körper bewegt und immer wieder neu ausbalanciert, während sich die Faszien lösen. Die Wirkung beschränkt sich nicht auf die Faszien in den Füßen; das Gefühl der Lockerung setzt sich an den Beinen entlang nach oben bis in die Hüften und den Rücken fort.

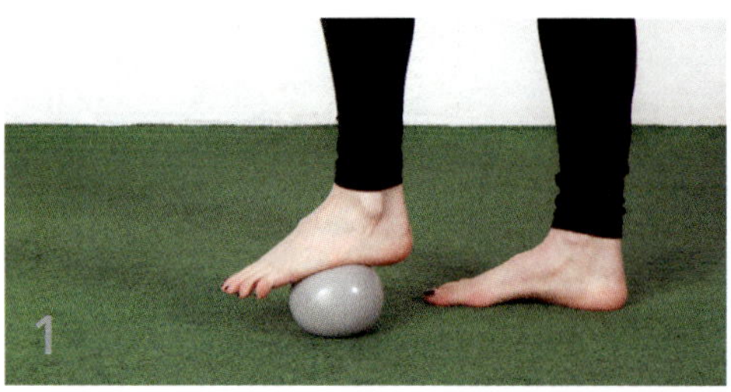

Legen Sie den Ball im Stehen unter Ihren bloßen Fuß. Es ist besser, die Übung im freien Stand aufzuführen, aber wenn es nötig ist, halten Sie sich irgendwo fest. Lassen Sie Ihre Arme, wenn es geht, locker hängen.

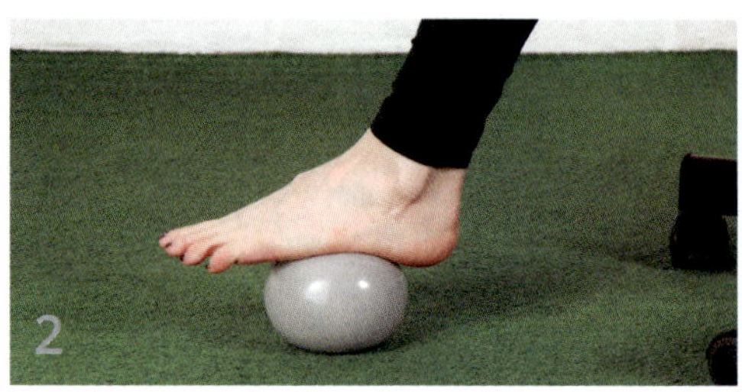

Sie können Ihre Füße auch im Sitzen behandeln. Lassen Sie dabei die Arme locker hängen.

Der Einsatz von Faszienrollen

Es gab in der Welt des Sport und der Fitness einen großen Hype um den Einsatz von Faszienrollen für die myofasziale Selbstmassage. Viele Menschen verwenden sie jedoch ohne jeden therapeutischen Nutzen, da sie zu schnell und zu druckvoll vorgehen, um irgendetwas anderes zu erreichen, als ihre Muskeln weichzuklopfen – ähnlich wie das auch mit einem guten Steakhammer möglich wäre.

Wenn Sie Lust haben, die Selbstbehandlung mit der Rolle auszuprobieren, brauchen Sie zunächst die passende Massagerolle. Nicht alle Faszienrollen sind gleich; besonders zwei Aspekte gilt es berücksichtigen:

- Härte
- Größe

Faszienrollen unterscheiden sich in ihrem Härtegrad. Einige Rollen sind zudem mit strukturierten Oberflächen – Noppen oder Ähnlichem – versehen, was sie noch härter macht.

Sie brauchen eine Faszienrolle, die zu Ihrem Körper passt. Wenn Sie ein 95 Kilo schwerer, durchtrainierter Mann sind, werden Sie eine relativ harte Faszienrolle benötigen, die in der Lage ist, Ihr Gewicht zu tragen, und mit der Sie ausreichend starken Druck ausüben können. Sind Sie eine 55 Kilo schwere Frau oder haben Sie viele fasziale Einschränkungen, brauchen Sie eine weichere Rolle, die Sie trägt, bei der Behandlung aber nicht so starke Schmerzen verursacht, dass Sie aufgeben, bevor Sie Ihren ersten Versuch durchgestanden haben.

Lassen Sie uns auch über die Größe sprechen: Faszienrollen gibt es in allen möglichen Formen und Größen. Die Standardlängen liegen zwischen 30 und 90 Zentimetern. Kürzere Rollen sind gut für die Verwendung an den Füßen geeignet, aber man erreicht damit schwerer Regionen wie die Arm- oder Beininnenseiten. Dafür lassen sie sich gut transportieren, sodass Sie sie auch mit in ins Büro nehmen können. Längere Rollen sind gut für größere Bereiche wie die Beinrückseiten geeignet, und Sie können sie auch für Ganzkörper-Dehnungen benutzen (zum Beispiel für die auf Seite 174 beschriebene Dehnübung mit Handtuch). Die meisten Rollen sind rund, sodass es einfach ist, auf ihnen zu rollen. Jedoch gibt es auch halbmondförmig gebogene Rollen. Diese eignen sich gut, um sich daraufzulegen, und sind besser für Menschen mit eingeschränkter Beweglichkeit geeignet, da sie nicht wegrollen, wenn man eine bestimmte Haltung einnimmt oder sich bewegt.

Wenn Sie sich für eine Rolle entschieden haben, ist der nächste wichtige Aspekt, mit dem Sie sich auseinandersetzen sollten, die Geschwindigkeit. Denken Sie daran, dass die Faszien langsamer reagieren als die Muskeln, daher gilt: je langsamer, desto besser. Faszien brauchen 90 bis 120 Sekunden, bis sie anfangen, sich zu lösen, daher sollten Sie Ihren Körper sehr langsam über die Rolle bewegen. Dabei werden Sie auf Bereiche stoßen, die sich härter und schmerzempfindlicher anfühlen. An diesen sollten Sie innehalten. Positionieren Sie die Rolle so, dass sie an der richtigen Stelle ist, passen Sie Ihre Haltung an und verlagern Sie Ihr Gewicht (benutzen Sie, falls nötig, Kissen oder andere Hilfsmittel), sodass Sie einen sanften, gleichmäßigen Druck erzeugen; warten Sie dann, bis sich das Gewebe löst.

Mit etwas Übung können Sie die Faszienrolle genauso benutzen wie Ihren Faszienball. Dazu passen Sie einfach die Ballübungen, die ich Ihnen vorgestellt habe, entsprechend an. Die Technik ist exakt dieselbe, und solange Sie die Rolle langsam und achtsam benutzen, werden Sie ähnliche Resultate erzeugen. Obwohl Faszienbälle sich hervorragend für die Behandlung kleinerer Bereiche eignen und Faszienrollen bei großen Bereichen wirklich hilfreich sein können, ist es im Großen und Ganzen eine Frage der persönlichen Vorlieben, ob Sie lieber mit einem Ball oder einer Rolle arbeiten.

In der Tabelle sind alle Übungen aus diesem Kapitel zusammengefasst, geordnet nach Körperbereich und typischen Erkrankungen.

Körperregion	Typische Erkrankungen	Allgemeine Faszienübung	Fasziales Dehnen	Selbstbehandlung mit dem Faszienball
Kopf und Nacken	Kopfschmerzen, Migräne, chronischer Spannungskopfschmerz	alle	D1, D2, D3	B1, B2, B3
	Nackenschmerzen, Schiefhals, Schleudertrauma	alle	D1, D2, D3	B1, B2, B3
	Tinnitus	alle	D1, D2, D3	B1, B2, B3
	TMD, Kieferschmerzen	alle	D1, D2, D3	B1, B2, B3

Nacken, Brust und Arme	RSI, Thoracic -Outlet-Syndrom	alle	D1, D5, D6	B2, B4, B6
	RSI, Golferarm, Tennisarm	alle	D1, D4, D5	B2, B4, B5
	RSI, Karpal-tunnelsyndrom Tendinitis	alle	D1, D2, D4	B2, B5, B6
	RSI, Morbus Dupuytren, schnellender Finger	alle	D1, D2, D4	B4, B5, B6
Schultern	Verletzungen der Rotatorenmanschette, Frozen Shoulder	alle	D1, D2, D6	B1, B3, B4
Rücken und Becken	Schmerzen im oberen, mittleren Rücken und Kreuzschmerzen, Bandscheibenvorfall	alle	D6, D7, D8	B3, B7, B8
	Ischialgie, Piriformis-Syndrom	alle	D7, D8, D10	B7, B8, B9
	chronisches Becken-schmerzsyndrom, abakterielle Prostatitis	alle	D6, D7, D8	B7, B8, B9
	chronische Bauch-schmerzen	alle	D6, D7, D8	B7, B8, B9
Beine und Hüfte	Knieschmerzen, Läuferknie	alle	D8, D9, D10	B7, B8, B9
	Schienbeinkanten-syndrom	alle	D8, D9, D10	B8, B9, B10
	Kompartmentsyndrom und Wadenschmerzen	alle	D8, D9, D10	B8, B9, B10
	Plantarfasziitis, Fersensporn	alle	D8, D9, D10	B8, B9, B10
Schmerz-syndrome	Fibromyalgie, CFS, ME	A4, A5	D1, D2, D7	B1, B6, B10

Zusammenfassung aller Übungen nach Körperregion und Erkrankung
Abkürzungen: RSI = Repetitive Strain Injury; TMD = temporomandibuläre Dysfunktion; CFS = chronisches Erschöpfungssyndrom; ME = myalgische Enzephalomyelitis

Kapitel 11

»Gesundheit ist ein Zustand völligen psychischen, physischen und sozialen Wohlbefindens und nicht nur das Freisein von Krankheit und Gebrechen.«

Definition der Weltgesundheitsorganisation (WHO)

DER FASZIENFREUNDLICHE ALLTAG

Dieses Kapitel gibt Ihnen Empfehlungen

- zur Gestaltung eines faszienfreundlichen Arbeitsplatzes,
- zu Übungen, die Sie (diskret) am Arbeitsplatz absolvieren können,
- zu weiteren faszienfreundlichen Aktivitäten und Bewegungstherapien, die Sie ausprobieren sollten.

Wenn Sie sich Ihrer Fasziengesundheit bewusst geworden sind und die ersten Schritte unternehmen, um diese zu verbessern, werden Sie auch Ihre Aktivitäten am Arbeitsplatz und in Ihrer Freizeit kritisch hinterfragen. In diesem Kapitel finden Sie einige Vorschläge, die Sie tagtäglich dabei unterstützen, stets faszienfreundlich zu leben.

Der faszienfreundliche Arbeitsplatz

Wir haben uns bereits eingehend mit den Beschränkungen befasst, die uns moderne Arbeitsplatzumgebungen auferlegen und die zur Entwicklung faszialer Restriktionen führen.

Das ist auch relevant, wenn Sie keinen Schreibtischjob haben, aber Zeit an einem Computer oder Laptop verbringen, zu Hause an Ihrem Tablet sitzen oder unterwegs ein Smartphone nutzen.

Die zwei Hauptfaktoren, die fasziale Restriktionen verursachen, sind

- Ausstattung
- und Bewegung.

Faszienfreundliche Ausstattung

Wenn Sie in einem Büro arbeiten oder zu Hause einen Computer benutzen oder beides tun: Wie viel Aufmerksamkeit haben Sie dem Equipment geschenkt? Dazu gehören nicht nur Ihr Computer und Ihr Bildschirm, sondern auch Ihr Tisch, Ihr Stuhl, die Beleuchtung und alle anderen Utensilien, die Sie an Ihrem Arbeitsplatz nutzen.

Unabhängig davon, wie viel oder wie wenig Zeit Sie jegliches Gerät benutzen, gibt es eine falsche und eine richtige Art, die Dinge anzugehen.

Meistens übernehmen Menschen, die einen neuen Bürojob antreten, Tisch, Stuhl, Bildschirm und Tastatur von jemand anderem. Sehr wahrscheinlich bekommen Sie eine Standardausstattung, wie sie jeder in der Firma benutzt, oder Sie erhalten eine Mischung aus alten und neuen Ausstattungsgegenständen, darunter Sachen, mit denen Sie gut zurechtkommen und andere, die weniger gut zu Ihnen passen. Die meisten Menschen setzen sich hin, fahren den Computer hoch und legen los. Aber halten Sie einen Moment inne.

Zwar gibt es eine ganze Reihe von Vorgaben und Initiativen für Sicherheit und Gesundheit am Arbeitsplatz, aber hier ist auch Ihre Eigenverantwortung gefragt. Sie können Ihre fasziale Fitness und Gesundheit nur erhalten, wenn Sie wissen, nach welchen Prinzipien man einen Arbeitsplatz korrekt einrichtet. Dazu sollte Ihr Arbeitsplatz folgende grundlegende Anforderungen erfüllen:

- Der Stuhl: Auch wenn Sie keinen weiteren Aufwand betreiben möchten: Achten Sie darauf, dass Sie einen guten Stuhl haben. Ein korrekt angepasster Stuhl hat keine Armlehnen, Ihr Unterkörper befindet sich unter dem Tisch, wenn Sie darauf sitzen, er stützt Ihre Lendenwirbelsäule und Ihren oberen Rücken, die Sitzfläche schneidet nicht in Ihre Kniekehlen, und er bewegt sich mit Ihnen. Letzteres gilt sowohl für die Räder als auch für die eigentlichen Bestandteile des Stuhls: Er sollte drehbar sein, damit Sie sich nicht verbiegen müssen, und sich vor und zurück neigen, wenn Sie Ihr Gewicht verlagern.

- Passen Sie den Rest der Einrichtung Ihres Arbeitsplatzes an den Stuhl an. Zum Beispiel kann es sein, dass Ihre Füße in der Luft hängen, wenn sich Ihre Ellbogen über der Tischplatte befinden und Ihre Schultern entspannt sind. Wenn das der Fall ist, benutzen Sie eine Fußstütze, statt der Versuchung zu erliegen, Ihren Stuhl niedriger zu stellen.
- Stützen Sie Ihren Rücken. Viele Menschen denken, dass sie sich beim Arbeiten nicht anlehnen sollten, da freies Sitzen Ihre tiefe Rumpfmuskulatur beansprucht und kräftigt. Das ist vollkommen in Ordnung, wenn Sie nur über eine kurze Zeitspanne arbeiten. Haben Sie hingegen einen Job, bei dem Sie vorwiegend am Computer sitzen, werden Ihre Rücken- und Rumpfmuskulatur ohne gute Unterstützung sehr schnell ermüden.
- Nehmen Sie eine entspannte Haltung ein, während Sie arbeiten. Es mag zwar kurzfristig bequem sein, die Arme auf Armlehnen oder dem Tisch abzulegen, es ist jedoch sehr ungesund für Ihre Faszien, da Sie die Arme in dieser Haltung nicht frei bewegen können. Das erhöht die Gefahr einer übermäßigen Beanspruchung der Unterarme, Handgelenke und Hände in einer falschen Position.
- Der Tisch: In einer idealen Welt hätte Ihr Schreibtisch exakt die richtige Höhe, auf die auch Ihr Stuhl genau abgestimmt ist. Es gibt mittlerweile zahlreiche Schreibtischmodelle, die verstellbar sind und an verschiedene Nutzer angepasst werden können – darunter sogar Schreibtische, die zu Standarbeitsplätzen umfunktioniert werden können. Es ist wissenschaftlich belegt, dass der Wechsel zwischen zwei Arbeitshöhen sich positiv auf die Körperhaltung auswirkt.
- Sie sollten direkt und mit parallel ausgerichteter Schulterachse an Ihrem Schreibtisch sitzen können, ohne zwischen Schubladen, Abfallkörben oder irgendetwas anderem eingeklemmt zu sein, was Ihre Beweglichkeit einschränkt. Und es sollte Ihnen möglich sein, alle Arbeitsmaterialen und Geräte zu erreichen, ohne dass Sie sich immer wieder umdrehen müssen (was ein sicherer Weg zu faszialen Einschränkungen im unteren Rücken ist).
- Anordnung der Arbeitsmittel: Bildschirm, Tastatur und Maus sollten so positioniert sein, dass Sie eine natürliche Körperhaltung einnehmen kön-

nen und alles bequem in Ihrer Reichweite ist. Der Bildschirm sollte so aufgestellt sein, dass sich der obere Teil auf Augenhöhe oder etwas darunter befindet. Die Tastatur sollte direkt vor Ihnen stehen und die Maus direkt neben Ihnen liegen.

- Telefon: Falls Sie bei der Arbeit viel telefonieren, besorgen Sie sich ein Headset. Den Hörer zwischen Ohr und Schulter zu klemmen, während Sie tippen, erzeugt fasziale Einschränkungen in Ihrem Nacken und Ihren Schultern, aus denen RSI-Beschwerden werden können. Wenn Sie regelmäßig mit Dokumenten in Papierform arbeiten, benutzen Sie einen Dokumentenhalter, damit Sie arbeiten können, ohne die ganze Zeit nach unten oder zur Seite schauen zu müssen.
- Umgebungsbedingungen: Es mag nicht das Erste sein, an das wir bei der Gestaltung des Arbeitsplatzes denken, aber Ihr Arbeitsplatz sollte gut beleuchtet und frei von Blendungen sein. Außerdem sollte der Raum eine angemessene Temperatur haben und frei von Zugluft sein. Zu mir sind schon zahlreiche Klienten gekommen, deren Nacken- und Schulterschmerzen von faszialen Beschränkungen verursacht wurden, die darauf zurückzuführen waren, dass sie dauerhaft im Luftstrom der Klimaanlage saßen.
- Ihre Augen: Wenn Sie Brillenträger sind, vergewissern Sie sich, dass Ihre Gläserstärke darauf abgestimmt ist, problemlos etwas am Monitor zu lesen, ohne Ihre Augen zu belasten. Und wussten Sie, dass Ihr Arbeitgeber unter bestimmten Umständen dazu verpflichtet ist, die Kosten für eine spezielle Bildschirmbrille zu übernehmen?

Indem Sie diese Grundprinzipien berücksichtigen, leisten Sie einen entscheidenden Beitrag zu Ihrer Gesundheit am Arbeitsplatz und verhindern die Entstehung faszialer Einschränkungen, die zu chronischen Schmerzkrankheiten führen können. Die Prinzipien lassen sich auf jede Situation, in der Sie einen Computer nutzen, übertragen.

Faszienfreundliche Bewegung und Übungen am Arbeitsplatz

Erinnern Sie sich an das, was Sie in Kapitel 5 erfahren haben: Wenn Sie sich nicht bewegen, beginnt Ihr Körper nach zwei Minuten, zusätzliche Faszienfasern zu bilden; um diese wieder abzubauen, müssen Sie sich regelmäßig bewegen. Das heißt nicht, dass Sie aufhören müssen zu arbeiten, oder ein Meeting alle paar Minuten unterbrechen müssen, um irgendwelche komplizierten Yogahaltungen einzunehmen. Es reicht, wenn Sie zwischendurch kleine Bewegungen machen, um Ihren Körper daran zu erinnern, dass er sich bewegen kann.

Lockern Sie Ihren Nacken und lassen Sie die Schultern kreisen, um die Muskeln zu bewegen und die überschüssigen Fasern wieder loszuwerden; wenden Sie sich ein paar Minuten lang vom Bildschirm ab, um Ihre Augen neu zu fokussieren (ja, Sie haben auch in Ihren Augäpfeln Faszien). Und die Arme zu dehnen, ist immer eine gute Sache.

Nutzen Sie jeden nur denkbaren Vorwand, um aufzustehen und umherzugehen. Stehen Sie auf und holen Sie sich ein Glas Wasser (das hilft ebenso wie die Bewegung, Ihre Faszie hydriert zu halten), laufen Sie zum Drucker, gehen Sie rüber zu Ihrem Kollegen, um mit ihm zu sprechen, statt ihm eine E-Mail zu schicken (Achtung: Das funktioniert nicht, wenn Sie in London sind und Ihr Kollege in New York ist!). Bleiben Sie dran, machen Sie einen Sport daraus, diskrete Möglichkeiten zu finden, Ihre Faszien zu dehnen, ohne dass es jemand merkt.

Für den Fall, dass es Ihnen nichts ausmacht, ein wenig Aufmerksamkeit auf sich zu ziehen (und dass sich Ihnen vielleicht ein oder zwei Kollegen anschließen), finden Sie im Folgenden eine Auswahl faszienfreundlicher Bewegungen, die Sie ohne viel Aufwand am Arbeitsplatz machen können.

Nackenrollen und -dehnung

Für längere Zeit am Computerbildschirm zu sitzen, hat zur Folge, dass sich die Faszien in Ihrem Nacken anspannen, da sie das Gewicht Ihres unbewegten, nach vorn gebeugten Kopfes stützen. Nackenrollen hilft, diese Verspannungen zu lösen.

1. Rollen Sie Ihren Kopf langsam von einer Seite zur anderen; bleiben Sie dabei in einem Bewegungsradius, der für Sie angenehm ist.
2. Dann neigen Sie den Kopf nach vorn und ziehen das Kinn zur Brust und rollen den Kopf zuerst zur einen, dann zur anderen Seite. Rollen Sie Ihren Kopf jedoch nicht nach hinten, da dies Schwindel verursachen kann (siehe Abbildung 2 und 3)
3. Danach beginnen Sie wieder in der aufrechten Position: Führen Ihr rechtes Ohr zur rechten Schulter, wechseln Sie dann und machen Sie dasselbe auf der linken Seite. Ihre Schultern sollten dabei locker und entspannt bleiben und sich nicht der Bewegung anschließen (siehe Abbildung 5). Es kann hilfreich sein, die Übung zunächst vor einem Spiegel zu machen, um sicherzugehen, dass die Schultern entspannt unten bleiben.

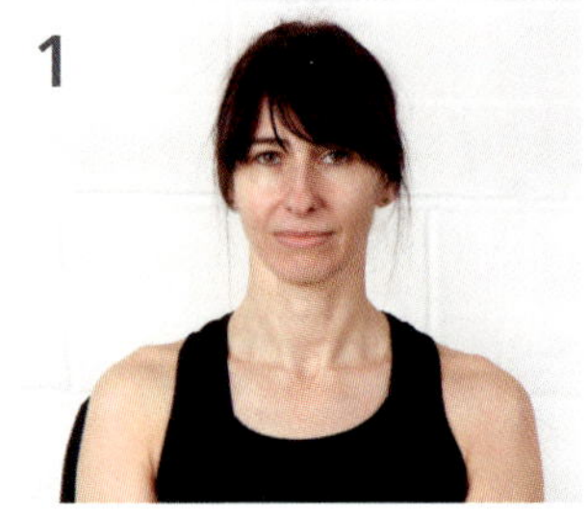

Nackenrolle: Ausgangsposition.

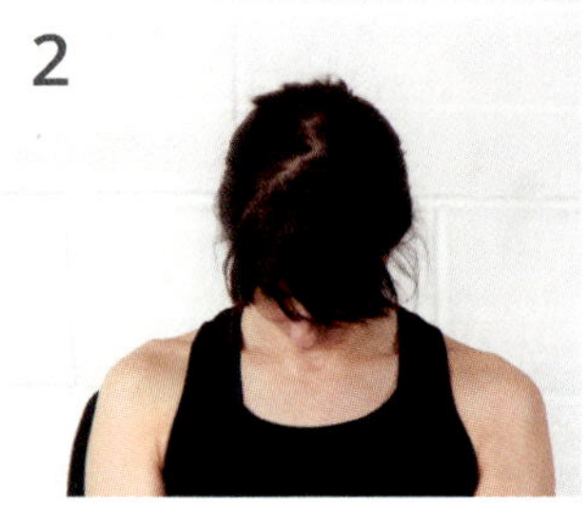

Nackenrolle: Neigen Sie Ihren Kopf in Richtung Brust.

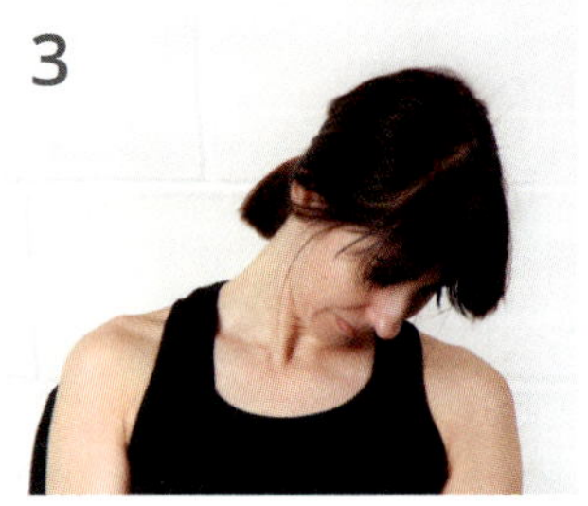

Nackenrolle: Bewegen Sie den Kopf zuerst in Richtung einer Schulter, dann zur anderen.

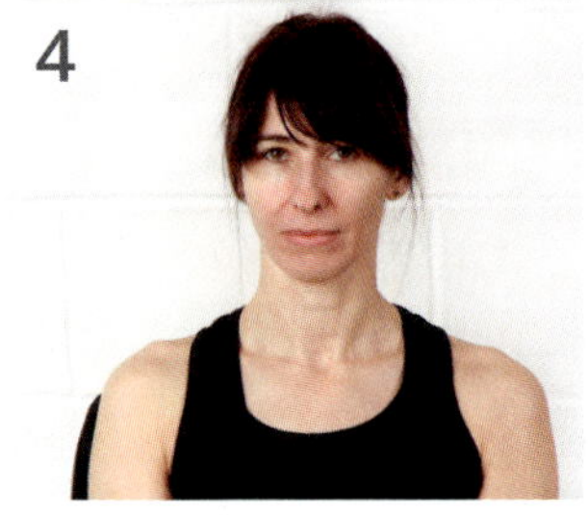

Nackendehnung: Ausgangsposition.

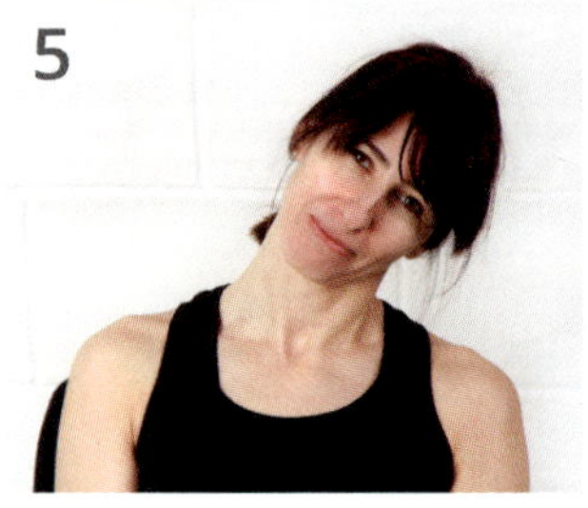

Nackendehnung: Neigen Sie den Kopf erst zu einer Seite und dann zur anderen.

Schulterkreisen

Die Schultern verspannen sich, wenn wir lange vor dem Computer sitzen. Irgendwann sind unsere Schultern dann, ohne dass wir es merken, in Richtung der Ohren hochgezogen. Indem Sie sich die Zeit nehmen, Ihre Schultern ausführlich kreisen zu lassen, können Sie in eine entspanntere Haltung zurückkehren.

1. Beginnen Sie im Sitzen oder Stehen. Die Arme hängen entspannt an den Seiten herab.
2. Lassen Sie beide Schultern nach vorn und dann nach hinten kreisen. (Vielleicht hilft es Ihnen, sich vorzustellen, Sie seien eine alte Dampflock, die ihre Räder im Gleichklang dreht. Sie können auch die dazugehörenden Geräusche machen, wenn Sie wollen.)

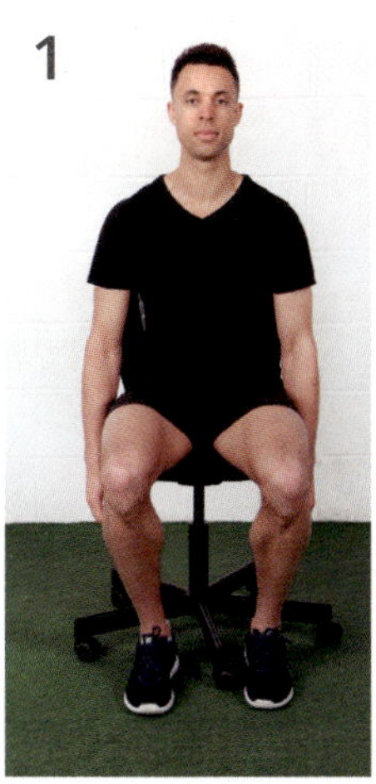

Ausgangsposition

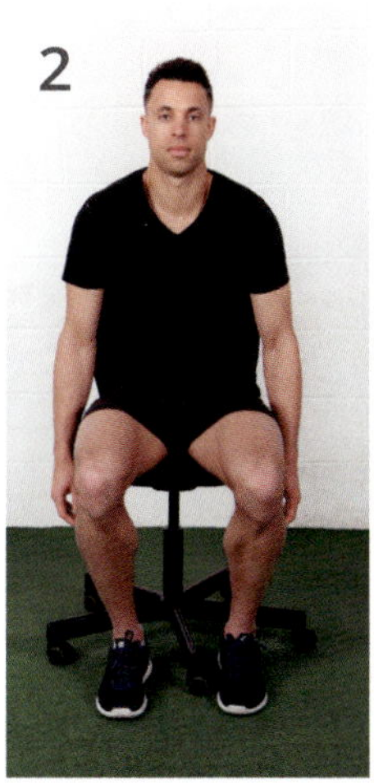

Lassen Sie Ihre Schultern nach vorn kreisen.

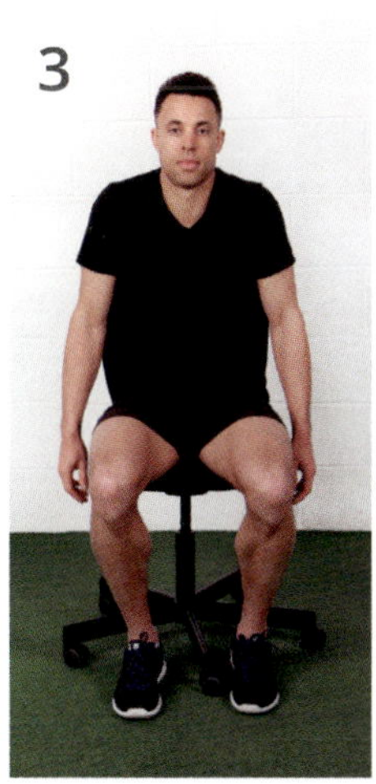

Heben Sie die Schultern zu den Ohren.

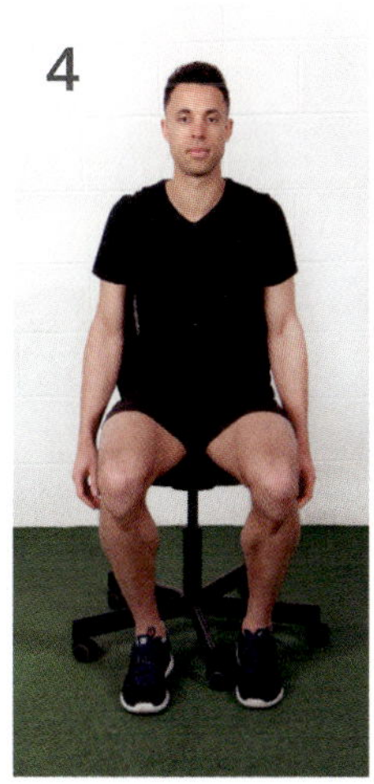

Führen Sie Ihre Schultern nach hinten und unten, um die Kreisbewegung zu vervollständigen.

Arm- und Brustdehnung

Lange vor dem Computer zu sitzen, kann dazu führen, dass unsere komplette Haltung in sich zusammenfällt. Dabei verstärken sich die Spannungen in den Faszien noch, und es kann zur Entstehung des für Bürotätigkeiten typischen Rundrückens kommen.

1. Fassen Sie sich im Sitzen oder im Stehen hinter dem Rücken an den Händen (um eine Stuhllehne herum, wenn Sie sitzen) und kreuzen Sie Ihre Finger.
2. Dehnen Sie Ihre Brust nach oben und vorn und die Arme nach hinten. Sie sollten spüren, wie sich Ihr Rücken wölbt, Ihre Brust sich hebt und Ihre Schulterblätter sich aufeinander zu bewegen. Dies ist eine besonders gute Übung, um der Muskelkontraktion, die mit dem Rundrücken einhergeht, entgegenzuwirken.

1

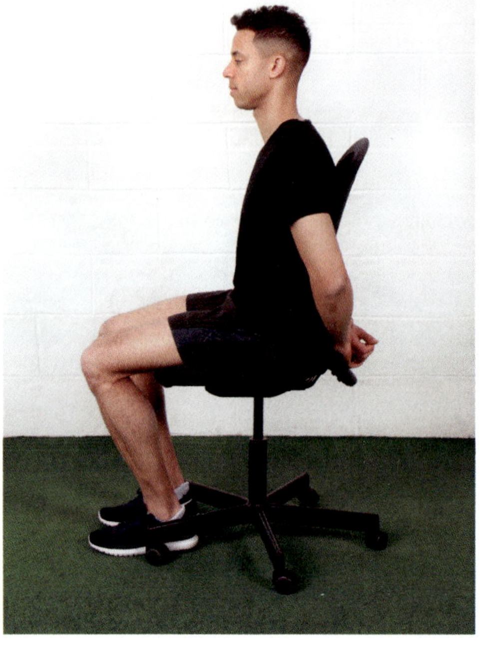

Ausgangsposition: Die Hände sind hinter dem Rücken verschränkt, die Arme entspannt.

2

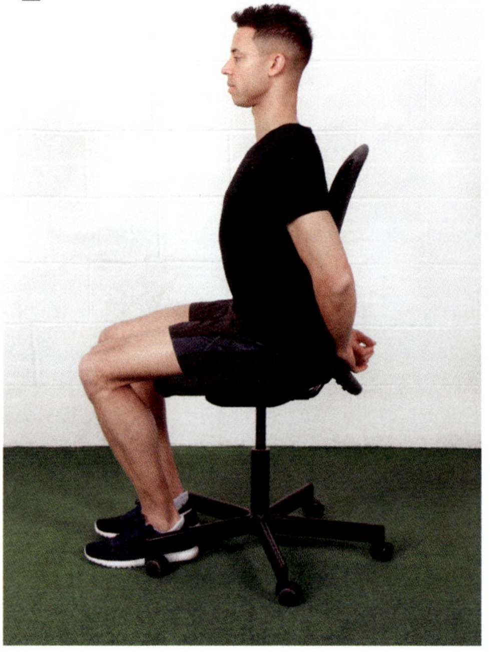

Dehnen Sie die Arme mit verschränkten Händen nach hinten und die Brust nach vorn.

Arme und Hände

Unsere Arme und Hände tragen bei der Arbeit an Tastatur und Maus die Hauptlast – sie befinden sich zu lange in ein und derselben Haltung. Warum versorgen wir sie zwischendurch nicht immer wieder mit neuer Energie, indem wir sie ordentlich ausschütteln? Sie auszuschütteln, ist eine hervorragende Art, Ihre Arme daran zu erinnern, dass sie sich bewegen können.

1. Setzen oder stellen Sie sich hin und lassen Sie Ihre Arme und Hände an den Seiten hängen.
2. Lassen Sie sie zuerst so locker und entspannt wie möglich werden; dann schütteln Sie sie aus. Sie können das in jede Richtung und in jeder beliebigen Geschwindigkeit tun. Schütteln Sie alles gründlich durch, um alle beteiligten Strukturen zu lockern. Die Wirkung erstreckt sich von den Fingerspitzen bis zu den Schultern und in den Nacken und es fühlt sich gut an – sehr belebend. Erinnern Sie sich an die Atome, die ständig in Bewegung sind (siehe Kapitel 3)?

Abrollen der Wirbelsäule

Den ganzen Tag zu sitzen führt dazu, dass die Wirbelsäule zusammengepresst wird. Die Zwischenräume zwischen den Knochen und Bandscheiben werden kleiner, wir werden steif und bekommen Rückenschmerzen; im Extremfall kommt es zum Bandscheibenprolaps. Diese Übung können Sie im Sitzen oder stehend durchführen und sich dabei entweder teilweise oder ganz hinunterrollen. Das Grundprinzip ist dasselbe, die Entscheidung liegt bei Ihnen. Ihre Wirbelsäule besteht sozusagen aus einer Reihe aufeinandergestapelter Knochen, den Wirbeln, zwischen denen kleine Stoßdämpfer liegen, die Bandscheiben. Die meisten Menschen haben 24 Wirbel. Der oberste befindet sich direkt in der Schädelbasis und der letzte ganz am Ende des Rückens, genau über dem Becken.

Jeder dieser Wirbel sollte dazu in der Lage sein, sich unabhängig von den anderen zu bewegen, aber bei vielen Menschen klemmen Wirbel und können sich nur in Gruppen bewegen. Im Laufe der Zeit kann diese Unbeweglichkeit zur Komprimierung der Wirbel und zu Bandscheibenvorfällen führen (dann wird die Bandscheibe zwischen den Wirbeln herausgequetscht). Der Grundgedanke hinter dieser Übung ist darum, dass sich die Wirbel dabei unabhängig voneinander bewegen sollen, einer nach dem anderen.

1. Beginnen Sie von oben; neigen Sie den Kopf nach vorn und stellen Sie sich vor, wie ein Wirbel nach dem anderen von dem »Stapel« herunter nach vorn und unten rollt; dabei atmen Sie langsam aus.
2. Um die Dehnung zu erleichtern, machen Sie eine Pause, wenn Sie einatmen müssen, und rollen Sie die Wirbelsäule beim nächsten Ausatmen weiter ab. Achten Sie darauf, Ihre Körpermitte stabil zu halten, indem Sie beim Hinunterrollen aktiv und tief in den Bauch hineinatmen. Die Arme hängen während der gesamten Übung locker neben dem Körper.
3. Wenn Sie sich im Stehen und teilweise abrollen, befinden sich Ihre Hände in der Endposition etwas unterhalb Ihrer Knie. Wenn Sie sich ganz abrollen, sind Ihre Hände am Ende in der Nähe des Bodens. Wenn Sie die Übung im Sitzen ausführen, öffnen Sie die Beine, um dazwischen Platz für den Oberkörper zu schaffen.
4. Wenn Sie in der Endposition angekommen sind, verharren Sie dort für einige langsame tiefe Atemzüge und beginnen Sie dann, sich wieder aufzurollen. Stellen Sie sich dieses Mal vor, wie jeder Wirbel von unten beginnend auf den Wirbel darunter gestapelt wird. Als Letztes richten Sie den Kopf auf und setzen ihn entspannt auf die Spitze Ihres »Wirbelstapels«.

Der Trick bei dieser Übung ist, sie langsam und achtsam auszuführen; je besser Ihnen das gelingt, desto mehr wird es den Wirbeln helfen, sich unabhängig voneinander zu bewegen.

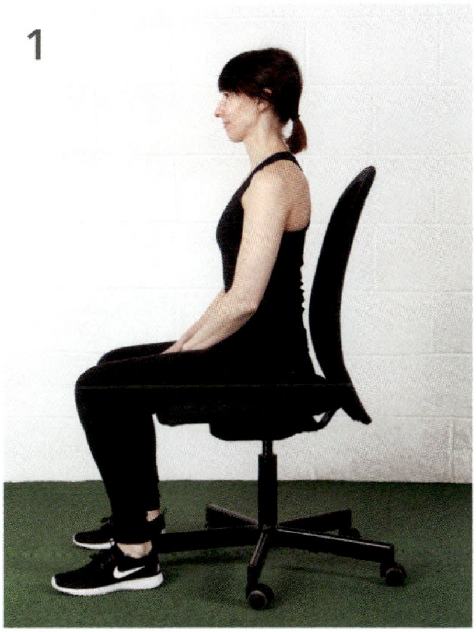

Ausgangsposition: Halten Sie den Kopf aufrecht und öffnen Sie die Beine, damit Sie Platz haben, um den Oberkörper abzurollen

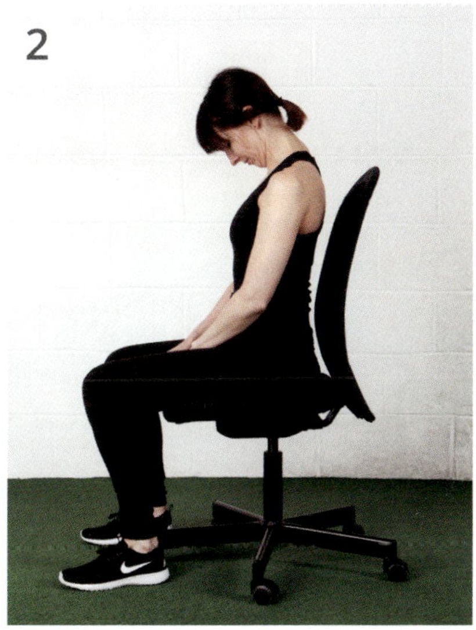

Beginnen Sie, indem Sie den Kopf vorneigen, und stellen Sie sich vor, wie sich Ihre Wirbelsäule nach vorn und unten abrollt.

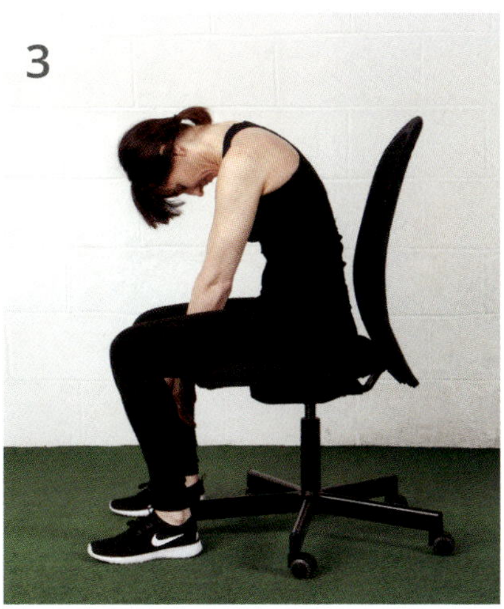

Endposition beim teilweisen Abrollen im Sitzen

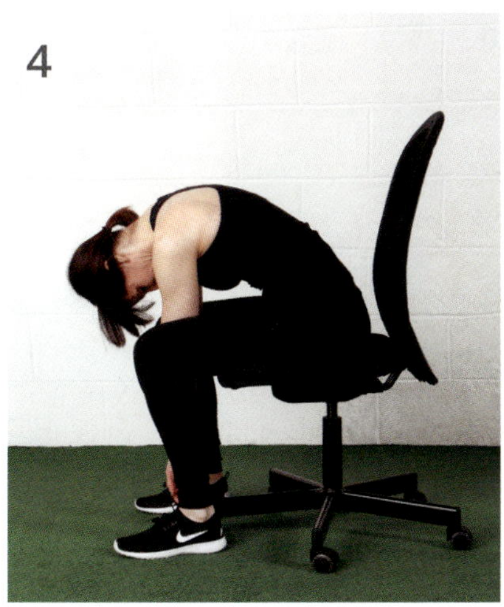

Endposition beim vollständigen Abrollen im Sitzen

Oberkörperrotation

Diese Übung ist eine weitere Methode, um die Wirbelsäule zu lockern und den ganzen Körper mit neuer Energie aufzuladen.

1. Setzen oder stellen Sie sich hin und wenden Sie Ihren Oberkörper von einer Seite zur anderen.
2. Wenn möglich, dann lassen Sie die Arme locker mitschwingen, als wären sie ein paar Zöpfe.

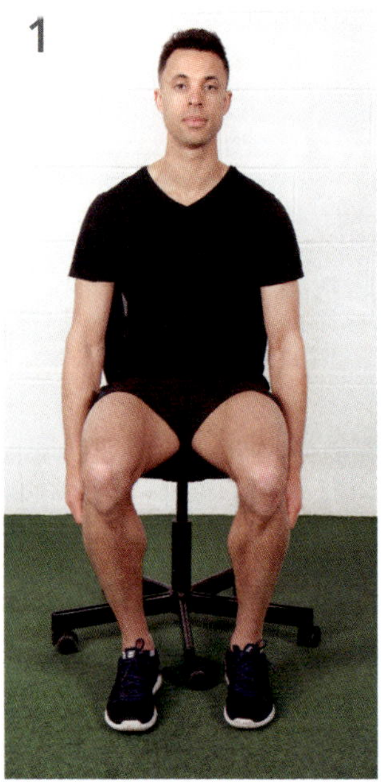

Ausgangsposition: Lassen Sie Ihre Arme locker hängen.

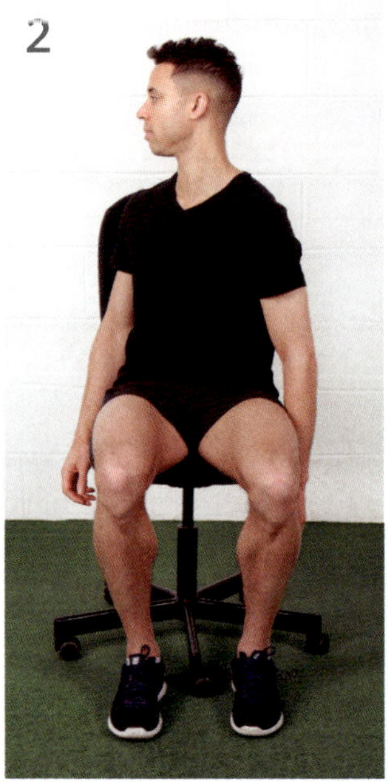

Drehen Sie sich zu einer Seite …

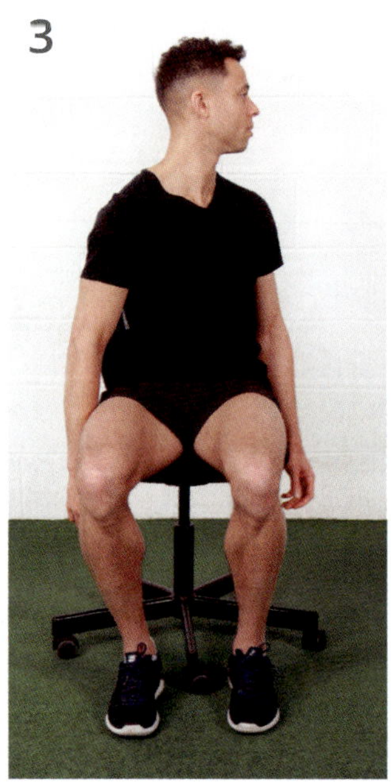

… und dann zur anderen. Wenn Sie die Übung mit leichtem Schwung ausführen, werden die Faszien aufgewärmt und lösen sich besser.

Wadenheben

Neben ihrer Funktion beim Gehen sind Waden auch dafür verantwortlich, das Blut und andere Flüssigkeiten aus dem Bein zurück zum Herzen zu pumpen. Dies können sie nur tun, wenn sie sich bewegen – daher unterstützt diese Übung sie bei ihrer Aufgabe.

Diese Übung funktioniert am besten ohne Schuhe und vor allem ohne Absätze – Schuhe hemmen die Bewegung Ihrer Füße und reduzieren die Dehnung.

1. Stellen Sie die Füße im Sitzen am Boden auf.
2. Heben Sie die Fersen an bis die Füße auf den Zehen stehen und lassen Sie sie dann behutsam wieder auf den Boden zurückkehren.
3. Wiederholen Sie dies einige Male. Dies ist eine gute Übung, um träges Blut in den Waden und Unterschenkeln wieder zum Fließen zu bringen.

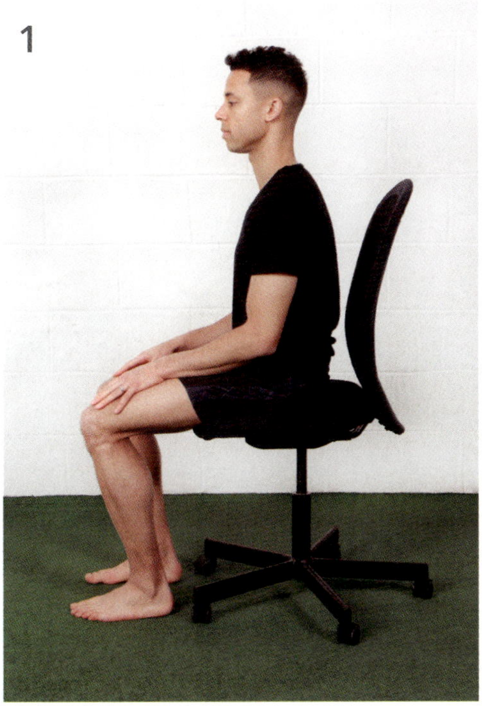

Ausgangsposition: Ziehen Sie Ihre Schuhe aus, um maximal von dieser Übung zu profitieren. Stellen Sie die Füße flach auf den Boden.

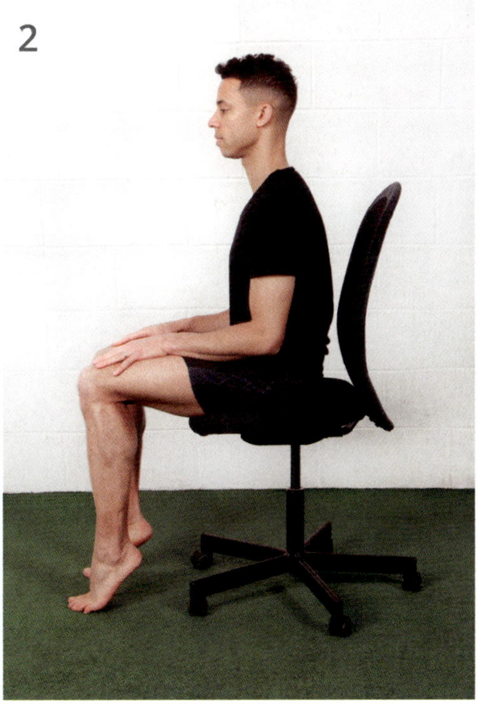

Heben Sie Ihre Fersen, sodass Ihre Füße auf den Zehen stehen. Spüren Sie dem Effekt in den Waden nach. Lassen Sie Ihre Fersen zurück auf den Boden sinken und wiederholen Sie die Bewegung.

Beckenkippen

Im Sitzen wird das Becken in eine unnatürliche Position geschoben, was Schmerzen im unteren Rücken und in den Beinen zur Folge haben kann. Diese Übung hilft, die Belastung ein wenig abzuschwächen.

1. Setzen sie sich aufrecht hin und ziehen Sie den Bauchnabel zur Wirbelsäule.
2. Konzentrieren Sie sich auf Ihr Becken. Lassen Sie ein wenig Platz zwischen Ihrem Körper und der Stuhllehne, um Ihrem Becken etwas Raum zum Bewegen zu geben. Auf diese Weise ist es möglich, das Becken isoliert und ohne übermäßiges Einbeziehen anderer Körperregionen zu bewegen. Stellen Sie sich vor, dass Ihre Beckenknochen eine Wiege sind und wiegen Sie diese nach vorn. Womöglich spüren Sie, dass sich Ihr Rücken leicht wölbt, aber bleiben Sie so aufrecht wie möglich.
3. Dann drehen Sie die Bewegung um und wiegen das Becken in die andere Richtung. Nun spüren Sie vielleicht, dass sich Ihr Rücken leicht krümmt; versuchen Sie wieder, so aufrecht wie möglich zu bleiben. Insgesamt sollte es sich wie eine rollende Bewegung auf den Sitzbeinhöckern anfühlen.

1

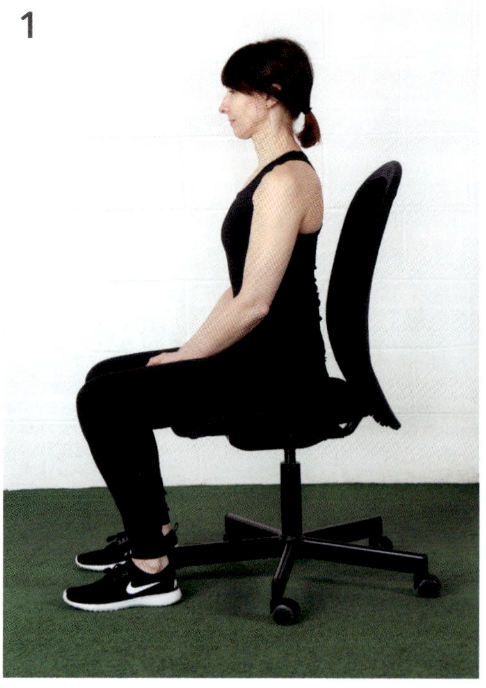

Ausgangsposition: Sitzen Sie aufrecht mit in Richtung Wirbelsäule eingezogenem Bauchnabel. Lassen Sie ein wenig Platz zwischen sich und der Stuhllehne, um Ihrem Becken Raum für die Bewegung zu geben.

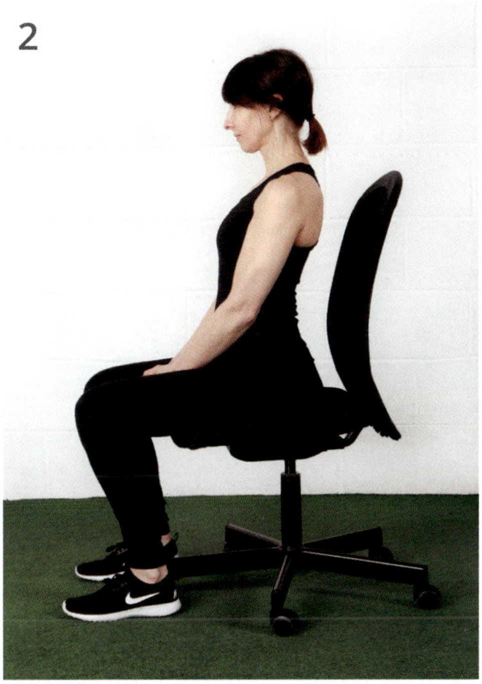

Stellen Sie sich Ihre Beckenknochen wie eine Wiege vor, die Sie jetzt nach vorn wiegen. Möglicherweise spüren Sie, dass sich Ihr Rücken leicht wölbt; bleiben Sie so aufrecht wie möglich.

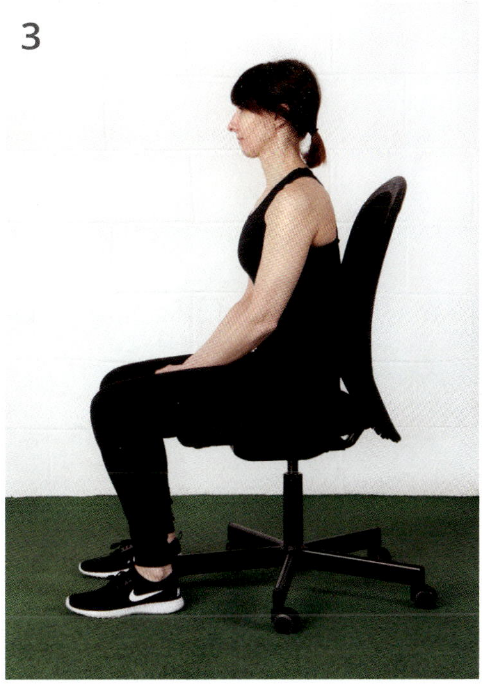

Wiegen Sie jetzt das Becken nach hinten. Möglicherweise spüren Sie, dass sich Ihr Rücken leicht krümmt; bleiben Sie so aufrecht wie möglich.

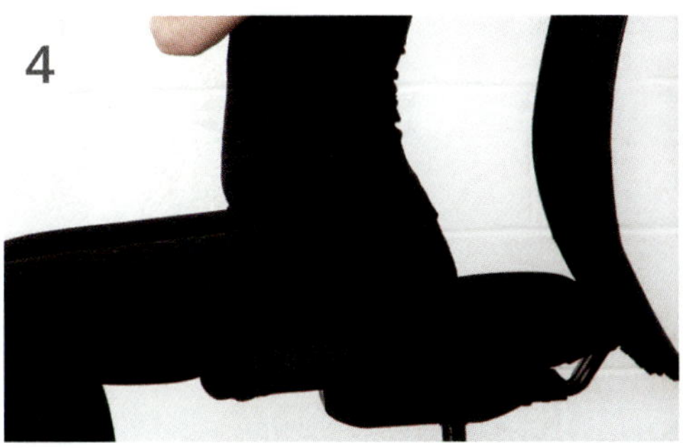

Nahaufnahme von der nach vorn gerollten Position: Der Bauchnabel ist eingezogen und das Becken aktiv.

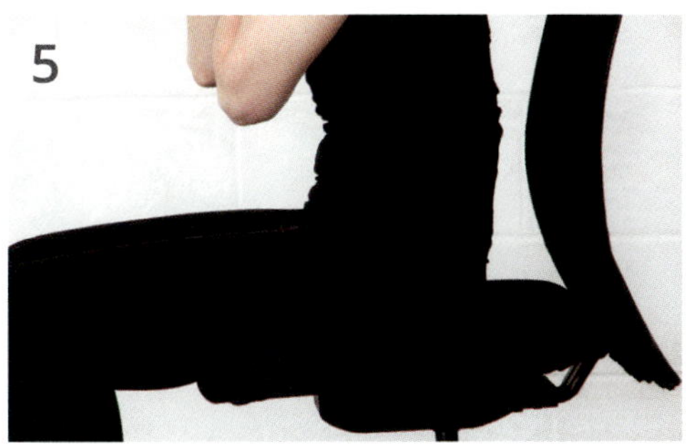

Nahaufnahme von der nach hinten gerollten Position: Auch hier ist der Bauchnabel weiterhin eingezogen und das Becken aktiv.

Knöchelkreisen

Diese Übung unterstützt die Waden (siehe vorhergehende Übung) und lockert die Sprunggelenke.

1. Heben Sie im Sitzen einen Fuß vom Boden und lassen Sie die Sprunggelenke behutsam in beide Richtungen kreisen. Auch diese Übung sollten Sie am besten ohne Schuhe ausführen, um den vollen Bewegungsradius Ihrer Füße auszukosten.
2. Wiederholen Sie die Übung mit dem anderen Fuß.

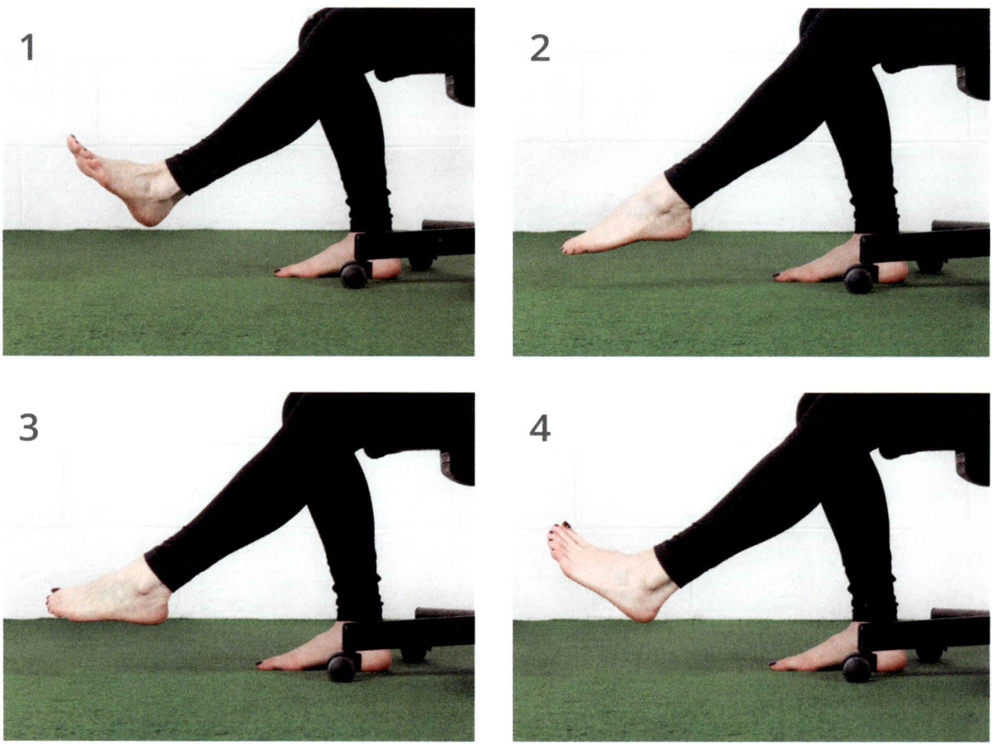

Ziehen Sie Ihre Schuhe aus, und lassen Sie die Sprunggelenke kreisen, zuerst im Uhrzeigersinn und dann dagegen.

Fußkippen

Füße werden müde und verspannt, wenn wir sie nicht bewegen. Diese Übung weckt sie auf und dehnt die Faszien von den Füßen bis zu den Knien.

1. Beginnen Sie wieder im Sitzen und ohne Schuhe. Heben Sie einen Fuß vom Boden und wenden Sie ihn hin und her, sodass Ihre Fußsohle abwechselnd nach innen und dann nach außen weist.
2. Wiederholen Sie die Übung mit dem anderen Fuß.

Es passiert schnell, dass wir über Stunden in gekrümmter Haltung am Tisch sitzen, auf dem Sofa oder im Bett herumlümmeln oder uns ohne Pause über den Schreibtisch beugen, weil ein Abgabetermin bevorsteht. Die Wahrheit ist aber, dass die Wahrscheinlichkeit steigt, eine chronische Schmerzkrankheit zu entwickeln, je mehr Sie das tun – einfach, weil Ihr Körper nicht dafür gemacht ist.

Wenn Sie jedoch achtsamer dafür werden, was mit Ihrem Körper geschieht – sei es am Arbeitsplatz oder beim Spielen an jedweder Art von Computer –, werden Sie ein Bewusstsein dafür entwickeln, wie sich Ihre Faszien anspannen, und Sie werden spüren, wie es überall zwickt und zwackt. All das sind hilfreiche Erinnerungen daran, dass Ihr Körper sich mehr bewegen und dehnen möchte. Indem Sie sich regelmäßig dehnen und bewegen, wirken Sie den Verklebungen und Verhärtungen in Ihrem Körper entgegen und erinnern Ihre Faszien daran, dass sie sich von Natur aus frei bewegen können.

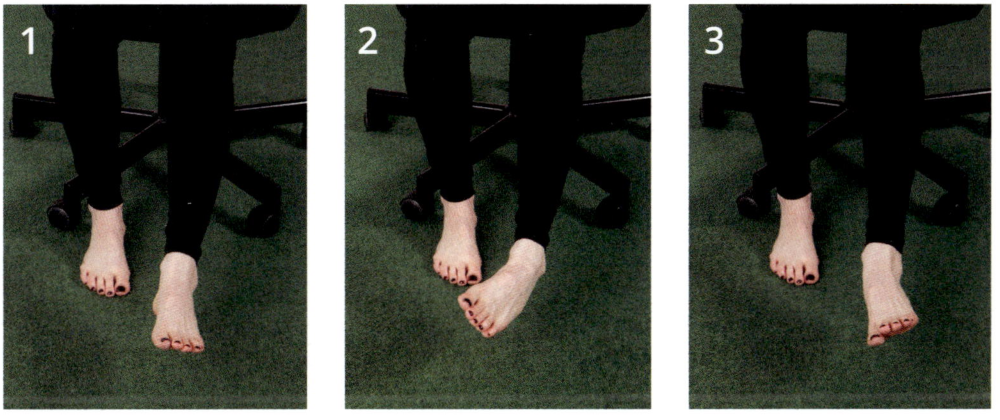

Wenden Sie Ihre Füße (ohne Schuhe) hin und her, sodass Ihre Fußsohlen abwechselnd nach innen und nach außen weisen.

Faszienfreundliches Herz-Kreislauf-Training

In diesem Kapitel haben wir bereits die Auswirkungen der Übungen auf Ihre Faszien angesprochen. In Kapitel 5 ging es um die Faszienschädigungen, die durch Überbeanspruchung und Bewegungsmangel verursacht werden. Unser moderner Lebensstil mit seinen vielfältigen Anforderungen und seinem Zeitmangel macht es schwierig, das richtige Gleichgewicht zu finden. Wer heute das Bedürfnis nach Bewegung hat, geht in ein Fitnessstudio oder joggt auf Bürgersteigen, um den negativen Effekten des unbewegten Arbeitstages etwas entgegenzusetzen – ohne die beträchtlichen Auswirkungen dieses Verhalten auf die Faszien zu berücksichtigen.

Dieser Ansatz, beim Training sofort von null auf hundert zu springen, bedeutet, dass die Faszien schlecht auf die Anforderungen vorbereitet sind, mit denen sie konfrontiert werden; und statt der Gesundheit förderlich zu sein, führt er zu Verletzungen.

Damit will ich auf keinen Fall sagen, dass Sie nicht trainieren sollten. Laut Public Health England treiben 43 Prozent der Erwachsenen in Großbritannien nicht regelmäßig Sport; sie gehen noch nicht einmal zu Fuß. Dieser Bewegungsmangel ist genauso schlecht für unsere Faszien. Was wir brauchen, ist ein vernünftigeres und ausgewogeneres Trainingsverhalten.

Regelmäßiges Herz-Kreislauf-Training ist enorm wichtig für Ihre geistige, körperliche und fasziale Gesundheit. Von einem physiologischen Standpunkt aus betrachtet, sorgt kardiovaskuläres Training für die Art von gesundem Stress, den unser Körper braucht, um bestimmungsgemäß zu funktionieren. Es fördert die Durchblutung, die Atmung und die Muskulatur. Es regt die Freisetzung von Hormonen an, die dafür sorgen, dass wir uns gut und glücklich fühlen, wie zum Beispiel Endorphine (siehe Kapitel 6). Und nach Trainingsende aktiviert es unseren Ruhenerv, den Parasympathikus, und unterstützt so die Verdauung, die Gewebereparatur und einen gesunden Schlaf. Jede Art von Training bedeutet Bewegung, und das hält unsere Faszien geschmeidig und gesund.

Es gibt unterschiedliche Arten von Herz-Kreislauf-Training. Am besten integrieren Sie entsprechende Übungen nach und nach in Ihr tägliches Training. Denken Sie daran, dass Ihre Faszien auf sanften Druck reagieren (Kapitel 10). Wenn Sie gleich aus dem Stand einen Marathon laufen, wird das nach hinten losgehen. Bedenken Sie, dass der Körper sechs Monate braucht um Ihre Faszien zu erneuern. Durch eine allmähliche Steigerung und regelmäßig Ausführung von Herz-Kreislauf-Übungen sorgen Sie dafür, dass Ihre Faszien gesund und geschmeidig bleiben.

Faszienfreundliches Herz-Kreislauf-Training umfasst Gehen, moderates Joggen, Schwimmen, Fahrradfahren, Gartenarbeit und entsprechende Fitnesskurse. »Regelmäßig« bedeutet, dass Sie drei- bis fünfmal pro Woche eine mindestens 20 Minuten lange Herz-Kreislauf-Einheit absolvieren. Suchen Sie sich einfach die Aktivitäten aus, auf die Sie Lust haben und wechseln Sie zwischen ihnen.

Zur Arbeit und von dort wieder nach Hause zu Fuß zu gehen – vielleicht auch nur einen Teil des Wegs –, ist ein großartiges faszienfreundliches Training und wirkt darüber hinaus entspannend. Wenn das eine Option für Sie ist, dann ist es sinnvoll, ein gutes Paar Sportschuhe, die Ihre Füße stützen, und einen Rucksack anzuschaffen – denn sich eine Tasche über die Schulter zu werfen, führt garantiert zu Haltungsdysbalancen. Falls der Weg von und zur Arbeit zu weit ist, könnten Sie stattdessen auf Fahrstühle oder Rolltreppen jeder Art verzichten und stets die Treppe nehmen, um Ihren Faszien ein wenig Bewegung zu gönnen.

Für welche Art von Herz-Kreislauf-Training Sie sich auch entscheiden – wichtig ist, dass es etwas ist, das Sie wirklich gern machen und das zu Ihrem Lebensstil passt, damit es nicht nur eine lästige Pflicht ist und sich gut in Ihren Alltag einfügt.

Andere faszienfreundliche Aktivitäten und Bewegungstherapien

Faszienfreundliche Aktivitäten sind alle Dinge, die uns helfen, unsere Faszien wieder ins Gleichgewicht zu bringen und dieses Gleichgewicht aufrechtzuerhalten. Faszienfreundliches Gleichgewicht bedeutet in diesem Zusammenhang, die natürliche Tensigrity unseres Fasziennetzwerks zu nutzen (siehe Kapitel 4) und die natürliche Fähigkeit unserer Faszien zu unterstützen, sich anzupassen und ihre eigene gesunde Balance zu finden.

Wenn Ihre Haltung fehlerhaft ist, dann sind Sie nicht im Gleichgewicht. Wie wir wissen (siehe Kapitel 5), entwickeln sich eine schlechte Haltung und Dysbalancen infolge ständiger, fast unmerklicher Anspannungen und Einschränkungen in den Faszien. Verursacht werden diese durch unsere körperlichen Gewohnheiten, unsere Arbeit und unser Training. Im Laufe der Zeit erzeugt jede kleine Einschränkung eine Veränderung der Zugspannungen, die unsere Faszien durchlaufen, und allmählich fängt der Körper an, sich entlang der neuen Spannungslinien zusammenzuziehen. Diese Veränderungen geschehen normalerweise über Jahre, nach und nach nimmt unser Körper eine Haltung an, die sichtlich aus dem Gleichgewicht geraten ist, aber sich gleichzeitig für den Betroffenen, der sich daran gewöhnt hat, völlig normal anfühlt.

Einer der wirksamsten Wege, Ihren Geist, Ihren Körper und damit auch Ihren Faszien zu helfen, sich wieder zu entspannen und auszugleichen, ist eine Bewegungstherapie. Geeignete Techniken sind Yoga, Pilates, die Alexander-Technik, Tai-Chi und Qigong, um nur einige zu nennen.

Zwar unterscheiden sich diese Übungsformen klar voneinander, in ihrer Praxis und im Hinblick auf den Nutzen ähneln sie sich jedoch. Regelmäßig praktiziert, verbessern diese bewegungstherapeutischen Methoden die Haltung und fördern damit auch das Gleichgewicht. Durch Übung entwickeln Sie ein tieferes Gefühl für Ihre Körperhaltung und Ihre Faszien, Sie nutzen Ihre Haltungsmuskulatur, um die Balance zu halten und kultivieren einen ruhigen, kontrollierten Atem, der Ihr Nervensystem beruhigt und Sie bei der Bewegung unterstützt.

Richtig ausgeübt, erfordern diese Methoden zudem die mentale Fokussiertheit – da können Sie jeden fragen, der schon einmal eine Yogastunde genommen hat und versucht hat, für längere Zeit auf einem Bein zu stehen. Dieser mentale Fokus zieht Ihren Verstand von Ablenkungen ab und hilft Ihnen, Ihre Gedanken zu entschleunigen, er reguliert Ihr Nervensystem und bringt Sie in einen ruhigen und entspannten Zustand, in dem Ihr Körper an seiner Wiederherstellung arbeiten kann.

Manche Bewegungstherapien gibt es seit Hunderten von Jahren; sie sind die ultimative Methode zur langfristigen Wiederherstellung der ganzheitlichen körperlich-geistigen Gesundheit, die sich auf Basis eines tiefen Verständnisses für die Faszien und für die Verbindung aller Teile unseres Organismus herausgebildet hat.

Ich kann gar nicht sagen, wie viele Menschen schon zu mir gekommen sind, die die Myofascial-Release-Therapie mit einer Einführung in die Bewegungstherapie kombiniert haben. Fast alle waren überrascht davon, wie wirkungsvoll die von ihnen gewählte Therapie ihren Körper entlastet und wieder ins Gleichgewicht gebracht hat. Auch machen die Betroffenen regelmäßig die Beobachtung, dass ihnen das zu einer neugewonnenen inneren Ruhe und einem Gefühl der Selbstermächtigung verhilft. Häufig handelt es sich dabei um Menschen, die bisher der Meinung waren, dass der einzige Weg zu körperlicher Fitness über endloses Gewichtestemmen oder strapaziöse Trainingsroutinen führt. Sobald sie die Bewegungstherapie für sich entdeckt haben, werden sie ruhiger und entwickeln eine größere Wertschätzung für langfristige Gesundheit.

Um die Form von Bewegungstherapie zu finden, die zu Ihnen passt, besuchen Sie am besten ein paar unterschiedliche Kurse zur Probe. Ich würde Ihnen empfehlen, sich zunächst einen kleinen Kurs mit maximal zehn Teilnehmern zu suchen. Größere Gruppen sind eher etwas für Menschen, die bereits wissen, was sie tun, und für Anfänger weniger geeignet, insbesondere, wenn sie chronische Schmerzen haben. Es ist wichtig, dass Sie Ihrem Trainer von Ihren chronischen Schmerzen erzählen und ihm erklären, mit welchen Bewegungen Sie Schwierigkeiten haben. Bei einem RSI-Syndrom kann es zum Beispiel sein, dass Sie einige Yoga-Haltungen zu Beginn nicht einnehmen können. Ein guter Trainer wird immer Alternativen parat haben, die Sie ausprobieren können.

Für welche Kombination von Übungen und anderen Aktivitäten Sie sich auch entscheiden: Regelmäßiges und achtsames Training wird Ihnen helfen, ein fasziales Gleichgewicht in Ihrem Körper herbeizuführen und aufrechtzuerhalten. Im Zusammenspiel mit den Faszienübungen, faszialen Dehnungen und Übungen zur Selbstbehandlung mit dem Faszienball aus diesem Buch haben Sie die Möglichkeit, sich ein gesundes, neues fasziales Selbst zu erschaffen.

Schlusswort: Den Faszien gehört die Zukunft

»Der Arzt der Zukunft wird keine Medikamente verschreiben, sondern in seinen Patienten ein Interesse für die Pflege des menschlichen Körpers, für Ernährung und für die Ursachen und die Vorbeugung von Krankheiten wecken.«

Thomas Edison

Ein paar letzte Worte der Ermunterung

Das Ende dieses Buchs ist der Anfang Ihrer Reise zur faszialen Selbstfürsorge und zur Selbstermächtigung. Mit dem, was Sie jetzt über die Faszien wissen, über ihr dreidimensionales Netzwerk, das Strukturen bildet und Veränderungen in Ihrem gesamten körperlich-geistigen System kommuniziert, können Sie diese Reise voller Zuversicht antreten.

Wissen ist Macht. Wenn Sie verstehen, wie sich chronische Schmerzen entwickeln und warum sie andauern, können Sie Veränderung herbeiführen, durch die Sie den Kreislauf chronischer Schmerzen durchbrechen. Sie haben alles bereits in sich, was Sie brauchen, um zu entspannen, um wieder ins Gleichgewicht zu kommen und einen Raum zu schaffen, in dem Ihr körperlich-geistiges Gesamtsystem sich selbst heilen kann.

Wenn Sie zu Ihrer faszialen Reise aufbrechen, machen Sie sich bewusst, dass Sie Rückschläge erleben werden; es wird Tage geben, an denen Sie das Gefühl haben, dass der Schmerz sich nicht bessert. Denken Sie in solchen Momenten daran, dass langsames Vorgehen der Schlüssel für die Behandlung der Faszien ist. Sechs Monate regelmäßiger Selbstfürsorge sind nötig, bis die Faszien sich erneuert haben; gehen Sie daher langsam und achtsam vor und üben Sie regelmäßig – der Lohn ist ein neues fasziales Selbst.

Seien Sie in dieser Welt, in der sich alles beständig zu beschleunigen scheint, in der die Anforderungen immer noch drängender werden, freundlich zu sich selbst, indem Sie sich Zeit nehmen zum Dehnen, zum Atmen und für fasziengerechte Bewegung. Indem Sie entschleunigen, sei es auch nur ein bisschen – vielleicht so wenig, dass nur Sie selbst es bemerken –, geben Sie sich selbst Zeit zum Heilen.

Ich danke Ihnen dafür, dass Sie mich auf meiner faszialen Reise begleitet haben. Ich wünsche Ihnen alles Gute auf der Ihren.

Den Faszien gehört die Zukunft!

Übungsverzeichnis

Allgemeine Faszienübungen

Dehnübung mit Handtuch 174
Abrollen der Wirbelsäule 178
Faszienhocke 182
Faszienatmung 186
Das Epsomsalz-Bad 188

Fasziale Dehnübungen

Nacken und Arme 197
Nacken und Rücken 198
Hals und Kiefer 199
Arme und Hände 201
Dehnen am Türrahmen 204
Seiten 205
Wirbelsäulenrotation 206
Hüftvorderseiten 208
Beinvorderseiten und Füße 209
Beinrückseiten und Füße 210

Selbstbehandlung mit dem Faszienball

Nacken 216
Seitlicher Nacken 217
Rücken 218
Achselregion 219
Arme 220
Hände 221
Gesäß 222
Hüftseiten 224
Beine 225
Füße 228

Faszienfreundliche Bewegung und Übungen am Arbeitsplatz

Nackenrollen und -dehnung 238
Schulterkreisen 239
Arm- und Brustdehnung 240
Arme und Hände 241
Abrollen der Wirbelsäule 242
Oberkörperrotation 244
Wadenheben 245
Beckenkippen 246
Knöchelkreisen 248
Fußkippen 249

Über die Autorin

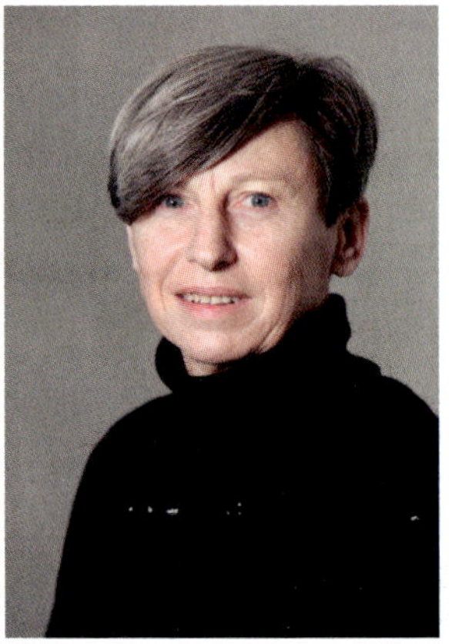

Amanda Oswald ist Sportmassagetherapeutin und eine der führenden Expertinnen auf dem Gebiet des myofaszialen Release. Sie ist Mitglied der International Fascia Research Society und hält regelmäßig Vorträge auf internationalen Symposien. Neben der Arbeit in ihrer Praxis, die auf die Behandlung chronischer Schmerzen mit Myofascial Release spezialisiert ist, gibt sie Faszien-Workshops, in denen sie Betroffenen Selbstbehandlungsmethoden lehrt.

Danksagung

Es hat lange gedauert, dieses Buch zu schreiben. Über viele Jahre hinweg habe ich meinem Umfeld mit meinen Überlegungen Faszien und chronischen Schmerzen in den Ohren gelegen. Ich danke meinen Freunden und meiner Familie dafür, dass sie mir diese ganze Zeit über Gehör geschenkt (nachvollziehbarerweise mit wechselnder Geduld) und mich schließlich dazu gebracht haben, meine Ideen in einem Buch zusammenzufassen. Außerdem möchte Jon und seinen Kollegen bei Lotus Publishing für ihre geduldige Begleitung danken sowie Emily und dem Team von North Atlantic Books für die ungebrochene Begeisterung, die sie diesem Buchprojekt entgegengebracht haben. Darüber hinaus danke ich Kieran und Lyz Igwe von Diligent Fitness in Leeds, die sich als Fotomodelle zur Verfügung gestellt haben.